消费者健康信息学

许 鑫 毛 璐 编著

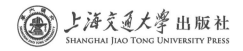

上海交通大学出版社
SHANGHAI JIAO TONG UNIVERSITY PRESS

内容提要

健康信息学作为一个新的研究领域开始于 20 世纪五六十年代，随着大数据时代的到来，人们逐渐开始利用信息技术获取健康信息来进行自我诊断和决策。因此，20世纪 90 年代，以患者需求为中心的医学信息逐渐演变成一个新兴的国际学科——消费者健康信息学(Consumer Health Informatics, CHI)，其作为健康信息学的分支，更加关注消费者的个性化需求。本书从消费者健康信息学的概念出发，涵盖消费者健康信息素养、患者赋权、消费者健康信息中的伦理问题，以及教育开展等内容，可为消费者的健康信息行为和健康信息学的发展提供指导和帮助。

本书可作为医学和图情专业在校在职人员的学习辅导或培训教材，也可供对健康信息有需求的其他专业和群体参考。

图书在版编目(CIP)数据

消费者健康信息学/ 许鑫，毛璐编著. —上海：
上海交通大学出版社，2023.11
　　ISBN 978 - 7 - 313 - 29265 - 0

　　Ⅰ.①消… Ⅱ.①许… ②毛… Ⅲ.①健康状况—医
学信息学 Ⅳ.①R194.3

中国国家版本馆 CIP 数据核字(2023)第 153009 号

消费者健康信息学
XIAOFEIZHE JIANKANG XINXIXUE

编　　著：许　鑫　毛　璐
出版发行：上海交通大学出版社　　　　　　　　地　　址：上海市番禺路 951 号
邮政编码：200030　　　　　　　　　　　　　　电　　话：021 - 64071208
印　　制：苏州市古得堡数码印刷有限公司　　　经　　销：全国新华书店
开　　本：710 mm×1000 mm　1/16　　　　　　印　　张：18.5
字　　数：321 千字
版　　次：2023 年 11 月第 1 版　　　　　　　　印　　次：2023 年 11 月第 1 次印刷
书　　号：ISBN 978 - 7 - 313 - 29265 - 0
定　　价：78.00 元

前　言

在过去的几十年里,消费者对医疗保健的参与已经发生了巨大的变化。在这些转变中,最重要的是消费者在做出有关自身和家庭成员健康的决定时的积极参与。互联网的出现和日益普及彻底改变了消费者获取信息的途径,网上有大量的健康信息资源可供消费者查找利用。

过去,病人的健康信息是从医学界的角度提供的。这种模式是可以理解的,因为患者传统上将他们的医疗保健提供者视为关于健康和疾病的主要甚至唯一的信息来源。尽管这种方法在减少获取错误信息方面很有价值,但它也限制了患者或消费者获得信息的范围,并使患者处于被动消极的角色。在过去二十年中,人们越来越强调让消费者参与医疗保健过程,并重视其对随后结果的积极影响。从以医生为中心到以病人为中心的护理模式的转变,以及互联网对于大众获取健康信息的影响,形成了消费者健康信息学发展的基础。

健康信息学作为一个新的研究领域开始于20世纪五六十年代。随着人们对健康的日益重视,患者或者愿意改善健康水平的人们希望在医疗保健的过程中从被动角色变为主动角色,更加积极地加入健康活动当中。因此对健康信息的需求群体从医学专业人员拓展到医学专业人员和健康消费者。

本书围绕着消费者健康信息学的概念、消费者健康信息素养、消费者健康信息需求与分析、消费者健康信息搜寻、消费者健康信息获取、消费者健康信息采纳、消费者健康信息利用、消费者健康信息质量评价、融合线上线下的健康信息服务、消费者健康信息学中的伦理问题、消费者健康学教育、社会信息学视角下的消费者健康等内容展开。

我们坚信"数字鸿沟"将继续缩小,互联网将继续为各行各业越来越多的人提供健康信息化服务,同时消费者信息将提高医疗保健的质量。本书的编写也进一步表明这个过程进展良好。

本书的具体篇章结构如下。

第1章首先阐述健康信息学的内涵、产生的背景。接着介绍过去几十年健康信息技术的发展,最后从消费者健康信息学的定义和发展展开对消费者健康信息学内涵的探讨。

第2章对消费者健康信息素养的定义、重要性及影响因素展开探讨,接着对健康信息素养的测评进行分析,进而对提升消费者健康素养水平、开展消费者健康教育及在线健康教育的障碍进行论述。

第3章从消费者健康信息需求入手,探讨消费者健康信息需求的动机、健康信息需求的内容以及健康信息需求的影响因素。健康数据分析和健康信息分析是将数据和信息转化为知识和智慧所必需的,因而接着对健康信息分析及面临的挑战和应用进行了相关研究。

第4章对影响消费者搜寻行为的因素进行总结,介绍健康信息的搜寻渠道转变,并就传统和互联网下的消费者健康信息搜寻媒介作分别介绍。

第5章介绍消费者健康信息获取影响因素,不同的健康信息获取模式和技术实现,并对专门的医学信息获取策略进行介绍,为消费者获取健康信息提供参考。

第6章阐述社会认知理论在健康推广中的应用,健康信念模型的结构说明和应用,以及医患沟通的功能及调节变量对消费者信息采纳的影响,对健康信息采纳影响因素进行总结,旨在帮助改变消费者健康信息行为。

第7章研究消费者健康信息学是如何在被授权的消费者中进行利用,并对健康信息利用中的安全问题展开讨论。

第8章从医疗健康信息质量及改进、健康信息质量评价研究价值及工具、网络健康信息质量评价等方面展开消费者健康信息质量评价的研究,重点介绍了网络健康信息质量评价的方法和指标体系。

第9章从线下实体社区和线上虚拟社区的健康信息服务入手,对与人们密切相关的社会关系网络如何对健康产生影响进行探讨。线上线下相结合的健康信息服务能实现优势互补,对消费者产生最大的帮助。

第10章通过研究健康信息学伦理的发展、健康信息学伦理的应用以及消费者健康信息学伦理指导原则来探讨消费者健康信息学中的伦理问题,为互联网健康信息提供伦理准则和道德基础。

第11章从健康教育的基础研究入手,先后探讨了其定义、设置与受众以及演变过程。接着切入到培养健康人才不可或缺的学校教育和图书馆。最后得出对我国开展健康信息教育的启示。

第12章介绍社会信息学视角下的消费者健康。消费者健康及其消费者健康信息行为作为社会性的问题和一种社会行为，与社会信息学密切相关。消费者既作为利用健康信息的群体，又承担着提供健康信息的责任，探讨对消费者的健康信息支持以及对健康信息工作者的建议对我们今后的健康信息行为有着重要指示意义。

消费者健康信息学是探讨如何利用信息技术来满足消费者健康需求、解决相关健康问题、辅助完成医学决策的学科。健康信息、健康教育和健康行为对全世界人类的福祉越来越重要。作为学者、研究人员和实践者，我们每个人都在努力应对人类和社会的复杂性。我们力求在当前认知的范围内向前推进，同时努力在瞬息万变的世界中积累知识。本书的内容由来自拥有跨学科背景的学者和编辑提出，在编写的过程中参考了国内外大量相关领域的专著和期刊论文，尽可能充分地展示消费者健康信息学专业知识的深度和广度。

参与本书相关研究的包括郑妍、梁洁纯、樊亚鑫、李美玉、张至灵、赵雯慧等。感谢南京大学赵月华博士对本书提出的修改意见。感谢上海交通大学出版社的倪华老师和张勇老师对本书所做的审核与校正修改。健康信息学将促进卫生保健知识时代的发展。感谢专业组织和消费者健康工作组对消费者健康信息学做出的重要贡献，不断增长的文献将有助于完善丰富该领域。许多医疗保健信息学的教育项目都整合了消费者健康信息学内容，政府机构也制定了议程来促进这一领域的研究和开发。感谢为我们的事业奉献时间和耐心的家人和朋友。感谢为本书和消费者健康信息学领域做出贡献的同事们。感谢每天使用消费者健康信息学资源来寻求答案的医疗保健消费者、患者和家庭成员。希望这本书所做的贡献能够带来更深刻的见解和更多的研究，以加强和指导消费者健康信息学的发展。

2023 年 6 月
于华东师范大学丽娃河畔

目　录

第1章　消费者健康信息学概述

马斯登·布洛瓦(Marsden S. Blois)于1984年出版的《信息与医学：医学描述的本质》(*Information and medicine: The nature of medical descriptions*)中说道："在过去的几十年里，医学知识和医学专业都在快速增加。这样的快速增长将这些新知识以一种经济和公平的方式带给我们的病人，使我们的医疗保健系统变得更加紧张，处于危机之中。所有这些困难都源于目前几乎无法管理的医学知识量以及人类处理信息的局限性。"[1]

健康信息学作为一个新的研究领域开始于20世纪五六十年代。近年来，它作为医疗保健许多方面的重要组成部分，不断得到认可。它一定程度上是随着当今医学实践所面临的多重挑战一起出现的。对人类健康的更好理解，使得医学知识和病人信息量在不断增长，导致了更多的治疗和干预，从而产生了更多的信息。同样，专业化程度的提高也产生了共享和协调患者信息的需求。此外，临床医生面临着能够不考虑时间或地点快速获取医疗信息的需求。

随着高性能计算机、互联网和移动技术、语音识别等自然语言处理、大数据和人工智能的广泛应用，如今医疗保健专业人士有了更多的工具可供使用。然而，信息技术只能管理数据而不能管理信息的局限性，使得技术进步的速度快于医疗保健专业人员将其融入医学实践的速度。最终导致了临床医生需要的有效管理信息和他们拥有的管理信息方法之间存在不匹配。因此，鉴于日益庞大的数据量和快速发展的技术，对所有医疗工作者进行持续的信息学教育是非常必要的。

消费者健康信息学属于健康信息学的分支。随着人们对健康的日益重视，患者或愿意改善健康水平的人们希望在医疗保健的过程中从被动角色变为主动角色，更积极地加入到健康活动当中。因此，对健康信息的需求群体从医学专业人员拓展到医学专业人员和健康消费者。

1.1 健康信息学

健康信息学(Health Informatics,HI)是一门研究如何利用信息技术来满足用户的健康需求、解决相关健康问题和医学决策的新兴交叉学科。随着大数据、物联网、云计算、可穿戴设备等技术的发展,利用现代信息技术来获取、存储、分析、应用健康大数据,已成为社会各界普遍关注的话题[2]。健康信息学是医疗保健领域信息学研究贯穿始终的主题,随着数据、信息、知识处理技术的不断更新和应用,健康信息学在理论研究和实践探索方面会不断创新和提高,并在提升健康水平方面发挥应有的作用。

1.1.1 信息层次结构

健康信息学是一门信息科学,是人、生物医学和技术相结合的科学。从事信息学的人被称为信息学家。在信息科学中有一个重要的信息层次结构,如图1-1中的金字塔所示。以下文字能帮助读者更好地理解层次结构的定义。

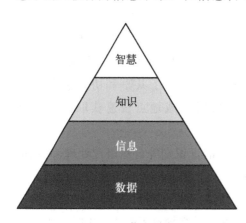

图1-1 信息层次

(1)数据是反映世界差异的符号或观察结果。因此,数据是最低层次的抽象,例如数据库中的数字(例如数字5),或通过网络发送的数据包(例如10010100)。需要注意的是,数据没有特定的含义,5可能代表五个手指、五分钟,或者根本没有实际意义。数据是现代计算机能够处理的最精准而迅速的形式。

(2)信息是人类或计算机可以从中得出结论的有意义的数据或事实。例如,"五个手指"的含义是指正常人手上的手指数。现代计算机不处理信息,而是处理数据。这是信息学中的一个基本问题和挑战。

(3)知识有理由被认为是真实的信息。例如,前列腺特异性抗原(PSA)水平的上升表明患前列腺癌的可能性增加。

(4)智慧是通过对知识的关键运用做出明智的决定,并且在有信号与噪声的情况下工作。例如,前列腺特异性抗原(PSA)升高可能意味着前列腺感染而不是癌症。

健康信息技术提供了从医疗数据中生成信息的工具,人们(临床医生和研究人员)可以将这些数据转化为医学知识和智慧[3]。此外,利用可用医疗信息支持和改进人类医学决策是健康信息学家关注的中心问题。

同时,数据也可根据其格式分为不同的等级(图 1-2)。纸质表单被视为 1级数据,在共享、存储和分析方面存在严重限制。2 级数据是扫描后的文档。3级数据输入计算机,是结构化和可检索的数据,但不能在不同的计算机之间计算。4 级数据为可计算数据。这意味着数据是电子的,能够存储在数据字段中,并且是可计算的,其格式可供不同的计算机共享(互操作)和解释(可分析)。

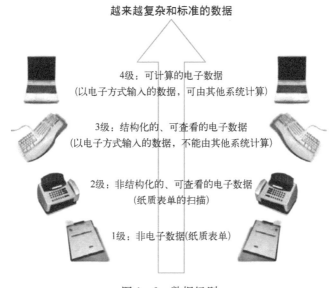

越来越复杂和标准的数据

4级:可计算的电子数据
(以电子方式输入的数据,可由其他系统计算)

3级:结构化的、可查看的电子数据
(以电子方式输入的数据,不能由其他系统计算)

2级:非结构化的、可查看的电子数据
(纸质表单的扫描)

1级:非电子数据(纸质表单)

图 1-2　数据级别

因此,信息科学倾向于以可快速传输、共享和分析的方式推广数据。如果没有大量的人工参与,纸质记录和报告是无法快速有效地进行分析和推广的。电子健康记录(Electronic Health Record,EHR)、健康信息交换(Health Information Exchange,HIE)和多个医院电子信息系统的出现,帮助整理和分析大量数据,进而改进健康和财务决策的能力。图 1-3 显示了一些常见的健康数据源。

随着与健康相关的数据量不断增加,高效处理海量数据的硬件、软件以及专业技术出现。企业系统已经开发出可以集成不同的信息(临床、财务和管理),存档数据,使用商业智能和分析工具进行数据挖掘的能力。图 1-4 展示了一个典型的企业数据系统。

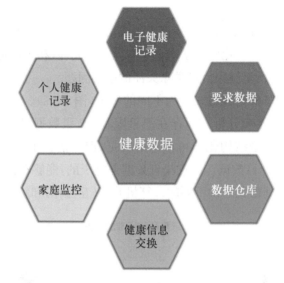

图 1-3   健康数据源

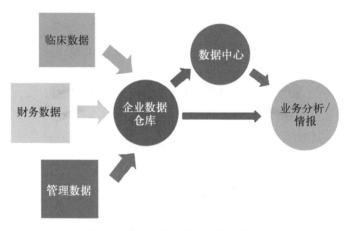

图 1-4   企业数据仓库和数据挖掘

1.1.2   健康信息学内涵

1) 健康信息学

健康信息学是信息科学的一个领域,通过计算机和其他技术来管理医疗数据和信息。实际上,它更多的是在医疗领域应用信息,而非技术本身。这是它不同于医疗保健组织中纯信息技术的众多原因之一。技术只是促进了数据的收集、存储、传输和分析。该领域还包括数据标准和受控医学词汇表。健康信息学的定义是动态的,因为这一领域相对较新且变化迅速。以下是几种常用的定义。

(1)信息科学,信息被定义为有意义的数据。生物医学信息学是应用于生物医学或在生物医学背景下研究的信息科学[4]。

(2)研究优化生物医学信息存储、检索和管理以解决问题和决策的资源、设备和形式化方法的科学领域[5]。

(3)计算机、通信和信息技术及系统在所有医学领域的应用——医疗保健、医学教育和医学研究[6]。

上述概念主要侧重健康信息学内涵的描述,侧重该学科如何利用数据、信息及其技术在医学领域进行探索,来满足用户的健康需求。健康信息学在一些临床信息学和医学信息学中也被称为医疗信息学。如果信息科学主要研究实际应用和程序,而不是理论,那么它可以被称为应用信息学。健康信息学与生物医学信息学、生物信息学、健康信息技术、健康信息管理密不可分。

2)生物医学信息学

有些人喜欢更宽泛的生物医学信息学,因为它包括生物信息学以及医学、牙科、护理、公共卫生、药学、医学成像和兽医信息学。美国医学信息学协会(American Medical Informatics Association,AMIA)和美国健康信息管理协会(American Health Information Management Association,AHIMA)提出了以下生物医学信息学的定义:"研究和追求有效利用生物医学信息和知识进行科学研究的跨学科领域,以改善人类健康为动力,解决问题和做出决策。"[7]随着这一领域越来越接近于将人类遗传学融入日常医学实践中,这个更具全球性的定义可能会越来越受欢迎。相较于范围宽泛的生物医学信息学,健康信息学更多研究的是医疗以及医疗保健方面的信息,因此健康信息学属于生物医学信息学的子领域。美国医学信息学协会使用术语"医学信息学"仅指临床信息学的分支,该分支涉及疾病诊断和管理,重点是医生(因此与"护理信息学"或"牙科信息学"平行)。而健康信息学与医学信息学的内容有一定的交叉,健康信息学涉及一定临床信息的内容,也同样包含临床信息不包含的其他领域内容。美国医学信息学协会网站发布了一份关于生物医学信息学定义和研究生教育所需核心能力的白皮书。他们对生物医学信息学的概念化如图 1-5 所示。

(1)生物信息学是生物医学信息学的一个子领域,它关注的是生物数据,特别是 DNA 和基因组信息,而不是临床、公共卫生或其他数据。

(2)健康信息技术(Health Information Technology,HIT)被定义为计算机和技术在医疗环境中的应用。

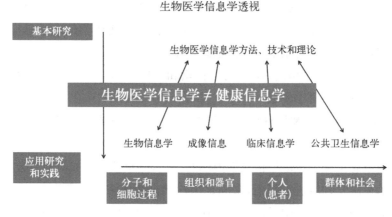

图 1-5　生物医学信息学模式

（3）健康信息管理（Health Information Management，HIM）传统上侧重于纸质病历和编码。随着电子健康记录的出现，健康信息管理专家们现在不得不处理一系列新问题，如隐私和语音识别等多个新概念。

1.1.3　健康信息学产生的背景

鉴于大多数企业都将技术融入到企业结构中，医学和技术的结构性力量碰撞只是时间问题。随着越来越多的医疗信息被公布，更多的医疗数据由于计算机化而变得可用，自动化、收集、归档和分析数据的需求也在不断增加。此外，随着电子健康记录等新技术的出现，疾病登记、语音识别、图像存档和通信系统等辅助技术也不断成熟。反过来，这些新技术促进了对健康信息技术专业知识的需求，从而催生了新的专业和职业。

健康信息学强调信息中介，人们和医疗保健实体之间来回共享各种信息。需要共享的医疗信息包括实验室结果、X光检查结果、疫苗接种情况、药物过敏情况、会诊记录和出院摘要。医学信息学家利用信息技术的力量来加速数据的传输和分析，从而提高效率和知识。该领域还与其他领域有联系，如健康科学、计算机科学、生物医学工程、生物学、图书馆学和公共卫生等。因此，信息学教育与培训必须是扩展性的，除本书各章所涵盖的主题外，还应包括有关网络和系统的IT知识、可用性、流程再造、工作流分析和重新设计质量改进、项目管理、领导和团队合作、实施和培训。

健康信息技术（Health Information Technology，HIT）促进信息的处理、传输和分析，它与医疗机构中的许多重要功能交互，并充当一个公共线程（图1-6）。这

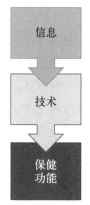

- 外部数据
- 内部数据

- 网络：互联网、医院信息系统(HIS)、实验室信息系统(LIS)、放射科信息系统(RIS)
- 数据库

- 患者护理
- 医疗记录
- 辅助服务：化验室、放射科、药房
- 行政：财务、商业分析
- 研究

图 1-6　信息、信息技术和保健功能

也是联合委员会制定医院认证信息管理标准的原因之一。

图 1-6 所示的健康信息学的许多方面是相互关联的。为了完成数据收集和分析,医院信息系统(Hospital Information System,HIS)负责收集财务、行政和临床信息,将数据提供给实验室信息系统(Laboratory Information System,LIS)和放射科信息系统(Radiology Information System,RIS)等子系统进行处理。例如,医疗保健组织可能会担心太多的糖尿病患者得不到很好的控制血糖的指导,但如果提供一个疾病管理门户网站会有益处,患者可以将血糖和血压上传到一个中心网站或通过手机上传生理参数,这样临床医生就可以分析结果并提出建议。以下技术和问题只涉及上述计划,具体内容将在其他章节中讨论。

(1) 门户网站涉及消费者(患者)信息学和远程医疗。

(2) 使用智能手机是一种重要的移动技术。

(3) 糖尿病的管理需要在线医疗资源、循证医学、临床实践指南、疾病管理和疾病登记的电子健康记录。

(4) 如果糖尿病门户网站的使用改善了糖尿病的控制,临床医生可以获得改进的补偿,即所谓的按绩效付费,这是一种质量改进策略。

此处有多种力量推动健康信息技术的采用,但主要因素是需要:① 提高医疗效率(提高医生、护士和整体医疗生产力);② 提高医疗保健的质量(患者结果),从而提高患者的安全性;③ 降低医疗成本;④ 利用远程医疗等技术改善医疗服务;⑤ 加强护理的沟通、协调和连续性;⑥ 改进对临床医生和病人的医学教育;⑦ 规范医疗。

在过去的几十年里,人们越来越认识到实践中的巨大差异是不合理的。例如,美国一些地区的病人正在接收比其他地区类似病人更多的侵入性手术。因此,对冠心病、充血性心力衰竭和糖尿病等常见且费用昂贵的疾病护理已开始标准化。计算机化临床实践指南是在护理方面提供建议的一种方式。

除了提供更高效、更安全、成本更低的医疗服务的动机之外,技术的自然扩散也会产生影响。换言之,随着无线和语音识别等技术变得越来越普遍,更容易使用,成本更低,它们必将对医学实践产生影响。根据摩尔定律,技术创新以惊人的速度出现:"摩尔定律指出,芯片上的晶体管数量大约每两年翻一番。"[8]摩尔定律描述了计算机中晶体管的指数增长。技术将继续快速发展,但它通常是以异步方式发展的。例如,笔记本电脑已经有了很大的进步,拥有出色的处理器速度和内存,但它们的实用性受到电池续航约为 4~6 小时的限制。这是一个很大的限制,因为现在大多数护士都要工作 8~12 个小时的班次,所以电池续航时间短是目前限制笔记本电脑在医疗保健领域应用的一个因素。

医疗保健领域也受到"颠覆性创新(技术)"的影响,这些创新刚刚出现并很快取代主流技术。移动技术就是一个很好的例子:移动技术与固定电话和台式电脑竞争激烈,并很快被大多数人所采用。数字成像和语音识别也可以被视为颠覆性创新。未来会有更多的颠覆性创新,希望这些创新与现有技术相比价格更低[9]。

电子健康记录被认为是健康信息学的核心内容。它可以提高患者的安全性、医疗质量、生产力和数据检索的效率。未来,电子健康记录可能会成为所有病人接触的焦点。目前独立项目的多种资源正被整合纳入到电子健康记录中,例如电子处方、医生/患者教育、基因概况、疾病登记和人工智能等。决策支持工具可以减少药物错误,并通过嵌入式临床指南使护理标准化,因此电子健康记录的使用能够改善患者的治疗效果,比如发病率和死亡率。

1.2　理解健康信息技术

健康信息技术是医疗行业进行根本变革的关键,借助健康信息技术产品和互联网可以优化并改善医疗服务流程,便于医生便捷和高效地诊断治疗,使消费者及时了解医疗保健信息。与此同时,健康信息技术在健康信息行为中扮演着重要角色。一方面,健康信息技术为健康信息的分享、传播、获取与利用提供了设备和技术支持；另一方面，信息技术的发展推动了以健康信息为主体的健康信息行为的演变，即健康信息搜寻、利用、评价等行为和个体健康信息素养的变化[10]。

1.2.1　健康信息技术历史

信息技术在医学领域的普及，其根源可追溯到 20 世纪 50 年代。几十年来，我们在技术上经历了天翻地覆的进步，包括个人电脑、高分辨率成像、互联网、移动技术和无线网等。一开始没有关于如何利用信息技术促进医疗保健的战略或愿景。现在有诸多政府和私人机构参与，这些机构正在规划未来的医疗改革，并得到健康信息技术的支持。以下是与健康信息技术相关的关键发展。

（1）计算机。第一台通用计算机（ENIAC）于 1946 年发布，占地 170 平方米。像 Commodore 和 Atari 这样的原始计算机与 IBM 的第一台个人计算机均出现在 20 世纪 80 年代早期，总内存为 16K[11]。具有讽刺意味的是，并不是每个人都看到了个人计算机会在未来流行。1977 年，数字设备公司的总裁兼董事长肯·奥尔森（Ken Olson）说：“毫无疑问，每个人都想在家里放一台电脑。”[12]

（2）德国科学家古斯塔夫·瓦格纳（Gustav Wagner）在 1949 年建立了第一个信息学专业组织[13]。20 世纪 50 年代，莱德利（Ledley）和卢斯特德（Lusted）首次将计算机理论应用于医疗诊断和治疗[14]。他们认为计算机能够比人类更快地存档和处理信息。20 世纪 70 年代在马萨诸塞州总医院的 Octo Barnett 实验室开发了多编程系统（MUMPS）语言，现存于名为 VistA 的流行电子健康记录中，由退伍军人事务医疗系统和 Epic Systems 公司使用[15]。

（3）医学信息学这个术语的起源可以追溯到 20 世纪 60 年代的法国（“Informatique Medicale”）。

（4）MEDLINE。20 世纪 60 年代中期，MEDLINE 和 MEDLARS 被创建用来组织世界医学文献。对于年长的临床医生来说，他们可以回忆起试图使用多卷文本 Index Medicus 研究一个主题，这代表了一个巨大的飞跃。

（5）人工智能（AI）。自 1966 年以来，人工智能经历了许多繁荣和挣扎的研究时期。人工智能医疗项目，如 MYCIN（斯坦福大学）和 INTERNIST1（匹兹堡大学），出现在 70 年代和 80 年代[16]。自然语言处理（NLP）在医学界正受到越来越多的关注，因为它有可能智能地解释自由文本。

（6）互联网。互联网的发展始于 1969 年美国政府项目 ARPANET 的创建。1990 年，蒂姆·伯纳斯·李（Tim Berners Lee）构建万维网（WWW 或

Web),1993 年出现第一个网络浏览器 Mosaic。互联网是数字医学图书馆、健康信息交换和基于网络的医疗应用的支柱,包括电子健康记录。虽然术语 Web 和 Internet 经常互换使用,但 Internet 是由连接计算机的硬件和软件组成的网络。Web 是由 Internet 支持的一组协议(特别是与超文本传输协议有关)。因此,有许多互联网应用程序(如电子邮件)不是网络的一部分。

(7) 电子健康记录(EHR)。电子健康记录自 20 世纪 70 年代就开始讨论,1991 年由美国医学研究所着手进行推广。

(8) 移动技术。掌上电脑个人数字助理(PDA)于 1996 年问世,是第一款真正流行的掌上电脑设备。装有医疗软件的个人数字助理(PDA)成为住院医师培训的标准设备。它们很快就被智能手机所取代。2011 年智能手机销量超过了个人电脑,这一事实证明了移动技术的普及。全球最大的信息技术研究分析公司 Gartner 报告称,2012 年全球智能手机购买量为 820 万部,占设备总销量的 70%[17]。

(9) 人类基因组计划(HGP)。经过 13 年的国际合作研究,人类基因组计划于 2003 年完成。绘制所有人类基因图谱是科学史上最伟大的成就之一。完成基因组草图是第一步,剩下的就是弄清楚数据的意义。换句话说,我们需要理解数据(代码)、信息(代码的含义)和知识(我们如何处理信息)之间的区别[18]。来自巨型数据库的数据可能会改变我们未来行医的方式。

(10) 全国卫生信息网(Nationwide Health Information Network,NwHIN)。该概念于 2004 年发展成为美国国家卫生信息基础设施,并更名为全国卫生信息网。2012 年底,一个新的公私合营组织(HealthWay)成立,管理层再次将其更名为 eHealth Exchange。这项计划的目标是在十年内将所有电子健康记录、健康信息组织和政府机构连接起来[19]。

(11) 物联网技术。1991 年 Kevin Ashton 教授首次提出物联网的概念。物联网技术是通过将传感器技术、RFID 技术、无线通信技术、数据处理技术、网络技术、视频检测识别技术、GPS 技术等综合应用于整个医疗管理体系中进行信息交换和通信,以实现智能化识别、定位、追踪、监控和管理的一种网络技术。它能够满足医疗健康信息、医疗设备与用品、公共卫生安全的智能化管理与监控等方面的需求,从而解决医疗平台支撑薄弱、医疗服务水平整体较低、医疗安全生产隐患等问题。

(12) 边缘计算。其概念起源于 1998 年提出的内容分发网络(CDN),但最早出现在 Ryan LaMothe 的一份内部报告中:"edgecomputing"(边缘计算)。在经历了几十年的发展之后,边缘计算越来越被视为连接设备创建的数据生态系统中的重要组成部分。在医疗保健领域,边缘计算可以对传感器和其他医疗设备收集的数据进行分析,是多种医疗保健场景中的关键支持技术。边缘计算可以通过处理来自医疗设备的数据,然后提醒临床医生有问题的读数,以支持先进的远程患者监测。当各种部件在医院设施中移动时,它可以对医院的各种医疗设备进行实时管理。

(13)区块链。最早起源于 2008 年,经过十多年的发展,其作为一种分布式账本技术,允许跟踪数据,记录所有数据的来源和变化,包括成像数据。区块链技术的医学应用正在兴起,它可以为科学研究收集数据,尤其是用于人工智能算法的训练。区块链技术以一种不可篡改的方式促进了对元数据的存储,提供了对存储数据的所有修改的可跟踪性,包括如何、谁、何时和何处生成数据的可靠信息,在医学中有着广泛的应用。

(14)5G 技术。2019 年 7 月 21 日,中国信息通信研究院、互联网＋医疗健康产业联盟等单位联合发布了《5G 时代智慧医疗健康(2019 年)》白皮书。白皮书中指出了远程医疗和院内应用两大场景,得益于 5G 网络高速率、低延时的特点,极大解决了远程医疗一直以来的网络局限问题,使远程会诊、远程手术指导、远程急救等诸多智慧医疗方案得以实现。

1.2.2　健康信息技术主要参与者

健康信息技术对于医学领域的多个参与者来说都很重要,涉及患者、医护人员、支持人员、公共卫生人员、政府和地方组织、医学教育工作者、保险公司、医院、医学研究人员、技术供应商等(见表 1-1)。

表 1-1　健康信息技术相关内容及其主要参与者

主要参与者	健康信息技术相关内容
患者	(1) 在线搜索健康信息和研究选择医生、医院或保险计划 (2) 智能手机技术用于检查信息提醒、健康和健身应用程序、互联网接入等 (3) 用于存储个人医疗信息、预约、查看实验室结果、电子访问、药物补充等的门户网站 (4) 在线患者调查 (5) 在线聊天、支持小组及社交网络 (6) 个人健康记录 (7) 对电子健康记录和健康信息交换的访问受限 (8) 远程医疗和家庭远程监护

主要参与者	健康信息技术相关内容
医生和护士	(1) 使用 PubMed、Google 和其他搜索引擎进行在线搜索 (2) 在线资源与数字图书馆 (3) 患者门户网站、安全电子邮件和电子就诊、远程家庭护理 (4) 医生门户网站 (5) 临床决策支持 (6) 电子药物管理记录(electronic Medication Administration Record，eMAR)和条形码药物 (7) 电子健康记录 (8) 装有医疗软件和远程访问电子健康记录的智能手机 (9) 远程医疗和远程家庭护理 (10) 语音识别软件 (11) 在线继续医学教育(Continuous Medical Education，CME) (12) 电子处方 (13) 疾病登记处 (14) 图像存档和通信系统(Picture Archiving and Communication System，PACS) (15) 绩效工资(P4P) (16) 健康信息组织(Health Information Organization，HIO) (17) 电子研究 (18) 电子账单和编码
支持人员	(1) 病人登记表 (2) 电子预约 (3) 电子编码和计费 (4) 电子健康记录 (5) 基于网络的认证 (6) 基于网络的索赔清算 (7) 远程家庭监控 (8) 实践管理软件 (9) 安全的患者—办公室电子邮件通信 (10) 在线教育资源和继续医学教育 (11) 疾病登记
公共卫生人员	(1) 事故报告 (2) 症状监测 (3) 与所有公共卫生部门建立联系 (4) 地理信息系统将疾病暴发与地理联系起来 (5) 远程医疗 (6) 疾病登记作为电子健康记录或健康信息交换的一部分 (7) 使用移动技术的远程报告

续 表

主要参与者	健康信息技术相关内容
政府和 地方组织	(1) 全国健康信息网(eHealth Exchange) (2) 为电子健康记录采用和健康信息交换提供财政支持 (3) 制定健康信息技术的标准、服务和政策 (4) 信息技术试点项目和资助 (5) 疾病管理 (6) 绩效工资 (7) 个人健康电子记录 (8) 电子处方 (9) 远程医疗 (10) 宽带采用 (11) 健康信息组织 (12) 区域推广中心 (13) 健康信息技术员工发展
医学教育 工作者	(1) 为临床医生、患者和工作人员提供的在线医疗资源 (2) 在线继续医学教育 (3) PubMed 搜索 (4) 通过视频电话会议、直播等进行远程保健
保险公司 (纳税人)	(1) 电子索赔传输 (2) 通过数据分析进行趋势分析 (3) 医生分析 (4) 质量改进计划的信息系统 (5) 监督临床指南的遵守情况 (6) 监督对首选处方的依从性 (7) 促进基于索赔的个人健康记录和信息交流 (8) 通过减少医疗事故减少患者的安全诉讼 (9) 减少测试重复的警报 (10) 健康信息组织成员
医院	(1) 电子健康记录 (2) 电子编码和计费 (3) 监测结果、住院时间、疾病管理等的信息系统 (4) eMARs (5) 条形码和射频识别(RFID)用于跟踪患者、药物、资产等 (6) 无线技术 (7) 电子重症监护室(eICU) (8) 患者和医生门户 (9) 电子处方 (10) 健康信息组织成员 (11) 远程医疗 (12) 图像存档和通信系统

主要参与者	健康信息技术相关内容
医学 研究人员	（1）建立数据库以研究人群、遗传学和疾病状态 （2）在线协作研究网站 （3）电子病例报告表（electronic Case Report Form，eCRF） （4）数据统计分析软件，如 SPSS （5）利用多个搜索引擎的文献检索 （6）使用软件程序的随机化 （7）使用电子健康记录和电子邮件改进学科招聘 （8）智能手机监控研究 （9）网上申请资助
技术供应商	（1）在医学领域应用新技术创新：硬件、软件、基因组学等 （2）数据挖掘 （3）互操作性 （4）认证

1.2.3　美国健康信息技术相关组织

健康信息技术相关组织可以为健康信息技术的发展提供支持，推动健康信息技术的实施和推广。本节主要介绍在健康信息技术应用中起重要作用的几类美国健康信息技术相关组织。

1）学术组织

（1）医学研究所（Institute of Medicine，IOM）是美国促进健康信息技术的主要组织之一。它由美国国家科学院于 1970 年设立，其任务是评估与医疗保健相关的政策，并向联邦政府和公众提供反馈。他们认为，信息技术基础设施将有助于实现医学研究所提出的六个目标：安全、有效、以病人为中心、及时、高效和公平的医疗保健。该基础设施将支持重新设计护理流程；管理蓬勃发展的临床知识库；随着时间的推移，协调临床医生和患者护理；支持多学科团队的运作；促进绩效和结果的改善以及问责性测量。并强调基于证据的实践的重要性，包括为消费者和临床医生提供更有组织和可靠的互联网信息来源，以及决策支持工具的开发和应用。

医学研究所关于改善医疗保健的 12 项执行建议中有两项直接涉及信息技术：一是改善临床信息的获取和支持临床决策；二是各部门承诺建设信息基础设施，以支持保健服务的提供、消费者健康、质量衡量和改进、公共问责、临床和卫生服务研究,以及临床教育。

医学研究所列举了 12 项信息技术应用,或许能缩小质量差距(其中许多将在其他章节中讨论),具体如表 1-2 所示。

表 1-2　医学研究所 12 项信息技术应用

	信　息　技　术　应　用
1	基于网络的个人健康记录
2	患者访问医院信息系统以访问其实验室和 X 光报告
3	通过互联网获取一般健康信息
4	具有临床决策支持的电子健康记录
5	访问在线历史记录
6	医院间数据共享(健康信息交换),例如实验室结果
7	使用患者登记和提醒管理人群的信息
8	病人——医生电子信息
9	患者在线输入数据进行监测,例如血糖结果
10	在线调度
11	计算机辅助电话分类(患者鉴别分类)和协助(护士呼叫中心)
12	在线访问临床医生或医院绩效数据

(2)美国医学院协会(Association of American Medical Colleges,AAMC)。该协会自成立以来,一直倡导将信息学纳入医学院课程,并推广健康信息学。在《更好的健康 2010》报告中,提出了以下建议:

① 通过最佳实践信息管理,优化个人和人口的健康和保健;

② 实现基于绩效的持续终身学习;

③ 创造工具和资源来支持研究成果的发现、创新和传播;

④ 建立和运行一个强大的信息环境,同时促进医疗保健、学习和科学发展。

2)公私合营组织

(1)电子健康倡议(eHealth Initiative)。这是一个推广使用信息科技以提高质量及病人安全的非营利性组织。它的成员包括几乎所有参与医疗保健服务的利益相关者。这个组织处理与健康信息技术相关的多个主题，并在报告中提供关于各种健康信息技术主题的多篇文章。他们还从 2005 年开始每年对健康信息组织进行调查[20]。

（2）马克尔健康连接（Markle Connecting For Health）。该组织是一个公私合作组织，由马克尔基金会运作，由罗伯特·伍德·约翰逊基金会提供部分资助。组织拥有 100 多个利益相关者，其主要任务是促进可互操作的健康信息技术。他们出版了《公共框架：用于实现私有和安全健康信息交换的资源》，帮助组织以安全和私有的方式交换信息，共享政策和技术标准。共同框架包括九项政策指南和七项技术指南，可在其网站上免费下载。

（3）国家电子健康合作组织（National eHealth Collaborative，NeHC）。2009 年初，当美国健康信息社区（American Health Information Community，AHIC)解散时，这个政府—民间—消费者合作组织接管了这项工作。他们负责健康信息技术标准的优先级，以促进互操作性。他们创造价值案例（value cases），并将其用于标准的协调，一旦被接收，标准将被认证机构采用，如健康信息技术认证委员会（CCHIT）。NeHC 是国家健康信息技术协调员办公室（ONC）和美国卫生与公众服务部（HHS）的合作协议伙伴。

（4）医疗保健信息技术标准委员会（The Certification Commission for Healthcare Information Technology，HITSP）。该小组是美国卫生与公众服务部（DHHS）于 2005 年建立的公私合作伙伴关系。国家健康信息技术协调员办公室要求 HITSP 根据来自美国健康信息社区需求的用例来协调标准。每个互操作性规范都是一套文档，提供了标准和规范如何满足用例需求的路线图。例如，2008 年 3 月，使用连续性护理文件（CCD）的标准细节以 C32 的形式发布，并对技术方面进行了详细说明。他们与政府的合同于 2010 年 4 月终止，其职能主要由健康信息技术标准小组委员会取代。

（5）医疗保健信息技术认证委员会（The Certification Commission for Healthcare Information Technology，CCHIT）。该委员会由医疗卫生信息和管理系统协会（HIMSS）和多个其他医疗专业组织创建。其目标是：降低医生对健康信息技术投资的风险；确保健康信息技术的互操作性；提高健康信息技术激励措施的可用性，并加快采用可互操作的健康信息技术。他们的第一步是认证可移动电子健康记录。到 2011 年，他们认证了以下类型的健康信息技术：门诊电子健康记录、住院患者电子健康记录、健康信息交换、急诊电子健康记录、心血管医学电子健康记录、儿童健康电子健康记录、行为健康电子健康记录、皮肤科、长期/急性后护理电子健康记录、家庭健康电子健康记录和电子处方。网站上列出了已获得认证的电子健康记录。CCHIT 决定提供不同级别的电子健康记录认证,以便更多的电子健康记录符合美国复苏和再投资法案(ARRA)规定的医疗保险或医疗补助报销要求。

(6)国家生命与健康统计委员会(National Committee on Vital and Health Statistics,NCVHS)。该委员会是美国卫生与公众服务部部长的公共咨询机构。它由 18 名来自私营部门的成员组成,他们是卫生统计、电子健康信息交换、隐私/安全、数据标准和流行病学领域的专家。他们一直积极参与就与电子健康交换有关的事宜向秘书处提供意见。

3)美国联邦政府

联邦政府坚持认为,信息技术对提高医疗质量和控制成本至关重要,这是医疗改革的两个重要方面。它是医疗保健的主要资助机构,有以下项目:医疗保险/医疗补助、退伍军人健康管理局、军事卫生系统、印第安人健康服务和联邦雇员健康福利项目。因此,他们大量参与健康信息技术,并将在可互操作的全国健康信息网络中受益匪浅。医疗保险/医疗补助和医疗保健研究与质量管理局(Agency for Healthcare Research and Quality conduct)等机构实施了可提高医疗质量和/或降低医疗成本的健康信息技术试点项目。联邦政府已经认识到技术在多个领域的重要性,因此有了新的联邦首席技术官和卫生部首席技术官。

在讨论具体的政府机构之前,概述 2009 年美国复苏和再投资法案中包含的影响信息科学的项目。

(1)美国复苏和再投资法案(American Recovery and Reinvestment Act,ARRA)。毋庸置疑,十年前影响信息学领域的最重要的政府举措是 ARRA。这项立法影响了健康信息技术的采用,尤其是电子健康记录、培训和研究。ARRA 有五大目标:一是提高医疗质量、患者安全、医疗效率和减少健康差距;二是让患者和家庭参与;三是改善护理协调;四是确保个人健康信息的充分隐私和安全计划;五是改善人口和公共卫生。ARRA 的第四章和第十三章被称为《健康信息技术促进经济和临床健康法案》(HITECH),专门用于资助健康信息技术项目。表 1-3 总结了主要相关项目。卫生和公众服务部下的 Health IT 网站概述了表中列出的许多项目的详细信息。除了表 1-3 中列出的项目外,以下也是 ARRA 的重要举措:① 隐私和医疗保险可携性和责任法案（HIPAA）变更；② 国家电信和信息管理局的宽带技术机会项目，为国家宽带计划提供资金；③ 美国农业部的远程教育、远程医疗和宽带计划；④ 社会保障管理局健康信息技术项目；⑤ 退伍军人事务（VA）健康信息技术项目[21]。

表 1-3　ARRA 和 HITECH 项目对信息科学和健康信息技术的影响

项　　目	项　目　细　节
国家健康信息技术协调员办公室（ONC）	用可自由支配的资金来发展对多个项目的支持，设立隐私官员、健康信息技术标准和健康信息技术政策委员会
州	支持全州的健康信息交换。在 2011 年，56 个州、地区和其他实体已获得资助
国家标准和技术研究所（NIST）	制定健康信息技术标准
人力资源保障局（HRSA）	升级社区卫生中心，纳入健康信息技术项目，如电子健康记录
美国医疗保健研究与质量局（AHRQ），美国卫生研究院（NIH）	发展比较有效性研究（CER）项目
医疗保险/医疗补助	医疗保险和州政府管理的医疗补助将报销医生 Meaningful Use 的经认证的电子健康记录（EHR）的费用
区域推广中心	建立 62 个区域推广中心，以促进健康信息技术，特别是农村地区初级保健医生的电子健康记录。目标是在两年内支持 10 万名临床医生。截至 2013 年 8 月，已有超过 10 万名初级保健医生签约
健康信息技术研究中心	收集区域推广中心的反馈，以总结经验教训
灯塔社区项目	灯塔项目将支持 17 个社区，作为早期采用健康信息技术的模型
社区大学联盟培养健康信息技术人才	50 个州 82 所参与的社区大学获得资金，以快速创建或扩大可在 6 个月或更短时间内完成的健康信息技术培训。重点培训以下角色：实践工作流程和信息管理设计专家、临床医师/执业顾问、实施支持专家、技术/软件支持和培训师

续　表

项　　目	项　目　细　节
健康信息技术(Health IT)课程项目	国家健康信息技术协调员办公室的健康信息技术课程项目指定了 12 个医疗工作者角色,其中 6 个接受 6 个月的社区大学课程教育,6 个接受 1~2 年的大学教育;5 所大学被资助作为课程开发中心。由课程发展中心建立的社区学院课程包括 20 个组成部分,每个部分有 8~12 个单元,教职员和公众可在 http://www.onc-ntdc.org/ 访问
能力考试计划	支持一个中心创建能力考试,第一批参加考试的 100 名学生将不收费
校本培训援助项目	支持 8 个机构为需要大学水平培训的健康信息技术专业人士开发项目。本课程的专业角色包括:临床医生/公共卫生负责人、健康信息管理和交换专家、健康信息的隐私和安全专家、研究和开发科学家、程序员和软件工程师以及 Health IT 子专家
战略健康信息技术高级研究项目(SHARP)	2010 年授权四个重点领域是:健康信息技术安全以降低风险并培养信任技术、支持临床医生将以患者为中心的护理与其实践相结合/改进体系结构和应用程序以准确安全地交换信息,以及二次使用电子健康记录数据以提高质量、人权健康和临床研究

(2) 患者保护和平价医疗法案(The Patient Protection and Affordable Care Act,PPACA)2010 年 3 月颁布,被称为平价医疗法案。它的主要目标是增加保险覆盖面和改善患者的预后。该法案的重点是扩大私人保险和医疗补助的覆盖范围。该法案的其他领域包括:① 以患者为中心的结果研究所,将资助以病人为中心和比较有效性研究;② 医疗保险和医疗补助服务中心(CMS)创新中心将评估诸如责任医疗组织(ACO)等医疗模式;③ 国家预防和健康促进战略;④ 减少再入院计划,以惩罚再入院过多的医疗系统;⑤ 健康中心资助健康信息技术。

(3) 美国卫生与公众服务部(US Department of Health & Human Services,HHS)是美国联邦政府最大的卫生保障机构,是维护美国公民健康,提供公共服务的联邦政府行政部门。以下是 HHS 下的一些运营部门:① 医疗保健研究与质量局(AHRQ);② 医疗保险和医疗补助服务中心(CMS);③ 疾病控制和预防中心(CDC);④ 卫生资源和服务管理局(HRSA);⑤ 美国食品和药物管理局(FDA);⑥ 老龄化管理局(AOA);⑦ 美国国立卫生研究院(NIH)。

(4) 国家卫生信息技术协调员办公室(Office of the National Coordinator

for Health Information Technology，ONC)努力协调数据标准,以确保互操作性并促进健康信息交换。ONC 于 2009 年 12 月重组,成立了以下办公室:经济分析和建模办公室、首席科学家办公室、项目和政策副协调员办公室、国家行动副协调员办公室和首席隐私官办公室(见图 1-7)。

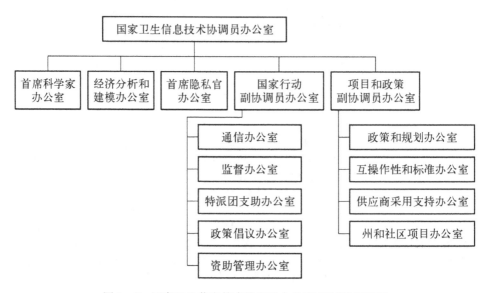

图 1-7 国家卫生信息技术协调员办公室(ONC)组织图

以下是 ONC 制订的 2011—2015 年联邦 Health IT 战略计划的总体目标。该计划详细概述了具体目标和战略:

目标 1:通过有意义地使用健康信息技术实现采纳和信息交流;

目标 2:改善护理,通过使用健康信息技术改善人口健康,并降低医疗保健成本;

目标 3:激发人们对健康信息技术的信心和信任;

目标 4:赋予拥有卫生信息技术的个人以改善他们的健康和医疗保健系统;

目标 5:实现快速学习和技术进步。

总之,ONC 负责协调美国健康信息技术的各个方面。他们涉及电子健康记录的采用、标准协调、互操作性、隐私/安全和认证。此外,他们正在协调创建全国健康信息交换中心(NwHIN);现在称为电子健康交换(eHealth Exchange)。他们参与并支持多种私营和公共健康信息技术倡议。接下来讨论的两个联邦咨询委员会是 ONC 的一部分,也是 ARRA 的一部分。

(5) 健康信息技术政策委员会(Health IT Policy Committee，HITPC)。该

委员会的主要目标是确定信息交流所需标准的优先事项,并为发展和采用国家健康信息交换建立政策框架。该委员会有 20 名多学科成员。2013 年工作组如下:责任护理、有意义的使用、消费者授权、认证/采纳、健康信息交换(HIE)、全国健康信息交换中心、食品和药物管理局安全和创新法案(FDASIA)、总统科技顾问委员会(PCAST)报告、战略计划、隐私和安全、注册、数据中介、治理和质量措施。

(6) 健康信息技术标准委员会(Health IT Standards Committee,HITSC)。该委员会有 1 名主席和 1 名副主席、26 名多学科成员。他们负责研究健康信息交换的标准、实施规范和认证标准。并把重点放在健康信息技术政策委员会优先考虑的问题上。委员会使用国家标准技术研究所(NIST)来测试标准,建立了几个工作组:临床质量、临床操作、消费者/患者参与、消费者技术、全国健康信息交换中心、实施、词汇和隐私/安全。

(7) 美国医疗研究与质量局(Agency for Healthcare Research and Quality,AHRQ)。AHRQ 是负责改善全体美国人医疗保健的质量、安全、效率和有效性的联邦机构。作为卫生和公众服务部的 12 个机构之一,AHRQ 支持将改善医疗保健质量和促进基于证据的决策研究。该机构每年拨出大量资金支持健康信息技术(HIT)。自 2004 年以来,AHRQ 已经为研究健康信息技术投资了约 1.66 亿美元。AHRQ 还设有国家健康信息技术资源中心和广泛的患者安全和质量科。他们还拥有一个庞大的健康信息技术知识库,拥有 6 000 多个资源。

(8) 国家标准和技术研究所(National Institute of Standards and Technology,NIST)是美国商务部下属的一个物理科学实验室,负责推广和验证测量和标准。该联邦机构提出电子健康记录测试建议。以下是一些与电子健康记录相关的出版物列表:① [NISTIR(标准技术委员会)7741]NIST 改善电子健康记录可用性的过程方法指南;② [NISTIR 7742]电子健康记录可用性测试的定制通用行业格式模板;③ [NISTIR 7743]健康信息技术可用性:技术策略、研究和实施;④ [NISTIR 7769]人为因素指导防止医疗保健与电子健康档案的采用差异。

(9) 其他机构。除了以上卫生信息技术机构以外,还有其他的政府相关机构也与医学信息技术息息相关,如医疗保险和医疗补助服务中心、疾病控制和预防中心以及卫生资源和服务管理局等。这些机构参与了信息技术试点项目、构建健康信息知识库、投资和推广信息技术研究等活动,促进了健康信息技术应用的研究和发展。

4) 州政府和健康信息技术

有各种基于州的健康信息技术计划,评估电子健康记录、健康信息交换和电子处方等技术的采用。州医疗补助办公室急于开展旨在降低成本和提高医疗质量的试点项目。国家电子健康联盟成立于 2006 年,旨在解决最佳做法、政策和采用障碍等问题。该联盟的支持来自国家健康信息技术协调员办公室以及一个私人公共咨询委员会。他们有三个工作组:健康信息保护、医疗保健实践、健康信息交换和数据交换工作队。他们最优先考虑的是电子处方和健康信息的隐私和安全。

5) 国际政府和健康信息技术

美国健康信息学发展比较迅速,同时健康信息学也是世界范围内一个重要的新兴领域。其他国家的医疗保健系统成本较低、分散程度较低,但也必须应对人口老龄化和慢性病不断增加的问题。与此同时,技术的发展势头不减,移动技术的成本也相当低廉。因此,他们正在寻找使用经济高效的健康信息技术的医疗保健解决方案。欧洲国家间的信息技术互操作性和认证等问题是所有国家都面临的挑战。就欧洲和欧盟而言,他们将健康信息技术称为电子健康,将信息技术称为信息和通信技术(ICT)。

欧洲数字议程(DAE)旨在改善欧洲的经济状况并使所有行业现代化,包括医疗保健。他们在欧盟之外也开展了信息和通信技术相关合作。2013 年与美国卫生和公众服务部建立了联系,以进一步加强电子健康合作。既定的路线图侧重于两个高度优先的领域:互操作性标准开发和人力发展,以增加欧洲熟练的健康信息技术工作者。

国际健康信息学是一项成熟而复杂的运动,得到了世界卫生组织(WHO)等多个国家和国际组织的支持。世卫组织通过多项计划和项目全力支持电子健康。他们最新的合作之一是世卫组织消费者健康信息学合作中心,该中心旨在帮助患者管理自己的健康。最著名的国际信息学组织是国际医学信息学协会(IMIA),它支持国际医学信息学杂志。为了合作和支持卫生信息学研究工作,协会召开了几次国际会议。

1.2.4 健康信息技术采用的障碍

健康信息技术的应用存在多个障碍,下文将对此进行讨论。

(1) 时间不足。这种抱怨贯穿于大多数关于技术壁垒的讨论中。忙碌的临床医生抱怨他们没有足够的时间阅读、学习新技术或研究供应商。他们成为技术专家也得不到补偿。他们通常会向本地技术中心或其他技术中心寻求支持。

(2) 信息不足。正如本章前面已经指出的,临床医生需要的是信息,而不是数据。当前的健康信息技术系统数据丰富，但信息贫乏。

（3）专业知识和劳动力不足。为了使美国能够广泛采用和实施健康信息技术，需要对所有医疗工作者进行教育。美国健康信息技术前国家协调员布卢门塔尔（Blumenthal）博士指出，美国需要大量熟练的健康信息学家来创建、安装和维护健康信息技术[22]。与此同时，俄勒冈健康与科学大学的威廉·赫什（William Hersh）博士提出，需要一支能够领导实施电子健康记录和其他技术的工作队伍[23]。大学、社区学院以及医学、护理和药学学校需要扩大教育课程。就医疗保健组织的复杂程度而言，它们之间存在着实质性的差异。首届健康信息转化战略工作组峰会，由美国医学信息学协会（AMIA）和美国健康信息管理协会（AHIMA）主办，就如何提高劳动力提出了若干战略建议[24]。美国医学信息协会一直是试图通过其 AMIA 10×10 计划增加健康信息技术劳动力的领先者[25]。除了良好的人际交往能力和项目管理经验外，健康信息技术供应商还需要具备信息技术和临床经验的申请人[26]。除了熟练的信息员外，我们还需要在医学院对住院医师进行培训和教员培训，因为健康信息技术的性质瞬息万变。美国心理学协会医学生教育峰会信息学和技术工作组建议，我们需要的不是在线继续医学教育，而是"由信息学家进行的基于技能的纵向辅导"[27]。在信息技术培训方面，家庭医学住院医师项目通常领先于其他专业培训计划，促进了对信息技术能力的纵向评估[28]。

（4）成本和投资回报数据不足。关于健康信息技术采用和实施的经济方面的文献是混合的，并且基于不同的假设和方法。Bassi 和 Lau 在 2013 年的一篇文章中提出这样的评估应该包括六个部分：有一个观点、比较的选项、时间框架、成本、结果、每个选项的成本和结果的比较，并在论文中提供了高质量经济评论的例子[29]。

（5）采用成本高。据估计，一个全国性的健康信息网络（eHealth Exchange）将在五年内耗资 1 560 亿美元，每年的运营费用为 480 亿美元[30]。图片存档和通信系统（PACS）和电子健康记录等技术也较为昂贵。美国复苏和再投资法案将帮助承担一些技术的初始购买，但长期支持将是一个不同的挑战。目前仅有有限的证据表明，大多数技术确实能节省资金。

（6）缺乏互操作性。在全国范围内采用和实施数据标准之前，电子健康记录和全国健康信息网络无法共享医疗信息。

（7）改变工作流程。需要对工作流程进行重大更改，以便将技术集成到住院和门诊设置中。与大多数新技术一样，老用户更难改变他们的习惯，即使这最终会节省时间或金钱。低可用性也是良好工作流程的一个重要障碍。还有证据表明，年轻的医生花在电脑上的时间越来越长，而与病人在一起的时间却越来越少，这令人不安[31]。据美国医疗研究与质量局主任卡洛琳·克兰西（Carolyn Clancy）博士说："主要的挑战不是技术上的，它更多的是将健康信息技术与工作流程相结合，使之适用于患者和临床医生，但他们不一定像计算机人员那样思考。"[32]

（8）隐私问题。1996 年的美国医疗保险可携性和责任法案（HIPAA）最初是为了个人健康信息（PHI）的可携性、隐私性和安全性而制定的，这些个人健康信息主要是基于纸张的。2009 年和 2013 年更新了医疗保险可携性和责任法案法规，以更好地涵盖个人健康信息的电子传输。这项法案促使医疗机构重新考虑医疗保健信息的隐私和安全性。在过去的十几年里，医疗机构发生了一系列侵犯隐私和盗用身份的事件，加剧了人们的焦虑。

（9）法律问题。《斯塔克法》(The Stark Law)和《反回扣法》(Anti-Kickback Sttute)禁止医院系统向转诊医生提供或共享计算机和软件等技术。2006 年美国对这些法律作了例外处理。这对于医院与临床医生办公室共享电子健康记录和电子处方程序尤为重要。但许多新的法律问题可能会出现。

（10）行为改变。也许最具挑战性的障碍是行为。马基雅维利(Machiavelli)曾说，没有什么比带头推行新秩序更困难、更危险、更不确定的了[33]。斯坦福大学的弗雷德里克·诺尔（Frederick Knoll）博士描述了医学技术接收的五个阶段：① 卑鄙的恐惧；② 迅速地谴责；③ 深刻的怀疑；④ 临床最后评估；⑤ 接收作为护理标准[34]。期望所有医务人员都接收技术是不现实的。必须认识到，至少有 50% 的医务人员在接收任何信息技术创新方面行动迟缓。随着报销额的下降和对提高生产力的重视，临床医生产生了一种自然的、有时是有益的怀疑。他们害怕任何新事物的广泛实施，除非他们确信它会改善自己或病人的生活。在这种情况下，选择临床模范代表和进行强化训练是实施成功的关键。

（11）健康信息技术炒作与事实。Gartner IT 研究小组描述了炒作周期的五个阶段，详细描述了技术的发展：从技术触发到预期膨胀的顶峰，再到幻灭的低谷，再到启蒙运动的斜坡，再到生产力的高原[35]。图 1-8、图 1-9 分别显示了 2013 年各种 IT 技术的炒作曲线和 2021 年新兴技术成熟度曲线。

如前所述，临床医生倾向于对前景不错但收效甚微的新技术持谨慎态度。一般来说，如果技术不能节省时间或金钱，医生就不会感兴趣。重要的是，由于这些文章中讨论的多种原因，目前评估健康信息技术的研究经常产生不同的结果[36,37]。

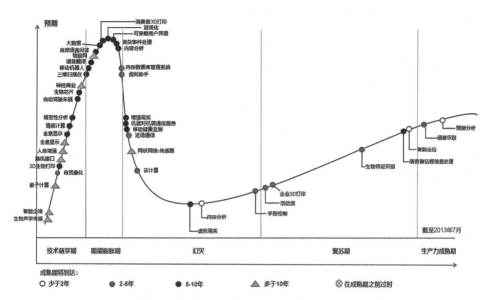

图 1-8　Gartner 新兴技术炒作周期 2013(www.Gartner.com)

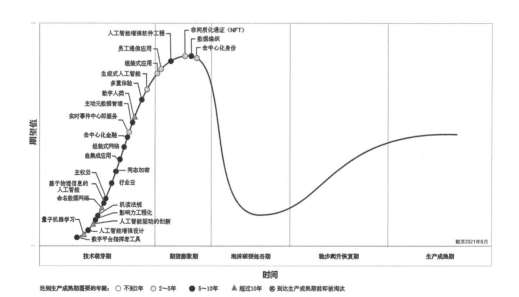

图 1-9　2021 年新兴技术成熟度曲线

兰德公司和信息技术领导中心在 2005 年报告中说,如果普及电子健康记录和健康信息交换技术,健康信息技术每年将为美国节省 800~1 800 亿美元[38]。但国会预算办公室(CBO)在 2008 年 5 月驳斥了这一乐观观点。他们出版了一本名为《健康信息技术成本与效益的证据》的专著,回顾了健康信息技术的采用、益处、实施成本、低采用率的可能原因以及联邦政府在实施健康信息技术中的作用的证据。国会预算办公室的底线是"单靠自身,采用更多健康信息技术通常不足以产生显著的成本节约"[39]。

兰德公司在2013年发表的另一篇文章证实,健康信息技术的采用并不理想,因为电子健康记录的采用尚未普及,电子健康记录不可互操作,电子健康记录的可用性不如预期,许多医疗机构和专业人士未能修改其流程,以最大限度地发挥健康信息技术的效益[40]。

1.3　消费者健康信息学定义

随着大数据时代的到来和信息技术的迅速发展,普通大众逐渐开始利用互联网获取健康信息来进行自我诊断和自我决策。20世纪90年代,以患者需求为中心的医学信息学逐渐演变成一个新兴的国际学科——消费者健康信息学(Consumer Health Informatics,CHI)[41]。

美国医学信息学协会、消费者健康信息学工作组、国际医学信息学协会和护理信息学兴趣组[42,43]将健康信息消费者定义为寻找信息的人。这里的信息包括关于促进健康、预防疾病、治疗具体情况的信息,以及各种健康状况和慢性病的管理信息。健康信息的消费者不仅包括有特定健康状况的人及其朋友和家人,还包括想要进一步使身体达到最佳健康状况的公众。

如前所述,有几个关于消费者健康信息学的定义。美国审计署定义消费者健康信息学是"利用现代计算机和电信技术支持消费者获取信息,分析他们个性化的医疗保健需求,并帮助他们对自己的健康做出决定。"

冈瑟·艾森巴赫(Gunther Eysenbach)将消费者健康信息学定义为"分析消费者信息需求的医疗信息学分支;研究和实施使消费者能够获得信息的方法;将消费者的偏好建模整合到医疗信息系统中"[44]。

汤姆·弗格森(Tom Ferguson)将消费者健康信息学定义为"研究、开发和实现为健康消费者设计的计算机、电信应用程序和接口的学科"[45]。

尽管这可能不是消费者健康信息学所有定义的完整集合,但这些关键定义指出使用计算机和信息技术以集成方式向医疗保健消费者提供健康信息这一过程的重要性。他们也一直关注满足消费者个人信息需求的重要性。

休斯敦(Houston)等人将消费者健康信息学与现有的医学信息学领域进行了区分。"首先,因为消费者健康信息学经常使用以病人为中心的方法,与公共健康有更强的重叠。此外,消费者健康信息学应用的设计需要患者和消费者更频繁的输入。"[46]

对于消费者健康信息学的定义,本书认为,人们对为消费者量身定制并用于管理健康或保健问题的信息和通信技术所产生的新兴兴趣焦点被称为消费者健康信息学。

美国联邦政府全力支持消费者健康信息学,正如《联邦医疗信息技术战略计划 2011—2015》目标所表明的那样,通过健康信息技术增强个人的健康水平,改善他们的健康和医疗保健系统[47]。此外,还有几个 Meaningful Use(全称:Electronic Health Records Meaningful Use,电子健康记录有意义的使用;现称作:Public Health and Promoting Interoperability Programs,公共卫生和促进互操作性计划。下同)目标涉及健康信息技术(HIT)对患者的影响。

在阅读之后会发现这些主题是相互关联,而不是分开的。此外,这些功能中的许多可以与电子健康记录和健康信息组织集成。图 1-10 显示了消费者健康信息学中现存的多种相互关系。

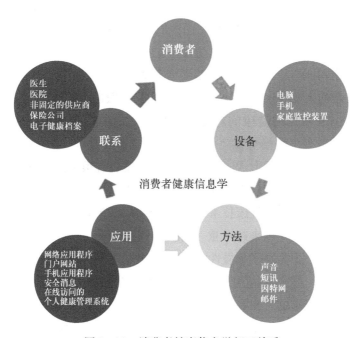

图 1-10　消费者健康信息学相互关系

1.4 消费者健康信息学发展

互联网的广泛可用性,家庭宽带的普及以及无线、移动互联网接入的增长等几个因素都促进了消费者健康信息学的发展。1994 年 10 月 13 日,因特网第一次向成千上万的人开放。20 多年后,互联网已渗透到生活的方方面面,其使用量在持续飙升。2013 年美国成年互联网用户中,72%的互联网用户在过去一年里上网寻找健康信息,现在使用互联网获取健康和医疗的美国成年人比医生多[48]。此外,70%的美国成年人称从医生或其他健康护理专业人士获得了信息、护理或支持,而 60%的成年人从朋友和家人那里获得信息或支持,24%的成年人从其他有相同健康状况的人那里获得信息或支持。最后,35%的美国成年人上网是为了弄清自己的身体状况,其中 50%的人随后会去看医生[49]。

越来越多的人在使用数字健康内容。数字健康内容对消费者健康决策和行为的影响似乎要比印刷、电视和广播等传统渠道大得多。尽管面向消费者的在线健康信息在过去几十年中的作用大幅上升,但医疗保健专业人士仍然对消费者健康行为的影响最大。

总的来说,这些数据有力地表明,尽管医生仍然是个人健康管理的重要组成部分,但消费者越来越愿意将互联网用作研究病情和获取治疗信息的工具,并作为帮助他们管理健康问题的第一道防线。

一些国家和社会趋势也促进了消费者健康信息学领域的发展。例如,今天困扰我们社会的主要疾病是癌症、心血管疾病和糖尿病等慢性病。目前,慢性病是中国和美国最常见的健康问题之一。早在 2005 年,美国近 50%的成年人(1.33 亿)至少患有一种慢性病[50]。这些疾病通常折磨个人达 20 年或更长时间。这与我们的医疗体系形成时流行的急性传染病有很大的不同,然而我们的医疗体系仍然主要是治疗急性发作性疾病,而不是持续的慢性疾病。

另一个导致消费者对健康技术兴趣增长的国家趋势是社会本身发生的重大人口结构变化。老龄化越来越严重,老年人口越来越多。这对我们的医疗保健系统提出了挑战。因为除了患慢性病的风险更高以外,老年人还经常有 2~5 个并发慢性病疾病。同样的,老年人有更多复杂的慢性病相关需求,而且他们比上一代人拥有这些需求的时间要长很多年。

第三个促进消费者健康技术发展的因素是 2010 年美国通过了《病人保护和平价医疗法案》(Patient Protection and Affordable Care Act, ACA)。尽管这项法律仍有许多争议,但通过利用法律提供的机会在医疗保健行业内进行创新,将更可能达成使所有人都能负担得起和更容易获得医疗保健这一目标。在仔细研究法律之后,包括个人授权、雇主授权、责任医疗组织(ACO)、健康计划和 CMS 创新中心在内的几个组成部分为消费者健康创新提供了重要机会。

例如,个人授权,要求所有人持有健康保险。因此,它将把大量目前未参保的个人带入医疗体系,并可能对已经负担过重的医疗体系增加需求。因此,将非常需要新的护理提供模式,既利用技术,又利用缺乏资格的从业人员,为更多的日常健康问题提供护理。

雇主授权要求拥有 50 名或以上全职同等雇员的所有雇主提供健康保险福利,并增加了雇主为雇员提供医疗保险的财政要求。为了控制成本和保持质量,雇主必然会去寻求替代模式的健康信息支持医疗服务甚至保险。这将有助于保险业的实质性分解,并为新的直接面向员工的技术性健康支持提供有效的机会。

最后,ACA 支持健康计划发展的规定中要求健康计划提供以健康为重点的预防性和自我导向性护理的部分。创新型公司正致力于开发基于技术的产品或服务,以改善患者的健康状况。如果这些产品被证明是有效的并得到广泛传播,那么这些产品可能会对当前的医疗保健服务体系产生重大影响。

在这些现实的背景下,医疗保健正在经历实质性的变化。首先,与过去不同的是,向慢性病患者提供的大多数健康护理和支持是由家庭和社区护理人员提供的。这主要是因为在一个生命周期中,大多数人在医院、诊所、急诊室或医生办公室的时间相对较少。在这种情况下,当我们的医疗保健系统努力寻找方法来提高患者获得医疗服务的同时还要降低成本,患者和护理人员努力寻求所需的健康信息和支持时,对消费者健康技术潜力的兴趣里持续显著增长,特别是在住院和就医之间。

正是在这样的背景下,美国在医疗保健质量和可及性方面持续改善,"电子健康"一词诞生了。它于 1999 年首次被行业领袖和营销主管使用,旨在传达电子商务应用于健康领域的主张、原则和热点。最早的定义表明,电子保健是医疗信息学、公共卫生和商业的交叉点,通过因特网和相关技术提供或加强的保健服务和信息。从更广泛的意义上说,这一术语的特点不仅是技术发展,而且是一种精神状态、一种思维方式、一种态度和一种致力于网络化、全球思维的承诺,以改善当地、区域的医疗保健[51]。这一定义清楚地表明,互联网和相关电子技术的出现为医疗保健提供了新的机会,如消费者能够直接与医疗保健系统在线互动,提高了机构间数据传输的可能性,患者、护理者和消费者之间对等通信的新可能性。此后不久,"消费者健康信息学"一词出现,将新兴电子工具中的患者与开发新兴"医疗工具"的医疗保健提供者的需求和观点加以区分。该领域最初由埃森巴赫(Eysenbach)于 2001 年定义为医学信息学的一个分支,该分支"分析消费者对信息的需求,研究并实现使消费者能够访问信息的方法,并将消费者的偏好建模集成到医疗信息系统中。"[52]然而从那时起,这个领域和定义本身经历了重大的演变。2001 年,休斯敦(Houston)等人写道:"消费者健康信息学包含了广泛的主题,最常见的是患者决策支持和患者获取自己的健康信息。"[53]2009 年,美国医疗研究和质量局将消费者健康信息应用定义为"任何旨在与消费者直接互动的电子工具、技术或电子应用程序或医疗保健专业人员,无论是否有提供或使用个性化信息并向消费者提供个性化帮助以帮助患者更好地管理其健康"。[54]

美国联邦政府一直非常支持消费者健康运动,可以从 Meaningful Use 目标中的"吸引病人和家庭"和"赋予个人权力"得到证明[55]。例如,在第 1 阶段中:① 临床医生必须提供健康信息的电子副本;② 门诊就诊的临床摘要;③ 及时访问电子健康信息;④ 患者教育;⑤ 护理过渡时的病人摘要。患者/消费者对电子健康信息的积极态度使他们更积极地使用电子健康记录和患者门户等技术。

本 章 小 结

消费者健康信息学属于健康信息学的分支。随着人们对健康的日益重视,患者或愿意改善健康水平的人们希望在医疗保健的过程中从被动角色变为主动角色,更积极地加入到健康活动当中。因此,对健康信息的需求群体从医学专业人员拓展到医学专业人员和健康消费者。

本章从 DIKW 链,即数据、信息、知识、智慧的信息层次结构展开,阐述健康信息学的内涵、产生的背景。健康信息学侧重于信息科学,应用于医疗保健和生物医学。接着对过去几十年健康信息技术的发展进行介绍,健康信息技术有望提高医疗保健质量,降低成本,加快信息交流。最后从消费者健康信息学的定义和消费者健康信息学发展展开对消费者健康信息学内涵的探讨。

本章参考文献

[1] Marsden S. Blois. Information and medicine:The nature of medical descriptions[M].
London:University of California Press,1984.

［2］朱庆华，韩文婷，吴琼，等．健康信息学研究：起源、现状与未来［J］.信息资源管理学报，2018,8(04)：4－14＋97.

［3］Ackoff R L. From data to wisdom［J］. Journal Applied Systems Analysis, 1989, 16：3－9.

［4］Bernstam EV, Smith J W, Johnson T R. What is biomedical informatics? ［J］. Journal of Biomedical Informatics, 2010, 43(1)：104－110.

［5］Shortliffe E H. What is medical informatics? ［M］. Stanford University Yearb Med Inform, 1995.

［6］Aprati, Gabe. Medinfo 80 preliminary announcement for the Third World Conference on Medical Informatics［M］. North-Holland, 1980.

［7］The American Medical Informatics Association（AMIA）［EB/OL］.［2020－05－29］. www.amia.org.

［8］THAKUR, RANDHIR. 50 years of Moore's law［EB/OL］.［2019－03－20］.http://www.intel.com/content/www/us/en/silicon-innovations/moores-law-technology.html

［9］Christensen C M, Bohmer R, Kenagy J. Will Disruptive Innovations Cure Health Care? ［J］. Harvard Business Review. 2012. http://hbr.org/web/extras/insight-center/health-care/will-disruptive-innovations-cure-health-care.

［10］汪奋奋,邓胜利.信息技术对健康信息行为的影响——系统综述［J］.信息资源管理学报，2016,6(03)：15－24.

［11］Computer History Museum Timeline［EB/OL］.［2020－06－20］.http://www.computerhistory. org/timeline/? year＝1980.

［12］Kansas University Institute of Technology and Telecommunications Center［EB/OL］.［2021－12－20］. http://www.ittc. ku.edu/～evans/stuff/famous.html.

［13］Vanderbilt University［EB/OL］.［2021－08－12］. http://www.mc.vanderbilt.edu/dbmi/informatics. html.

［14］Hersh W R. Informatics：Development and Evaluation of Information Technology in Medicine［J］. JAMA, 1992, 267：167－170.

［15］Bowie J, Barnett G O. MUMPS — An economical and efficient time-sharing system for information management［J］. Comput Programs Biomed, 1976, 6(1)：11－22.

［16］Hua J, Hao Y, Jin P, et al. Challenges to evidence-based medicine in an era of artificial intelligence［J］. Zhonghua Wei Zhong Bing Ji Jiu Yi Xue, 2015, 27(9)：709.

［17］MLOT, STEPHANIE, MURRAY, et al. Gartner's Top 10 Tech Trends for 2013［J］. PC Magazine, 2013：9－13.

［18］The United States Department of Energy. Human Genome Project［EB/OL］.［2013－09－15］.http://www.ornl.gov/sci/tech-resources/Human_Genome/home.shtml.

［19］Lenert L, Sundwall D, Lenert M E. Shifts in the architecture of the Nationwide Health Information Network［J］. Journal of the American Medical Informatics Association：

JAMIA，2012，10：35 - 43.

[20] E-health Initiative[EB/OL].[2020 - 06 - 20]. http://www.ehealth-initiative.org/

[21] Curatola A P. American Recovery and Reinvestment Act of 2009 Public Law 111 - 5 [EB/OL].[2020 - 08 - 29]. http://www.gpo.gov/fdsys/pkg/PLAW-111publ5/pdf/PLAW-111publ5.pdf.

[22] HIMSS. EHR and the Return on Investment[EB/OL].[2021 - 09 - 10]. www.himss.org/content/files/ehr-roi.pdf.

[23] Hersh W. Health Care Information Technology[J]. JAMA，2004，292（18）：2273 - 2441.

[24] Kloss L L，Detmer D E. Building the Workforce for Health Information Transformation [J]. Ehealth & Medical It Solutions，2006，5：22 - 30.

[25] AMIA. 10×10 Program[EB/OL].[2020 - 12 - 06]. http://www.amia.org.

[26] iHealthBeat. Jury Still Out on Health IT Workforce Training Programs[EB/OL].[2020 -10 - 30]. www.ihealthbeat.org.

[27] Hilty D M，Benjamin S，Briscoe G，et al. APA Summit on Medical Student Education Task Force on Informatics and Technology：Steps to Enhance the Use of Technology in Education Through Faculty Development，Funding and Change Management [J]. Academic Psychiatry，2006，30：444 - 450.

[28] Serago，Christopher F，Burmeister，et al. Recommended Curriculum Guidelines for Family Medicine Residents[EB/OL].[2021 - 11 - 18]. http://www.aafp.org/dam/AAFP/documents/medical _ education _ residency/program _ directors/Reprint288 _ Informatics.pdf.

[29] Bassi J，Lau F. Measuring value for money：a scoping review on economic evaluation of health information systems [J]. Journal of the American Medical Informatics Association，2013，20：792 - 801.

[30] Basch P. Electronic health records and the national health information network：affordable，adaptable and ready for prime time？ [J]. Annals of Internal Medicine，2005，143(3)：165 - 173.

[31] Block L. In the wake of the 2003 and 2011 duty hours regulations，how do internal medicine interns spend their time？ [J]. Journal of General Internal Medicine，2013，28：1042 - 1047.

[32] Medscape. Interview with Dr. Carolyn Clancy[EB/OL].[2021 - 08 - 14]. www.medscape.com.

[33] Machiavelli N，The Prince Chapter VI[EB/OL].[2020 - 10 - 30].www.constitution.org/mac/prince06.htm.

[34] Knoll F. Medical Imaging in the Age of Informatics[D]. Stanford University，2005，11：15 - 17.

[35] 张娟.Gartner 发布 2021 年新兴技术成熟度曲线[J].世界科技研究与发展,2021,43(5): 510－510.

[36] Shcherbatykh I, Holbrook A, Thabane L, et al. Methodologic Issues In Health Informatics Trials: The Complexities of Complex Interventions[J]. JAMIA 2008, 15: 575－580.

[37] Goldzweig CL, Towfligh A, Maglione M, et al. Costs and Benefits of Health Information Technology: New Trends From The Literature[J]. Health Affairs, 2009, 28(2): 282－293.

[38] Girosi F, Meili R, Scoville R P, et al. Extrapolating Evidence of Health Information Technology Savings and Costs[J]. Rand Corporation, 2005, 3: 28－40.

[39] Office C B. Congressional Budget Office Paper: Evidence on the Costs and Benefits of Health Information Technology[EB/OL].[2021－12－25]. www.cbo.gov.

[40] Kellerman A l, Jones S S. What will it take to achieve the as-yet-unfulfilled promises of health information technology? [J]. Health Affairs 2013, 32(1): 63－68.

[41] 唐凤,方向明.国外消费者健康信息学研究综述[J].图书情报工作,2018,62(02): 144－152.

[42] International Medical Informatics Association, N. I. I. G., International Medical Informatics Association, Nursing Informatics Interest Group[EB/OL].[2020－02－25]. http://www.imia.org/ni/archive.htm.

[43] The American Medical Informatics Association, C. H. I. W. G. AMIA[EB/OL].[2020－03－18]. http://www.amia.org/working/chi/main.html.

[44] Eysenbach G. Recent advances: consumer health informatics[J]. Bmj British Medical Journal, 2000, 320: 1713－1720.

[45] Ferguson T. What is consumer health informatics? In: Tom Ferguson, MD, ed[R]. The Ferguson Report, Austin, 2001.

[46] Houston T K, Chang B L, Brown S, et al. Consumer health informatics: a consensus description and commentary from American Medical Informatics Association members [J]. Proceedings AMIA Symposium, 2001, 3: 269－273.

[47] United States Department of Health. Federal Health IT Strategic Plan 2011－2015[EB/OL].[2020－10－20]. www.healthit.hhs.gov.

[48] Manhattan Research. Cybercitizen Health v8. 0[EB/OL]. [2020－11－01]. www.Manhattan-research.com.

[49] Bernstam EV, Smith JW, Johnson TR. What is biomedical informatics? [J]. Journal of Biomedical Informatics, 2010, 43(1): 104－106.

[50] Wu SY, Green A. Projection of chronic illness prevalence and cost inflation[J]. RAND Corp, 2000.

[51] Eysenbach G. What is ehealth? [J]. Journal of Medical Internet Research, 2001, 3:

E20 - E25.

[52] Eysenbach G. Consumer health informatics[J]. BMJ，2000，320：1713 - 1716.

[53] Houston JD，Fiore DC. Online medical surveys：using the Internet as a research tool[J]. MD Computing. 1998，15：116 - 120.

[54] Gibbons M C，Wilson R F，Samal L，et al. Impact of consumer health informatics applications [J]. Evidence Reports Technology Assessment，2009：541 - 546.

[55] HealthIT.Gov. Meaningful Use[EB/OL].[2021 - 06 - 20]. www.healthit.gov.

第 2 章　消费者健康信息素养

随着经济社会不断发展,消费者对健康管理重视程度逐渐提高。面对当前不断发展的健康服务体系,消费者需要具备一定健康信息辨别及应用能力。提升健康信息素养水平有助于加强消费者对健康和疾病的认识,引导消费者主动参与疾病预防和治疗,提升个人自我健康管理和护理能力,对于提高卫生信息资源利用率、改善国民健康水平具有重要作用。

2.1　健康信息素养

健康信息素养在公众的健康生活中发挥着关键作用,是公众应具备的基本健康技能。《中国公民健康素养——基本知识与技能(2015 年版)》将"关注健康信息、能够获取、理解、甄别、应用健康信息"列为公民基本健康技能的第一条[1]。为促进居民健康,中共中央、国务院印发了《"健康中国 2030"规划纲要》,明确指出居民健康素养水平于 2030 年达到 30％的目标,并提出"共建共享、全民健康"的健康中国战略主题,促进全社会广泛参与,提供公平可及、系统连续的健康服务,实现更高水平的全民健康[2]。

2.1.1　健康信息素养定义

据统计,2021 年我国居民健康素养水平达到 25.40％[3],比 2020 年提高 2.25 个百分点,但公众健康素养水平仍不容乐观。Simonds SK[4] 在 1974 年首次提出了健康素养这一概念。健康素养是指个体为满足自身健康需求和保持良好的身体状况,而掌握的获取、理解、评价并利用健康信息和服务的能力。健康信息素养是健康素养的重要组成部分。美国《国家健康教育标准》(2018)指出,知识和技能是健康素养基本的内涵[5]。2010 年,杜建等[6]认为健康信息素养来源于医学领域的信息素养研究。2016 年,卫生部发布新版《中国公民健康素养——基本知识与技能》[7],首提健康信息素养,指出其内涵是个体获取、理解、甄别、应用健康信息的能力。2017 年,潘秋予等[8]提出健康信息素养是健康素养和信息素养的融合,其内涵是健康信息需求意识、获取相关信息能力、对信息质量以及适用性评价能力、利用信息做出合理决策的能力 4 个方面的结合。学术界广泛采用的定义是美国医学图书馆协会于 2003 年提出的,即个体能够在明确自身健康状况与健康需求的前提下,通过可信任的信息源获取、理解和甄别相关信息,并利用信息做出有效健康决策以改善自身健康状况的能力[9]。健康信息素养的概念强调了个人从各种途径来源,积极寻求健康信息的信息行为和实践,并使用广泛的技能如阅读、倾听、沟通、计算以及批判性分析等,提高处理信息的能力,以改善自身的健康生活质量。

2.1.2 健康信息素养的重要性

健康信息素养是造成大众健康差距的主要原因之一,关系到民众如何有效获取准确的健康信息并将其应用于自身的健康提升等方面,是健康信息学中消费者层面需要重视的因素之一。健康信息素养是指公民获得、阅读并且理解医疗卫生信息的能力,并且使用这些信息来进行信息决策或依照指示接收治疗。

纳特比姆(Nutbeam)[10]、卢德(Rudd)[11,12]和基布什(Kickbush)[13,14]都将健康素养问题描述为一个复杂的过程,包括阅读能力、理解力和运用新知识改善健康结果的能力。1993 年的资料显示,9 000 万美国成年人(占当时美国人口的45%)的健康素养技能有限。大约一半(4 000 万到 4 400 万)美国成年人的阅读水平在五年级或五年级以下,其余的人(5 000 万)是文盲,无法完成需要从复杂冗长的文本中提炼信息的任务[15]。对于一些医疗保健消费者来说,问题不只是阅读技巧。这并不是说他们不知道如何阅读,而是他们不理解自己读到的内容,因此可能无法进行批判性思考并做出复杂的医疗决定。

缺乏健康素养技能同样会对经济产生深远的影响。1998 年,与低健康素养有关的保健费用估计为 730 亿美元。75%的美国医疗保健消费者要么是功能上的文盲,要么是边缘文盲,导致住院人数增加,住院时间延长[16]。此外,健康素养贫乏导致提供者和消费者之间的沟通无效,可能导致对护理计划产生误解而发生错误[17,18]。

健康素养水平低的人更可能处于经济不利地位,也不太可能寻求预防性保健服务[19]。证据表明,与社会经济因素无关的低健康素养与慢性病发病率的增加、依从性降低、不良健康结局和早期死亡相关。研究人员指出,糖尿病、高血压、哮喘患者的识字能力,与他们对疾病的知识和疾病管理技能有很强的相关性[20,21]。

2.1.3　健康信息素养影响因素

衡量个体的健康信息素养水平应包含健康信息知识、健康信息意识、健康信息技能和健康信息道德四个方面。民众需要具备一定的健康背景知识、培养从专业传播渠道获取健康信息的观念、提高对健康信息进行辨别并应用的能力,以及合理合法地传播和使用健康信息。虽然大部分个体具备基本的健康识字技能,但他们可能缺乏有效寻找和使用健康信息的能力。此外,他们可能会经历信息超载,特别是对于一些基本的健康问题,如运动、营养、睡眠和减压等内容。个体差异性导致了大众健康信息素养水平的高低不同,健康信息素养水平低的个体更容易受到信息超载的影响,并阻碍其做出合理的健康决策。高水平的健康信息素养可以避免因医患之间的信息不对称而引起矛盾,更不容易暴露在错误或不完整的信息中。相比于低水平素养用户,高水平素养用户更能够识别有效健康信息,降低由于信息不确定性而给自身带来的健康风险。

一方面,健康信息素养水平受到年龄、性别、受教育程度、职业、国别以及社会文化、医疗教育体系等的影响[22]。其中,受教育程度对于健康信息素养的影响最为关键[23],且有研究表明高龄、无业和低收入群体的健康信息素养相对较低[24]。女性主动获取健康信息的意识更强烈[25],尤其是受过高等教育的女性在寻求健康信息方面更加活跃[26]。因为女性比男性更有可能成为照顾者,比男性更容易照顾生病的孩子和家人。因此,女性通常会替家人搜索健康信息,往往比男性更多地使用健康信息服务。与年轻人相比,老年人寻求健康信息的动机更加充足,但评估在线信息的可靠性和理解医学信息方面面临困难。另一方面,种族也是影响个体健康信息素养水平的重要变量,然而由于迄今为止进行的研究样本太小,无法评估种族或种族与其他人口统计因素的相对权重[27]。

2.2　健康信息素养测评

评估是研究和提高健康信息素养的前提。通过对健康信息素养水平做全面而准确的评估,有助于发现公众在健康信息素养方面的短板,做出合理的改善策略[28]。

2.2.1　读写能力和可读性评估

传统的医疗保健信息(处方标签、健康教育材料、保险表格、知情同意书)通常以文本打印信息的形式提供给消费者。这种基于文本的印刷材料通常以

10＋级的水平书写,远远超出了许多医疗保健消费者的阅读能力。一项针对美国 10％医院的全国性调查检查了手术和医疗程序知情同意书的可读性。阅读同意书所需的平均等级水平为 12.6(±3.1)[29]。在另一项全国性研究中,机构审查委员会提供的在线文本信息比他们自己接收的标准高出 2.8 级[30]。

评估文本的可读性可以用各种公式来完成:弗莱施-金凯德等级(Flesch-Kincaid Grade Level)、弗莱图(Fry Graph)、FOG 指数、SMOG 指数和 FORCAST 是常用的。这些工具提供的分数反映了一个人阅读课文所需达到的等级水平。应向五级或五级以下的读者提供消费者健康材料。

有许多工具可以用来衡量医疗保健消费者的识字程度以及所提供的信息和教育材料的可读性。成人医学素养快速评估(REALM)、大范围成就测验(WRAT)和成人功能性健康素养测验(TOFHLA)是最常用的方法。完形填空法包含在成人功能性健康素养测验中,它是一种理解能力的测量方法,要求受试者解释从阅读一篇文章中收集到的信息。

2.2.2　健康信息素养测评工具

国外有关健康信息素养的研究起步较早,对健康信息素养做了大量的研究工作,也用不同的方式衡量了健康信息素养水平。国内对健康信息素养的研究起步较晚,但国内外目前都有关于健康信息素养评价工具的研究,具体如表 2-1 所示。

表 2-1　国内外健康信息素养测评工具

序号	名　称	发布者	框　架　体　系	主　要　特　色
1	成人功能性健康素养测评工具(TOFHLA)	Baker D W[31]	包括 50 个项目的阅读理解测试和 17 个项目的计算测试。阅读理解测试有三个与健康相关的段落,要求被试者进行完形填空;计算测试则指数字读写能力	用于测试个体阅读和理解健康信息段落和数字信息的能力;用来测试的材料更贴近实际,但是无法测试除阅读健康信息之外的能力
2	成人医学素养快速评估工具(REALM)	Davis T C[32]	测试被试者是否能对一组单词进行阅读和正确书写	分为患者和青少年版本,用来评估他们对健康信息的读写和阅读能力,能在 2 分钟内完成测试,较为简短快捷,但是无法测试更深层的健康信息素养

序号	名　称	发布者	框　架　体　系	主　要　特　色
3	研究准备自我测评工具（RRSA）	Ivanitskaya L[33]	包括多项选择题和基于问题的练习两部分。主要从查找健康信息、评估健康信息和理解信息剽窃 3 个方面测评	分为健康版本和多学科版本，主要用于测度个体在查找和评价健康信息方面的感知和实践能力。最初为测评大学生而制定，条目较客观、系统
4	日常健康信息素养筛查量表（EHIL）	Niemelä R[34]	包括 3 个因素：寻找健康信息的动机，发现、理解和使用健康信息的信心，对健康信息的评估	调查的结果与个体查找、使用健康信息的动机、兴趣和信心等因素相关，带有较强的主观性
5	健康信息素养自评量表	王辅之、罗爱静等[35]	包括 29 个条目的健康信息素养自评量表。并从健康信息的意识、获取、评价、应用和道德五个方面解释个体健康信息素养水平	是较为完整成熟的量表，自评量表方便个体自行对健康信息素养进行测度，但难以保证其客观性
6	居民健康信息素养问卷	王刚、高皓宇等[36]	主要包括阅读阿莫西林说明书和 BMI 使用说明后获取有用信息，如何辨识合法医疗机构及保健产品，发生传染病及食物中毒后该怎么做	在卫生部发布的《全国居民健康素养调查问卷》基础上编写，得到的调查结果相对客观可信
7	糖尿病患者健康信息素养评价指标体系	欧光忠、张山鹰等[37]	包括健康信息意识、健康信息知识和健康信息能力 3 个一级指标、9 个二级指标和 39 个三级指标	面向糖尿病患者而设置的健康信息素养指标体系，条目数量多，涵盖诸多要素，但是部分条目表达较为抽象，普适性不强
8	中医养生健康信息素养量表	张睿、费超晴等[38]	包括对中医养生健康信息的认知、获取、评价、应用能力和信息道德 5 个维度	针对中医养生健康信息素养而设置的量表，丰富了特定领域的健康信息素养的研究
9	大学生健康信息素养量表	徐君、张晓阳[39]	包括健康意识、获取、知识、评价、应用和伦理 6 个维度 26 个条目	为大学生健康信息素养未来的研究提供一个测量工具，且大学生可以使用量表进行自我测评，帮助他们更好地意识到自身健康信息素养能力

（资料来源：表中数据来自徐君，张晓阳[40]）

国内外对健康信息素养测评进行了不同程度上的探索,包含健康意识、认知、获取、知识、评价、应用和道德等方面,并面向不同的研究主体积极开展健康信息素养测评,为以后消费者健康信息素养的评价提供参考和评价的借鉴指标。

2.3 消费者健康信息素养提升

健康信息素养可以通过对消费者进行一系列健康教育来提升。在健康信息学领域,我们更加关注如何通过信息技术的手段来高效地为消费者提供健康教育。互联网时代在线教育可以借助手机、平板、电脑等设备,通过邮件、信息、即时通信、教学视频等途径,以文字、声音、图片和视频等形式,跨越时间和空间的限制,为消费者提供健康教育服务,这无疑是当代最为便捷的健康教育方式。因此我们将重点介绍如何通过在线学习来提升消费者的健康素养。

消息灵通的医疗保健消费者能够更好地做出决定并积极参与到护理过程中。对于医疗保健提供者来说,提供足够的、有实际意义的信息是一个重大挑战。我们应该了解如何更好地使用信息学来支持在线消费者健康教育的过程。本章重点介绍了在线消费者健康教育的障碍及原因,从而为消费者健康教育提供技术创新。

情绪困扰、身体不适、隐私限制以及与医疗保健提供者在一起的时间有限,都可能导致医疗环境作为学习环境的无效。信息技术为消费者健康教育和信息共享进程提供了新的机会。消费者和医疗保健提供者可以聚在一起分享信息,参与医疗保健教育过程,并在最方便的时候组成在线学习小组和社会支持小组。从互联网收集的信息可以提高对医疗访问期间所获得信息的理解和回忆。在线学习环境中可能出现的内容个性化和学习强化,确保了信息的长期保留,并促进知识获取[41-43]。

在线学习环境对有特殊需求的消费者特别有用。读写能力较弱的消费者受益于个性化的教学节奏和多感官的学习体验。几乎没有电脑使用经验的老年消费者已经成功地学习了基于计算机的材料,并且报告说他们对在线信息和学习非常满意。

作为消费者健康信息和教育的主要资源,互联网也引起了人们对信息质量、信息复杂性和信息量的误解。设计在线消费者健康教育项目的人必须考虑目标受众的这些问题和独特需求。

2.4　开展在线消费者健康教育的过程

提供消费者健康教育和信息不是一个产品,而是一个过程。这个过程的重点是向消费者提供他们需要的知识,以做出最佳的医疗保健选择。这涉及消费者健康信息、医疗保健教育理论和信息技术的有效结合。在线学习环境应该推动医疗保健消费者完成从信息发现到信息转化为知识的过程。用于在线学习的医疗保健教育材料的开发最好是由多学科专家团队完成,每个团队都贡献他们的专门知识。内容专家将他们的知识用于学习材料的特定内容和背景,教育专家构建学习内容并设计评估策略,教学设计师使用适当的多媒体设计来开发学习材料,技术专家利用信息技术构建教学信息传播途径。开发团队的每个成员都应该积极参与学习材料的设计、开发、交付和评估的所有阶段。从医疗保健消费者那里得到持续的反馈也是很重要的。

了解目标受众的学习偏好、学习需求和学习目标对于开发有效的以消费者为导向的医疗保健至关重要。在线消费者健康教育资源的设计应基于代表目标人群的消费者焦点群体的反馈。焦点群体反馈为教育设计者提供了一个了解消费者群体认知能力包括阅读能力的机会。消费者群体的文化价值观、社会经济地位和对健康问题的信念在教育材料开发过程中也很重要。大多数慢性病是如此常见,以至于很少有医疗保健消费者抛开先入为主的观念来诊断,而且大多数人都有与患有相同疾病的家庭成员或亲人相处的个人经历。

2.4.1　有效的学习目标

消费者健康教育应以可衡量的结果目标为基础。学习目标提供了衡量在线教育成功与否的参考指标。目标确定预期的成就水平并提供评价标准。明确的学习目标提供了一种机制来衡量已经发生的学习或知识获取的程度。学习目标可以用来衡量个人或项目的成果。在本节中,我们关注的是作为学习者的个人医疗保健消费者。

学习目标规定了学习者必须展示或执行的行为,以便健康教育者得出学习发生的结论。学习目标描述了预期的学习结果,包括三个部分:行为将在什么情况下被执行或演示,一个定义行为本身的动词,以及学习者成就的可测量目标(结果标准)[44]。以下文本框描述学习目标的组成部分。

【案例】

制定学习目标

情境

情境指定了学习者开始学习过程的环境或方向。学习目标通常以一个简单的陈述性情境开始,例如:

完成学习活动后,医疗保健消费者将……

复习完第一单元后,学员将……

动词

动词是描述可观察行为的动作词。布鲁姆的分类法代表了一个教育目标的层次结构,它将认知行为细分为从最简单到复杂的六个部分。健康教育者在制定学习目标时经常使用它。这里列出了在布鲁姆分类法的各个层次上代表智力活动的动词例子。

知识

知识被定义为对先前所学材料的回忆。知识代表认知学习效果的最低水平。**知识动词包括排列、名称、顺序、定义、复制、标注、列表、记忆、识别、重复和复制。**

理解

理解是理解信息含义的能力。综合学习成果将对材料的简单回忆扩展到基本的理解水平。**理解动词包括讨论、解释、识别、指示、定位、分类、描述、重述和复习。**

应用

应用反映了学习者在实际情况下运用新学到的材料的能力。学习成果比理解以下的程度需要更高的理解力。**应用动词包括应用、演示、说明、解释、练习和使用。**

分析

分析比理解和应用表现出更高的认知能力,因为它需要对信息的内容和上下文进行系统的检查。**分析动词包括分析、分类、对比、批评、比较、区别、检查、测试。**

综合

综合是指将不同的想法和过程结合起来,创造新的理解的能力。**综合**

动词包括排列、集合、收集、构造、创建、设计、开发、制定、准备和提出。

评价

评价是指为了判断某事物的价值、质量或重要性而对其进行检查。在认知层次中,评价学习结果是最高的,因为这一类别包含其他要素,加上基于明确标准的系统判断。**评价动词包括评价、争论、附加、辩护、判断、预测、比较。**

结果标准

学习目标的结果标准是描述满足学习目标意图所需的可测量完成程度的陈述。以下是完整学习目标的示例,包括所有三个组成部分(情景、动词和结果标准):

在交互式糖尿病教育课程结束时,学习者将(情境)制订(综合级别动词)病假管理计划,其中包括四个策略(结果标准)。

完成哮喘药物在线学习模块后(情境),医疗保健消费者将演示(应用级动词)正确使用吸入器用药的能力(结果标准)。

改编自：B.S. Bloom(B・S・布鲁姆)[45]

2.4.2　学习偏好

一旦确定了学习目标,你需要决定使用何种在线学习方法。由于医疗保健消费者对信息的理解方式不同,因此个人学习者会对信息的呈现方式或风格有不同偏好。这些偏好取决于很多因素：我们是谁,我们住在哪里,以及我们已有的知识和经验。关于学习风格和在线教育的研究还很缺乏。然而,研究人员发现,当信息以与其偏好的学习方式相一致的方式呈现时,个人学习效果最好[46]。为了改进教学材料的设计,教育者应该将个人学习风格的知识融入到教学过程中。虽然很难评估整个目标人群的学习风格,但可以评估目标群体的代表性样本(医疗保健消费者焦点群体)。这个医疗保健消费者焦点小组应提供对目标人群独特的学习偏好的见解。

在许多学习风格的量表中,最流行和在研究中经常使用的是科尔布学习风格量表(Kolb Learning Style Inventory)[47]。科尔布根据经验学习理论确定了四种学习风格,具体如下。

(1) 聚合者重视抽象概念而不是具体经验,他们是积极的学习者。他们的长处是思想的实际应用。他们从概念上学习,在人际交往中不太可能学习。因为在线学习需要独立的学习技能,所以积极学习的医疗保健消费者更适合在线学习。

(2)发散者重视具体经验和反思性观察。他们从不同的角度看待具体的经历。在具体经历上得分较高的人往往更善于反思和向他人表达。他们可能会从与健康教育者的更多互动中受益。

(3)同化者重视抽象概念化和反思性观察,因此有能力阐述理论。他们有很强的归纳推理能力,喜欢抽象概念而不是个人互动。这种更抽象的方法有利于在线学习的成功。

(4)顺应者重视具体的经验和积极的实验。他们的长处是适应眼前环境的能力。顺应者可以轻松地进行人际互动,并且可能适合在线教育,这种教育是交互式的,可以加强在医疗环境中发生的学习[48]。

除了学习风格评估,确定目标人群的独特特征也很重要。社会经济因素、年龄、文化和种族身份都应在考虑范围内。如果资源允许,了解与在线学习环境中要解决的疾病或健康问题相关的特定心理社会因素也是有益的。这些因素包括与特定医疗问题相关的压力或焦虑。有许多测量心理社会变量的工具,它们最好由内容专家和与设计团队合作的临床医生来确定。或许无法评估目标群体中的每个成员,但是与具有代表性的焦点小组进行的迭代评估将为正在进行的设计提供信息。

2.4.3 学习理论

开发在线学习环境时需要考虑的另一个方面是学习者的学习方式。学习理论通过为学习程序提供一个框架来指导开发人员。大多数在线学习材料是基于多种学习理论。临床专家和医疗保健教育工作者是为在线学习环境选择内容和重新设计(编辑)现有教育材料的主要参与者。还应包括目标人群焦点小组的成员,以验证所选内容的理解和可读性。

下面的学习理论通常与在线学习有关,部分原因是它们以学习者为中心,关注学习者的独特需求。值得注意的是,在本章中我们不是在讨论发展理论,因为重点主要是针对成人群体的在线消费者健康学习的发展。读者可透过阅读成长与发展的理论,进一步了解适合儿童年龄发展的教育资料[49]。

1)成人学习理论(成人教育学)

成人是有独特需求的学习者。成人学习理论由马尔科姆·诺尔斯(Malcolm

Knowles)[50]首创,他确定了成人学习者在设计学习材料时应考虑的以下特征。

（1）成年人是自主的和自我导向的。当他们能够自由地支配自己时,他们会做出最好的反应。

（2）成年人已经积累了生活经验和知识的基础。

（3）成人以目标为导向。他们通常知道他们想要达到什么目标。他们重视有组织、有明确定义的学习材料。

（4）成人以关联为导向。他们必须找到学习的理由。

（5）成人是务实的,专注于最有用的学习方面。

（6）成年人需要得到尊重。教育设计者必须承认目标人群的经验。

健康教育者应该将成人学习的原则纳入在线学习的设计中。

2）建构主义

建构主义是建立在这样一个原则上的:通过反思个人经验,我们构建了自己的知识体系[51]。学习成为一个改变思维方式以适应新经验的过程。学习的过程集中在知识概念化和概念意义的个性化。建构主义提倡使用根据学习者已有知识定制的信息和教育概念。解决问题是这种学习方法的重要组成部分。使用建构主义理论设计在线学习的健康教育者根据目标群体的需要定制教育材料。这个理论非常适合开发适应性学习程序。

3）多元智能理论

心理学家霍华德·加德纳（Howard Gardner）[52]提出的多元智能理论表明,人们至少有七种方式来感知和理解世界。加德纳将"智能"定义为一组能力,其核心是嵌入人类发展阶段的信息处理操作。七种智能具体如下。

（1）语言—语文:使用语言和词汇的能力。

（2）逻辑—数学:分析思维和推理的能力,以及模式识别的能力。

（3）视觉—空间:在空间中想象物体和维度的能力,以及创造内部图像和图像的能力。

（4）身体—动觉:控制身体运动的能力。

（5）音乐—节奏感:区分音乐模式和声音的能力,以及对节奏的敏感性。

（6）人际关系:人际沟通和人际关系的能力。

（7）内在:精神意识和自我反省。

健康教育者将多种多媒体形式整合到教材中,以满足多元智能的需要。该理论非常适合交互式多媒体学习程序的开发。

2.4.4　在线学习策略

可用于设计、规划和解决问题的大量软件工具使医疗保健教育工作者能够创建复杂的医疗保健学习工具,以满足目标受众的特定学习需求。多媒体可能是最有效的教学方法,因为它比基于文本或口头表达更容易适应和满足更多类型的个人学习风格。研究表明,特定类型的多媒体更适合帮助人们学习各种各样的信息。这些优势来自多媒体组合支持人们理解、组织和访问信息的不同方式。

纳贾尔(Najjar)[53]的相关研究为要学习的信息类型选择适当的媒体提供了如下建议。

一是程序信息:带图表或动画的说明性文本。

二是解决问题信息:动画和解释性口头叙述。

三是识别信息:图形。

四是空间信息:图形。

五是短时间内的少量口头信息:音频。

六是故事细节:带配乐的视频(或带有支持性插图的文本)。

1) 媒介选择

媒体类型的选择通常取决于项目的预算。开发多媒体学习资源的成本可能相当高,这些项目要想成功,就需要周密的规划和行政支持。一个包含现实预算的发展计划可能是遇到的第一个挑战。如果资金得到保证,那么设计和开发工作就可以开始了。

在决定使用何种媒体类型时,了解目标人群计算机访问和连接方式是一个需要考虑的重要因素。如果医疗保健消费者家里有电脑,他们可以通过接入或使用更高带宽的连接来访问在线健康信息。如果一些医疗保健消费者没有电脑,他们可以使用公共资源,例如医疗环境中的公共图书馆或健康教育图书馆。了解目标人群对计算机的访问和可用的连接速度将决定可以用来开发在线学习环境的媒体类型。例如,只有当目标人群能够访问快速网络时,全动态视频才是合适的。如果需要访问和增加带宽,而目标人群通常无法获得,那么是否有必要的资金来提供并维持消费者访问这一在线学习环境?

2) 设计

在本节中,我们将重点介绍如何为消费者设计在线学习环境。正如艾森巴赫博士指出的,好的设计需要团队合作。一个有经验的设计师是团队中必不可少的一员。以下是支持有效教材设计过程的广泛建议。

为了减少医疗保健消费者"迷失在网络空间"的可能性,需要为教材制订一个清晰、系统的组织方案。信息应该在一个良好的层次结构中以模块化的方式开发,要点对学习者来说应该是显而易见的。设计团队通常从一个内容大纲开始,然后在实际开始为其编写程序之前,先进行在线学习资源的故事板或基于纸张的图形表示。这种对细节的关注将允许用户和设计团队反馈迭代过程,并将确保设计适合要呈现的内容,它将满足目标人群的需求。

第一步:内容大纲示例:层次结构。内容大纲是对在线学习环境中表示的内容以结构化列表呈现。它只列出文本。它帮助设计团队组织文本,并提供对关键内容元素之间关系的深入了解。这个大纲可能会有很多配置。它可以是分层的,也可以是线性的,还可以是简单的轮廓形式。

第二步:故事板模板。内容大纲的文本和图形表示显示在一系列框中(脚本)。故事板框中只开发了一个概念或网页。关联的线条框用于注释脚本框中的图形和文本。开发故事板展示了内容适合在线学习环境。花时间完成这一步将帮助内容专家编辑内容,并帮助设计团队进行图形选择和文本布局。

以下指导原则提醒注意简洁性和良好设计原则。

(1) 留出空白,避免混乱。

(2) 仔细考虑颜色,因为有些颜色在视觉上令人不快。

(3) 使用适当的字号和字体(40 岁以上的人可能会受益于较大的字号)。

(4) 限制动画的使用。

(5) 用图形来说明观点(一张图片可能值千言万语)。

(6) 始终包括导航栏或网站地图,以便用户能够轻松浏览信息和教育内容。

(7) 确保网页符合质量标准,并可供残障人士使用。

(8) 大多数网站用户不会阅读细节,而是浏览信息。保持所有的书面材料简短。

(9) 保持网站所有页面设计的一致性是非常重要的。

3) 结果评估

教育课程结果的评估可能包括多种策略,包括后测、观察、技能表现和学习者核实采访。也可以使用生理参数,如血红蛋白 A_{1c}、血压或胆固醇值来评估在线消费者健康教育计划的临床成功率。无论选择什么样的策略,最重要的是要确保评估初始学习目标中描述的预期学习成果及目标。评估会对结果做出判定。如果结果出乎意料,那么需要进行后续评估也可能需要制定新的目标。注意在提供消费者健康教育时所犯的常见错误,包括未能达成目标、一次提供过多信息或使用不适当的教育材料。仔细地计划和在设计中注意细节可以大大减少项目失败概率。在设计和开发的每个阶段都让目标用户和内容专家参与进来,这样才能确保成功。

正确的内容＋正确的受众＋正确的设计＋正确的媒体＝成功

4) 在线学习环境设计的阶段总结

在线学习环境设计共有七个阶段,具体如下。

第一阶段,确定目标人群的学习需求。了解健康信息消费者的独特需求将有助于确保设计以用户为中心。

第二阶段,定义将用来设计学习材料的理论方法。设计团队应该共同开发在线健康学习环境的框架。多种健康教育方法可以结合使用,以消费者为中心是首要任务。

第三阶段,选择内容。这一阶段应该由内容专家和具有医疗保健教育专业知识的临床医生领导。消费者目标人群可以提供有价值的内容建议。

第四阶段,组织学习内容以满足目标人群的需要。一旦学习内容已经确定,内容大纲和故事板将有助于确保内容的结构符合在线学习环境。

第五阶段,选择最终设计。设计团队的所有成员一起工作,以选择一个最终的设计,传达预期的信息,并在项目的预算之内。此时,消费者(最终用户)测试是必不可少的。

第六阶段,开发教学材料。教学设计者和开发人员使用适当的媒体来开发在线学习环境。

第七阶段,评估和修订。健康教育学习材料的设计是一个反复的过程,评估应该在过程的每个阶段进行。

2.5　在线消费者健康教育的障碍

尽管在线消费者健康教育有很多优点和希望,但它并不适合所有医疗保健用户,甚至不能提供给所有用户。关于医疗保健消费者使用计算机的研究多种多样。几项研究报告称,城市居民更可能在家里上网。其他研究报告指出,无论是在农村还是城市环境中,互联网对经济上处于不利地位的人来说仍然是有限的。

"数字鸿沟"通常是指由于种族、教育或经济地位方面的不平等而导致的信息技术获取方面的差距。"多数"和"少数"的传统人口结构正在迅速变化。医疗保健提供者需要对所有医疗保健消费者的需求保持敏感,并基于广泛的多元文化观点提供信息和教育。内容应敏感、准确、无偏见。

各种不同的种族、文化、性别和社会阶层群体应该被用来说明关键概念。越来越多的健康相关网站正在为双语读者开发,这是一个重要方面。其他因素可能同样重要,但往往被忽视。

举例来说,考虑新诊断的糖尿病患者。他/她将被要求控制他(她)的饮食,并经常被给予饮食计划或信息表。这些信息往往忽视了与食物选择有关的文化或宗教习俗。医疗保健消费者可能会不舒服,要求医疗保健提供者调整食品信息表,以便消费者回家继续正常饮食。在这个例子中,在线定制的健康教育在提供以消费者为中心的信息时可能特别有用,这些信息是以适当的语言提供的,并附有插图来解释困难概念。因为项目数据库中可以保存多个食物清单,食物偏好可以根据种族或宗教偏好进行调整。行动者的个人特征可以改变,以代表目标人群的种族身份。

有研究已经解决了基于计算机的医疗保健学习环境的多样性和经济劣势[54]。温泽伯格(Winzelberg)和他的同事[55]在对白种人和非裔、亚裔或西班牙裔美国人中饮食失调的年轻女性进行的研究中发现,不同种族的人在使用基于互联网的教育计划的饮食障碍方面没有显著差异。芬克尔斯坦(Finkelstein)等人[56]评估了市中心医疗保健消费者使用家庭哮喘远程监测系统的情况,该系统收集肺活量测定数据和症状报告,然后将这些数据和报告传输到医疗中心的临床信息系统。尽管这些医疗保健消费者中的大多数人之前没有计算机使用经验,但他们表示,进行肺活量测定测试和使用电脑工作"一点也不困难"。在一项针对乳腺癌年轻女性的研究中,古斯塔夫森(Gustafson)等人[57]指出,计算机增强和社会支持(CHESS)对经济上处于不利地位的医疗保健消费者的益处似乎更大。也存在妨碍或减少访问的物理残疾。但是本章的重点是健康素养问题。健康素养往往被忽视,这可能导致医疗保健教育项目对那些最需要它们的人无效。

本 章 小 结

目前,我国居民整体健康素养水平仍然处于较低水平,虽然人们可以认识到与健康有关的信息在促进健康方面的积极作用,但他们寻求、评估和应用健康信息的能力仍然薄弱。与此同时,信息技能差、缺乏健康信息素养教育和在线健康信息可读性低,是消费者通过互联网寻求健康信息的主要障碍。健康信息素养差异主要体现在获取信息的能力存在差异,需要调动社会资源促进公众提高自身素养。公共卫生突发事件的发生更加反映出了健康信息素养的重要性,且涉及日常生活的方方面面,因此健康信息素养是个体应具备的基本能力。

有关消费者健康信息素养测评的研究可以为提高消费者个人健康信息素养提供参考指标。健康信息素养水平的提升需要政府、行业、社会、教育等各部门的协同努力。

本章参考文献

[1] 中国政府网.国家卫生计生委办公厅关于印发《中国公民健康素养——基本知识与技能(2015 年版)》的通知[EB/OL].(2016 - 01 - 06)[2022 - 05 - 20]http://www.nhc.gov.cn/xcs/s3581/201601/e02729e6565a47fea048a212612705b.shtml.

[2] 新华社.中共中央、国务院印发《"健康中国 2030"规划纲要》[EB/OL].(2016 - 10 - 25)[2022 - 05 - 23]http://www.gov.cn/gongbao/content/2016/content_5133024.

[3] 中华人民共和国国家卫生健康委员会.2021 年全国居民健康素养水平达 25.4%.[EB/OL].(2022 - 06 - 07)[2022 - 06 - 09]http://www.nhc.gov.cn/xcs/s3582/202206/5dc1de46b9a04e52951b21690d74cdb9.shtml.

[4] Scott K. Simonds. Health Education as Social Policy[J]. Health Education & Behavior, 1974, (2):1 - 25.

[5] Maria H N, Ulrica N, Karuna D, et al. Association Between Functional Health Literacy and Postoperative Recovery, Health Care Contacts, and Health Related Quality of Life Among Patients Undergoing Day Surgery: Secondary Analysis of a Randomized Clinical Trial[J]. Jama Surgery, 2018, 153(8):738 - 745.

[6] 杜建,张士靖.医学领域信息素养的发展及其标准化评估实践研究综述[J].图书情报工作,2010(6):48 - 51.

[7] 苏卫.新版《健康素养 66 条》首提健康信息素养新概念[J].江苏卫生保健:今日保健,2016(3):51.

[8] 潘秋予,欧阳明月.国内健康素养研究进展[J].中国医疗管理科学,2017(3):67 - 72.

[9] MLA Health Information Literacy Task Force. Summary Results of Health Information Literacy Survey[R]. Health Sciences Librarians And Health Information Literacy, MLA, 2005.

[10] Nutbeam D. Theory in a Nutshell: A Guide to Health Promotion Theory[J]. McGrawHill, 1999.

[11] Rudd R, Comings J. Learner developed materials: an empowering product[J]. Health

Education Quarterly，1994，21：313 - 327.

[12] Rudd RE，Comings JP，Hyde JN. Leave no one behind：improving health and risk communication through attention to literacy[J]. Journal of Health Communications 2003，8：104 - 105.

[13] Kickbusch I. Health literacy：a search for new categories [J]. Health Promotion International 2002，17：1 - 2.

[14] Kickbusch IS. Health literacy：addressing the health and education divide[J]. Health Promotion International 2001，16：289 - 297.

[15] Kirsch I，Jungeblut A，Jenkins L，Kolstad A. Adult literacy in America：a first look at the results of the National Adult Literacy Survey [J]. Aduly Literacy，1993，9：178 - 180.

[16] Baker DW，Gazmararian JA，Williams MV，et al. Functional health literacy and the risk of hospital admission among Medicare managed care enrollees[J]. American Journal of Public Health，2002，92：1278 - 1283.

[17] Williams M，Parker RM，Baker DW，et al. Inadequate functional health literacy among patients at two public hospitals[J]. JAMA，1995，274：1677 - 1682.

[18] Williams MV，Baker DW，Honig EG，et al. Inadequate literacy is a barrier to asthma knowledge and self-care[J]. Chest 1998，114：1008 - 1015.

[19] Davis T，Meldrum N，Tippy P，Weiss B，Williams M. How poor literacy leads to poor health care[J]. Patient Care，1996，30：94 - 127.

[20] Golin C，DiMatteo MR，Duan N，Leake B，Gelberg L. Impoverished diabetic patients whose doctors facilitate their participation in medical decision making are more satisfied with their care[J]. Journal of General Internal Medicine，2002，17：866 - 875.

[21] Davis TC，Williams MV，Marin E，Parker RM，Glass J. Health literacy and cancer communication[J]. Ca A Cancer Journal for Clinicians，2002，52：134 - 149.

[22] Ek Stefan，Heinström Jannica. Monitoring or avoiding health information — the relation to inner inclination and health status. [J]. Health information and libraries journal，2011，28(3)：200 - 209.

[23] Health information literacy in everyday life：A study of Finns aged 65 - 79 years[J]. Health Informatics Journal，2012，18(2)：83 - 94.

[24] 王宁,张素萍,宋晓辉,岳珍.某三甲医院慢性肾脏病患者健康信息素养影响因素分析[J].长治医学院学报,2021,35(02)：100 - 104.

[25] Raimo Niemelä，Stefan Ek，Kristina Eriksson-Backa，et al. A Screening Tool for Assessing Everyday Health Information Literacy[J]. LIBRI，2012，62(2)：125 - 134.

[26] Shelia R Cotten，Sipi S Gupta. Characteristics of online and offline health information seekers and factors that discriminate between them. [J]. Social Science & Medicine，2004，59(9)：1795 - 1806.

[27] Deering M J, Harris J. Consumer health information demand and delivery：implications for libraries[J]. Bulletin of the Medical Library Association，1996，84(2)：209 - 216.

[28] 冒鑫娥,李永男,薛慧萍,侯苹,薛玲玲,刘永兵.国内外健康信息素养评价方法研究进展[J].中国公共卫生,2018,34(09)：1306 - 1309.

[29] Hopper KD，TenHave TR，Tully DA，Hall TE. The readability of currently used surgical/procedure consent forms in the United States［J］. Surgery 1998，123：496 - 503.

[30] Paasche-Orlow MK，Taylor HA，Brancati FL. Readability standards for informed-consent forms as compared with actual readability[J]. The New England Journal of Medicine，2003，348：721 - 726.

[31] Baker D W，Williams M V，Parker R M，et al. Development of a Brief Test to Measure Functional Health Literacy[J].Patient Education and Counseling，1999，38(1)：33 - 42.

[32] Davis T C，Long S W，Jackson R H，et al. Rapid Estimate of Adult Literacy in Medicine：A Shortened Screening Instrument［J］.Family Medicine，1993，25（6）：391 - 395.

[33] Ivanitskaya L，Laus R，Casey A M. Research Readiness Self-Assessment[J].Journal of Library Administration，2004，41：167 - 183.

[34] Niemelä R，Ek S，Eriksson-backa K，et al.A Screening Tool for Assessing Everyday Health Information Literacy[J].Libriary，2012，62(2)：125 - 134.

[35] 王辅之,罗爱静,谢文照,等.健康信息素养自评量表的编制及其信效度检验[J].中国现代医学杂志,2013(30)：89 - 93.

[36] 王刚,高皓宇,李学军,等.2012 年天津市居民健康信息素养水平分析[J].中国健康教育,2014(8)：675 - 678.

[37] 欧光忠,张山鹰,管纪惠.应用德尔菲法构建糖尿病患者健康信息素养评价指标体系[J].中国健康教育,2014(2)：107 - 110.

[38] 张睿,费超晴,夏浩志.中医养生健康信息素养量表编制及其信效度检验[J].中国全科医学,2019(12)：1461 - 1467.

[39] 徐君,张晓阳.大学生健康信息素养量表构建及实证研究[J].图书馆学研究,2021(21)：62 - 74.DOI：10.15941/j.cnki.issn1001 - 0424.2021.21.009.

[40] 徐君,张晓阳.大学生健康信息素养量表构建及实证研究[J].图书馆学研究,2021(21)：62 - 74.DOI：10.15941/j.cnki.issn1001 - 0424.2021.21.009.

[41] Lewis D. Computer-based approaches to patient education：a review of the literature[J]. Journal of the American Medical Informatics Association Jamia，1999，6：272 - 282.

[42] Lewis D. Computers in patient education[J]. Computer Informatics Nursing 2003，21：88 - 96.

[43] Lewis D，Behana K. The role of the Internet in managing the chronic disease population：patient perspective[J]. Disease Management Health Outcomes，2001，9：241 - 243.

[44] Hannafin MJ, Peck KL. The Design, Development, and Evaluation of Instructional Software[M]. New York: Macmillan, 1988, 5: 412-415.

[45] Bloom B S. Taxonomy of Educational Objectives: The Classification of Educational Goals: Handbook I. Cognitive Domain[M]. New York: Longmans, 1956.

[46] Riding R, Grimley M. Cognitive style and learning from multimedia materials in 11-year children[J]. British Journal of Educational Technology, 1999, 30: 43-59.

[47] Kolb D A. Experiential Learning[M]. Englewood Cliffs, NJ: Prentice-Hall, 1984.

[48] Kolb D A. Learning style inventory: Technical Manual[M]. Boston: McBer, 1986.

[49] Phillips D C, Soltis J F. Perspectives on Learning, Revised Edition[M]. New York: Teachers College Press, 1998.

[50] Knowles M S. Androgogy in Action[M]. San Francisco: Jossey-Bass, 1984.

[51] Wilson B. Constructivist Learning Environments [M]. Englewood Cliffs, NJ: Educational Technology Publications, 1995.

[52] Gardner H. Intelligence Reframed: Multiple Intelligences for the 21st Century[M]. New York: Basic Books, 2000.

[53] Najjar L J. Multimedia information and learning[J]. Chinese Journal of Medicine, 1996, 5: 129-150.

[54] Skinner H, Biscope S, Poland B. Quality of Internet access: barrier behind Internet use statistics[J]. Social Science & Medicine, 2003, 57: 875-880.

[55] Winzelberg A, Eppstein D, Eldredge KI, et al. Effectiveness of an Internet-based program for reducing risk factors for eating disorders[J]. Chinese Journal of Psychiatry, 2000, 68: 346-350.

[56] Finkelstein J, O'Connor G, Friedmann RH. Development and implementation of the home asthma telemonitoring (HAT) system to facilitate asthma self-care [J]. Medinform 2001, 10(Pt 1): 810-814.

[57] Gustafson DH, Hawkins RP, Boberg EW, et al. CHESS: 10 years of research and development in consumer health informatics for broad populations, including the underserved[J]. Studies in health technology and informatics, 2002, 65: 169-177.

第3章　消费者健康信息需求与分析

消费者健康信息需求是消费者一系列健康信息行为的起点和动机,是健康信息学中的重要研究内容,由此可见信息需求的重要性。与此同时,信息分析也十分重要。电子健康记录(EHR)系统中积累的临床数据越来越多,其中一项就是将数据用于其他目的的二次使用(或重复使用),例如质量改进和临床研究[1]。其他种类的健康相关数据也出现了大幅增长,最显著的是对基因组和其他生物结构和功能进行排序。

3.1　消费者健康信息需求

消费者健康信息需求被认为是消费者健康信息行为的起点,是消费者搜寻行为产生的原因。消费者健康信息需求产生的动机和原因不同,也受到年龄、学历、健康状况等因素的影响,其内容呈现多样化和差异化的特点。

3.1.1　健康信息需求的动机

信息需求作为产生一系列信息行为的动因十分值得重视。作为单个个体的信息需求可能存在随机性和特殊性,但某些特定对象或者特殊群体的信息需求一定有其规律可循。健康信息学中的消费者作为一种特定对象,国内外现有研究对其健康信息需求的动机进行专门研究的文献较少,但在相关研究中对其进行了分析。例如:Powell 等人对英国国民健康服务网站的用户健康信息行为进行研究,发现寻求安慰是人们搜寻健康信息的动机之一[2]。健康信息需求是在多因素协调作用下产生的,包括客观因素和主观因素。客观因素指外界因素,如科学技术水平的提高以及社会的飞速发展将会促进用户的健康信息需求[3];主观因素是从用户自身角度进行思考,如人口老龄化速度的加快和青年群体繁重的工作压力也导致了该群体健康信息需求的产生[4]。

3.1.2 健康信息需求的内容

消费者信息需求的内容呈现多样化和差异化的特点。"好大夫在线"里老年群体的健康信息需求主要涉及使用操作、信息搜寻、隐私与安全、诊疗行为、交互与反馈、自我实现六大类[5]。在老年群体心理健康领域,有学者认为相关信息服务主要涉及文献资源、心理学专刊等[6];老年群体心理健康信息应该引起充分重视,可以借助代际学习传递心理健康教育知识[7];为缓解孤独、压抑,老年群体逐步关注心理健康教育、心理咨询等领域的信息。化疗阶段癌症患者的健康信息需求主要集中在疾病治疗、症状控制[8];助孕阶段的女性主要关注治疗指导、治疗进展、躯体功能等健康信息;初诊为白血病的患者对疾病相关信息、疾病预后及治疗方面的信息需求程度最高[9];等等。而日常健康管理的健康信息需求更多体现在日常保健、基础病理知识方面,如糖尿病患者的日常核心信息需求主要涉及症状、饮食、运动、中医、中药、并发症等[10],抑郁症群体的健康信息需求主要有病理病因、症状、管理、预防、社会生活等方面[11],普通群众的健康信息需求主要与健康促进、养生保健、求医问药、健康跟踪等有关[12]。此外,伴随可穿戴设备、移动医疗平台的发展,用户开始关注健康监测、数据解读与使用的相关信息[13]。

3.1.3 健康信息需求的影响因素

消费者健康信息需求是消费者健康信息学的基础研究,影响消费者健康信息需求的因素包括性别、年龄、学历、健康状况和经济状况等。消费者健康信息需求呈现为多样化和差异化,不同用户群体的关注点千差万别。例如年轻人较为关注健身美容、减压减负等健康信息,老年人主要关注保健养生、疾病治疗等内容。Zhao Y 等在一项从各种社交媒体中提取的消费者生成信息的调查显示[14],关于一般癌症,用户最常讨论的话题是治疗和预防问题;关于糖尿病的讨论,用户主要关心的是营养信息;而关于肥胖的讨论,更多地关注社交焦虑等心理健康信息等。从整体上看,消费者健康信息需求主要分为健康知识获取和寻医问药两大类。健康知识获取类信息包括医疗常识、病情病症、健康监测等。寻医问药类信息包括在线问诊、医患互动、门诊预约等。消费者在社交媒体上寻求健康信息,除了需要满足对健康信息的需求外,还需要从信息互动中获得社会支持和情感支持。

3.2 健康信息分析及面临的挑战

健康信息分析来源于健康数据分析。数据是信息的更细一层级单位。健康数据分析和健康信息分析是将数据和信息转化为知识和智慧所必需的。本节主要对健康信息的数据来源即医疗保健中产生的健康数据进行分析和挖掘，并探讨其面临的挑战。

1) 健康信息分析

围绕在医疗保健中所使用的大量不同类型数据的术语正在不断发展，术语分析也在实现医疗保健内外广泛使用。该领域的权威专家将分析定义为"广泛使用数据、统计和定量分析、解释和预测模型，以及推动决策和行动的基于事实的管理"[15]。IBM将分析定义为"通过对应用分析学科（例如统计、情境、定量、预测、认知和其他模型）开发的数据和相关业务洞察力的系统使用，以推动基于事实的计划、管理、测量和学习决策。分析可以是描述性的、预测性的或规范性的。"[16]

亚当斯（Adams）和克莱因（Klein）撰写了医疗保健分析入门，定义了分析应用的不同级别及其属性[17]。他们指出了三个分析级别，每个级别的功能和价值都在增加：① 描述性——描述当前情况和问题的标准报告类型；② 预测性——识别趋势和预测所采取行动结果的模拟和建模技术；③ 规范性——优化临床、财务和其他结果。

现在很多工作都集中在预测分析上，特别是在试图优化健康和财务结果的临床环境中。有许多术语与数据分析有关。数据分析的核心方法是机器学习，这是计算机科学的一个领域，旨在建立从数据中学习的系统和算法。机器学习的主要技术之一是数据挖掘，它的定义是对大量数据进行处理和建模，以发现以前未知的模式或关系。数据挖掘的一个分区是文本挖掘，它将数据挖掘技术应用于大多数非结构化文本数据。另一个与之相近的术语是大数据，它描述了大量且不断增长的数据。这些数据遵循以下属性：数量——不断增加；速度——快速生成；多样性——多种不同类型；真实性——来自可靠来源。

随着临床数据的数字化，医院和其他医疗机构正在生成越来越多的数据。在所有医疗保健组织中，临床数据有多种形式，从结构化（如图像、实验室结果等）到非结构化（如文本注释，包括临床叙述、报告和其他类型的文档）。例如,据凯萨医疗机构估计,2013 年其 900 多万会员的数据存储量超过 30PB[18]。另一个例子是美国临床肿瘤学会(ASCO)开发的癌症学习质量智能 网络(CancerLinQ)[19]。CancerLinQ 为临床医生和研究人员提供一个包括电子 健康记录数据收集、临床决策支持应用、数据挖掘和可视化,以及质量反馈的综 合系统。

大量数据的另一个来源是世界上不断增长的科学文献及其基础数据,这些 文献越来越多地发表在期刊和其他媒介中。IBM Watson 项目提供了解决这个 问题的方法,它最初是一个通用的问答系统,后来 IBM 将 Watson 的业务重点放 在医疗保健领域[20]。

库马尔(Kumar)等人注意到大数据分析 的过程类似于一个管道,并开发了一种方法。 该方法规定了该管道中的四个主要步骤,可 将数据源和与医疗保健和生物医学相关的操 作放在该管道上[21](见图 3-1)。

管道从医疗保健和生物医学领域的输入 数据源开始,输入数据源包括临床记录、财务 记录、基因组学和相关数据以及其他类型的 数据,甚至包括那些来自医疗环境之外的数 据(例如普查数据)。下一步是特征提取,使 用各种计算技术来组织和提取数据元素,如 跨源链接记录,使用自然语言处理(NLP)提 取和规范化概念并匹配其他模式。接下来 是统计处理,使用机器学习和相关的统计推 断技术从数据中得出结论。最后一步是预 测的输出,通常是对结果的置信度的概率 度量。

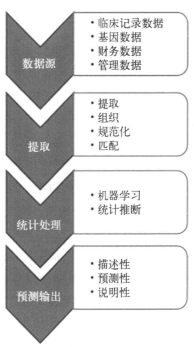

图 3-1　分析管道(改编 自库马尔等人)

随着数据量的增加,用户需要了解数据的来源,了解数据在大规模处理和分 析中的可信度。许多研究人员和专业人士已经开始指定大数据应用于医疗保健 和生物医学所需的路径[22,23]。

商业智能是一个更为外围但又相关的术语,在医疗保健中指的是"用于获得 对商业和临床数据的及时、有价值的见解的过程和技术"。另一个相关术语是美 国医学研究所的健康学习系统倡导的概念。这种方法的倡导者注意到常规收集的数据可用于持续学习,使医疗保健系统能够更好地进行疾病监测和应对,进行有针对性的医疗保健服务,改进决策,管理错误信息,减少伤害,避免代价高昂的错误,并推进临床研究[24]。

另一组相关术语来自对疾病诊断和治疗的更新以及更密集的方法的呼吁,这些方法被称为个性化医学、精确医学或计算医学。这些方法的支持者注意到生物医学中非线性系统的固有复杂性,数据量大,类型多样,需要模型来实现其预测值。技术专家奥莱利(O'Reilly)指出,数据科学正在改变医学,努力解决与广告商的"沃纳梅克困境(Wanamaker Dilemma)"类似的问题。沃纳梅克困境指的是,商家的广告有一半无效,但有一半无效却不为人知[25]。

数据分析的主要推动因素之一来自新的医疗服务模式,如责任医疗组织(Accountable Care Organization,ACO),其条件和事件的报销以多种方式捆绑,提供激励措施,以经济高效的方式提供高质量的医疗服务[26]。ACO需要一个专注的信息技术基础设施,该基础设施提供的数据可用于预测超额成本并快速采取行动。医疗数据面临的一个挑战是,患者通常在不同的环境中获得护理和测试(例如,在内科诊疗室就诊的病人,被送到独立的实验室或放射学中心,也在专科诊疗室就诊或住院治疗)。这就增加了发展健康信息交换(HIE)的需求,在健康信息交换中,数据在跨业务边界的患者护理实体之间共享[27]。一位著名的信息学作者简要指出:"ACO=HIE+分析学。"[28]

2)健康信息分析面临的挑战

数据分析也面临挑战,在病人日常护理中产生的数据在用于分析时可能受到限制。例如,这些数据可能不准确或不完整。它可能以破坏其含义的方式进行转换(例如对账单优先级进行编码)。它可能出现缺失统计现象,即记录中疾病的第一个实例可能不是在它第一次出现时,或者数据源可能没有覆盖足够长的时间间隔。数据也可能不完全符合众所周知的标准,这使得将不同来源的数据组合起来更加困难。研究结果大多只允许临床观察,而不能最终发现因果关系。

其他人也注意到了围绕分析和大数据的更大挑战。博伊德(Boyd)和克劳福德(Crawford)对越来越多地使用数据驱动的研究表示了一些质疑[29]。他们指出,与预期假设相反,对数据提出的研究问题往往是由可以回答的问题驱动的。他们还指出,数据并不总是如人们所愿的那样客观,"越大"也未必更好。最后,他们提出了关于个人数据如何使用的伦理问题、收集数据的手段,以及有权获得数据的人和没有数据的人之间可能存在的分歧。类似的关注点主要集中在医疗保健数据上,内夫(Neff)描述了大量的技术、财务和道德问题,在人们能够将大数据用于临床实践和其他与健康相关的目的之前,必须解决这些问题[30]。这些挑战也会产生伦理问题,例如谁拥有数据、谁有权使用它。

3.3　健康信息分析的应用

健康信息分析的有序健康发展,是医疗服务水平进步的标志。随着新技术的不断变革发展,健康信息技术的应用范围变得更加广泛,可用的健康信息资源越来越多,与此同时,健康信息分析及其应用越来越凸显其重要性。本节主要基于健康信息分析的实证研究展开。

利用电子健康记录数据进行临床预测的研究已经越来越多。一个共同关注的领域是使用数据分析来识别出院后 30 天内有再次入院风险的患者。这一因素由于美国医疗保险和医疗补助服务中心(CMS)的再入院减少计划而受到重视,该计划对医院过多的再入院进行惩罚。这导致一些研究人员评估电子健康记录数据的价值,以预测患者再次入院的风险[31]。

1) 临床数据分析检测

许多其他严重临床情况可通过对电子健康记录和其他临床数据的分析进行检测:① HIV 感染住院患者 30 天再入院和死亡风险预测;② 儿童哮喘的鉴定;③ 风险调整医院死亡率;④ 发现术后并发症;⑤ 护理测量过程;⑥ 确定五年预期寿命;⑦ 检测癌症诊断的潜在延迟;⑧ 确定肝硬化患者重新入院的高危因素;⑨ 预测重症监护病房外心肺停止或死亡。

2) 改善疾病诊断

更多的努力集中在帮助确定患者参与研究方案或改善疾病诊断方面:① 确定可能有资格参与临床研究的患者;② 确定临床试验的资格;③ 确定糖尿病患者和最早诊断日期;④ 新患者的预测诊断。

其他研究人员也可以使用电子健康记录数据来复制随机对照试验(RCT)的结果。健康维护组织研究网络的虚拟数据仓库(VDW)项目进行了一项大规模的工作[32]。例如,通过使用虚拟数据仓库,研究人员能够证明儿童肥胖与妊娠期高血糖之间的联系[33]。英国综合医疗研究数据库(UKGPRD)也证明了这一能力,该数据库保存全科医生的纵向记录。利用这些数据,坦宁(Tannen)等人能够证明有能力复制《妇女健康倡议》和其他心血管疾病随机对照试验（RCTs）的结果[34]。同样，达纳埃（Danaei）等人能够结合主题专业知识、完整数据和模拟临床试验的统计方法来复制随机对照试验证明他汀类药物在冠心病一级预防中的价值[35]。

这些大型存储库已用于其他研究目的。例如，英国综合医疗研究数据库已被用于确定胰腺癌和胃食管癌的风险因素[36]。美国的另一个大型数据库允许对静脉血栓栓塞事件风险的前瞻性队列研究进行复制，其效率远远高于历史回顾性分析[37]。此外，观察性医疗结果伙伴关系（OMOP）将风险识别方法应用于美国10个不同大型医疗机构的记录，虽然在敏感性和特异性之间还存在较高的权衡[38]。最后，一个病例报告展示了这样一种情况，即询问临床研究数据库来帮助决定是否给系统性红斑狼疮（SLE）患儿进行抗凝治疗，这个问题没有科学文献来回答[39]。

有关大型医疗保健系统的数据分析示例，如下案例所示。

【案例】

退伍军人健康管理局（VHA）

VHA是一个大型医疗保健系统，长期使用电子健康记录（VistA）。2013年，VHA拥有3 000万份独特的电子病历和20亿份临床病历（每天增加10万份病历），此外还拥有结构化数据的企业数据仓库（CDW），使他们能够分析有住院风险的患者的临床和管理数据（从跌倒、冠状动脉疾病到创伤后应激障碍等）。他们每周对所有初级保健患者进行一次分析，寻找可能需要使用护理管理人员、家庭保健和远程保健进行更多协调护理的"危险"患者。2012年，VHA研究人员在《美国心脏病学杂志》（American Journal of Cardiology）上报道了对心力衰竭患者使用预测分析的情况。具体地说，基于分析从电子健康记录得出的六类风险因素，他们可以成功预测哪些患者有住院和死亡的风险[40]。

VHA分析和商业智能主管斯蒂芬·菲恩博士（Dr. Stephen Fihn）表示，2013年VHA启动了一个为期24个月的试点项目，以扩大医疗数据分析的使用。他们使用自然语言处理和机器学习来分析患者记录，以帮助诊断，识别危险的药物之间相互作用和优化设计治疗策略[41]。

3) 改善病人的预后

还有其他学者使用了更新颖的方法。丹尼和他的同事开发出了全基因组关联研究(GWAS)的方法,将电子健康记录的特定发现("表型")与电子病历和基因组学(eMERGE)网络中不断增长的基因组和相关数据("基因型")联系起来[42]。eMERGE 已经展示了验证现有研究结果并产生新发现的能力[43],能够识别与房室传导异常相关的基因组变异、红细胞特性、白细胞计数异常和甲状腺疾病。2013 年的研究"颠覆"了这一范式,并开展了表型关联研究(PheWAS),将多种表型与不同的基因型联系起来。

越来越多的研究表明,电子健康记录和其他临床数据可以用来预测良性或不良结果,以及诊断和研究合格性。研究的下一步是找到证据证明这种方法可以改善病人的预后。但该方面研究很少,并且结果好坏参半。一项研究表明,将再入院工具应用于现有的病例管理方法有助于减少再入院[44]。而另一项研究发现,使用嵌入电子健康记录的贝叶斯网络模型预测医院获得性压疮,可使此类溃疡降低 10 倍,并使此类患者的重症监护室住院时间减少三分之一[45]。有研究发现,再入院风险工具干预降低了充血性心力衰竭患者的再入院风险,但不能降低急性心肌梗死或肺炎患者的再入院风险[46]。还有研究发现,整合到现有电子健康记录中的自动预测模型成功地识别了在出院后 30 天内有再次入院风险的患者,但在实施后的 12 个月内,它的使用对 30 天全因入院率和 7 天意外再入院率没有影响[47]。

3.4　数据科学家在分析中的作用

尽管已经有很多文章赞扬了分析学和大数据分析的优点,但很少有人关注那些将执行这项工作的专家,以及那些将支持他们构建系统以捕获数据、将数据转换为可用形式并应用分析结果的人。许多收集、分析、使用和评估数据的是来自生物医学和健康信息学领域的工作人员。为此,人们必须询问在这个被称为数据科学的新兴领域工作的人的工作活动和教育情况[48]。数据分析思想领袖达文波特断言,数据科学是"21 世纪最性感的工作",因为从事数据科学的人具有高需求的罕见素质[49]。

在医疗保健、生物医学和数据科学领域处于领先地位的是信息学。毕竟,信息学在实现从基因组学到卫生保健再到公共卫生等生物医学领域的数据采集、分析和应用系统方面处于领先地位[50]。从基础生物医学科学家到临床医生和公共卫生工作者,研究人员和从业者都沉浸在数据中,需要工具和技术,以有意义和可操作的方式使用它。

数据科学不仅仅是统计学或计算机科学应用于一个特定的学科领域。达尔(Dhar)指出,数据科学的一个关键方面,特别是区别于统计学的,是对数据的理解,根据不同的类型如何操作和利用它。他指出对基于统计学(特别是贝叶斯)的基础、计算机科学(数据的表示和操作)以及相关和因果关系的知识(建模)来说,机器学习技能是关键的。达尔还指出,随着组织从"基于直觉"的决策转变为"基于事实"的决策,可能会对组织文化带来挑战。

IBM全球服务部的一份报告指出,医疗保健组织在招聘精通"计算"和面向业务的技能人员方面落后[51]。IBM全球服务部的另一份报告列出了组织中需要补充技术的关键属性"专业知识"。这一专业知识包括用分析知识补充业务知识,为分析专业人员建立正式的职业道路,挖掘合作伙伴以补充可能存在的技能差距[52]。普华永道另一份关于医疗信息技术人才短缺的报告指出,想要保持领先地位的卫生保健组织需要获得系统和数据集成、数据统计和分析、技术和架构支持以及临床信息学方面的人才[53]。

美国国立卫生研究院(NIH)也认识到,大数据技术对于开展生物医学研究非常重要。2013年,美国国立卫生研究院召开了一次关于加强研究人员大数据培训的研讨会[54]。与医疗领域类似,与会者要求具备定量科学技能、领域专业知识以及在不同团队中工作的能力。研讨会还指出,从事大数据工作的人需要了解管理和共享数据的概念。受训人员还应该能够接触到真实世界的数据问题和实际规模的数据集来解决这些问题。那些成为数据科学专家和领导者的人将需要长期培训。

从事分析和大数据工作的生物医学和健康信息学家需要知道什么?从上述报告中可以得出一个新的共识,即需要综合运用如下各种技能:① 编程——尤其是使用面向数据的工具,如SQL和统计编程语言;② 统计学——具备应用工具和技术的工作知识;③ 领域知识——取决于一个人的工作领域,生物科学或医疗保健;④ 沟通——能够理解人们和组织的需求,并向他们清楚地表达结果。

因此,信息学教育项目需要引入分析、大数据和基本技能的概念,以便在课程中使用和应用这些概念。对于那些将成为"深度分析人才"的人来说,需要合适的课程。对于将大数据分析结果应用于医疗保健和生物医学研究的人来说,还需要更高的广度。

本 章 小 结

　　本章从消费者健康信息需求入手,探讨消费者健康信息需求的动机,健康信息需求的内容以及健康信息需求的影响因素,发现不同时期、不同群体有着不同的健康信息需求。并且随着消费者健康观念的不断转变,健康信息需求呈现多元化的趋势。

　　分析是将数据转化为信息和知识所必需的,因此信息分析和数据分析至关重要。由数据分析驱动的医疗保健前景广阔。不断增长的临床和研究数据,以及分析和应用这些数据的方法,可以促进个人健康、医疗保健和生物医学研究。然而,仍然需要改进数据的完整性和质量,并通过研究证明如何最好地将其应用于解决实际问题。此外,还需要人员具备专业知识,包括信息分析方面的专业知识,以最佳方式开展这类工作。

本章参考文献

[1] Safran C, Bloomrosen M, Hammond WE, et al., Toward a national framework for the secondary use of health data: an American Medical Informatics Association White Paper [J]. Journal of the American Medical Informatics Association, 2007, 14: 1 - 9.

[2] Powell J, Inglis N, Ronnie J, et al. The characteristics and motivations of online health information seekers: Cross Sectional survey and qualitative interview study [J/OL]. Journal of Medical Internet Research, 2011, 13(1): e20[2016 - 04 - 15]. http://www. jmir.org/2011/1/e20.

[3] 朱歆悦.基于用户体验的健康信息服务网站研究[D].上海:上海师范大学,2015:1 - 7.

[4] 龚颖.穿戴式移动用户健康信息感知系统设计与实现[D].南京:南京邮电大学, 2015:2.

[5] 徐孝婷,赵宇翔,朱庆华.在线健康社区老年用户健康信息需求实证研究[J].图书情报工作,2019,63(10):87 - 96.

[6] 方向辉,曹红院,曹中等.医学院校图书馆大学生读者心理健康信息服务平台的建设[J].图书情报导刊,2016,1(2):15 - 17.

[7] 张文娟,李树茁.代际支持对高龄老人身心健康状况的影响研究[J].中国人口科学,2004 (S1):39 - 44.

[8] Youssef N, Mohamed M A. Health information need correlated with quality of life among cancer patients receiving chemotherapy: A cross- sectional study in Egypt[J]. Quality of Life Research, 2019(28): 142 - 145.

[9] 赵华,刘晓英,单玉香.住院初诊白血病病人健康信息需求及其影响因素[J].护理研究,

2008,22(9):2279-2283.

[10] 曹树金,闫欣阳.社会化问答网站用户健康信息需求的演变研究——以糖尿病为例[J].现代情报,2019,39(6):3-15.

[11] 赵安琪,赵海平,路培鑫.基于社会化问答社区的抑郁症健康信息需求研究[J].中华医学图书情报杂志,2018,27(9):38-45.

[12] 徐倩,赵文龙.基于移动医疗 APP 的用户健康信息需求分析[J].现代情报,2015,35(11):79-82.

[13] Ataide E J G, Sinha R K, Maiya G A. Understanding the need for a non-invasive wearable real-time database device for diabetic patients [J]. Journal of Health Management, 2018, 20 (2): 190-196.

[14] Zhao Y, Zhang J. Consumer health information seeking in social media: a literature review[J]. Health information and libraries journal, 2017, 34(4): 268-283.

[15] Davenport T H, Harris J G. Competing on Analytics: The New Science of Winning [M]. Boston: Harvard Business School Press, 2007.

[16] Anonymous, The value of analytics in healthcare-From insights to outcomes. IBM Global Services: Somers, NY, 2012[EB/OL].[2020-10-19]. http://www-935.ibm.com/services/us/gbs/thoughtleadership/ibv-healthcare-analytics.html.

[17] Adams J, Klein J. Business Intelligence and Analytics in Health Care-A Primer[R]. Washington, DC: The Advisory Board Company, 2011.

[18] Gardner E. The HIT Approach to Big Data[J]. Health Data Management. 2013, 3: 1-2.

[19] Sledge G W, Miller R S, Hauser R. CancerLinQ and the future of cancer care[J]. ASCO Educatonal Book, 2013: 430-434.

[20] Ferrucci D, Levas A, Bagchi S, et al. Watson: beyond Jeopardy! [J]. Artificial Intelligence. 2012, 199: 93-105.

[21] Kumar A, Niu F, Ré C. Hazy: making it easier to build and maintain big-data analytics [J]. Communications of the ACM, 2013, 56(3): 40-49.

[22] Minelli M, Chambers M, Dhiraj A. Big Data, Big Analytics: Emerging Business Intelligence and Analytic Trends for Today's Businesses[M]. John Wiley & Sons, Inc, 2013.

[23] Murdoch T B, Detsky A S. The inevitable application of big data to health care[J]. Journal of the American Medical Association.2013, 309: 1351-1352.

[24] Okun S, McGraw D, Stang P, et al. Making the Case for Continuous Learning from Routinely Collected Data[D]. Washington, DC: Institute of Medicine, 2013.

[25] O'Reilly T, Loukides M, Steele J, et al. How Data Science Is Transforming Health Care[M]. Sebastapol, CA: O'Reilly Media, 2012.

[26] Longworth D L. Accountable care organizations, the patient-centered medical home, and

health care reform: what does it all mean? [J]. Cleveland Clinic Journal of Medicine, 2011, 78: 571 - 589.

[27] Kuperman G J. Health-information exchange: why are we doing it, and what are we doing? [J]. Journal of the American Medical Informatics Association, 2011, 18: 678 - 682.

[28] Halamka J. The "Post EHR" Era. Life as a Healthcare CIO[J]. CIO, 2013, 2: 12 - 16. http://geekdoctor.blogspot.com/2013/02/the-post-ehr-era.html.

[29] Boyd D and Crawford K. Six Provocations for Big Data[J]. SSRN Electronic Journal, 2011(1): 123 - 125.

[30] Neff G. Why big data won't cure us[J]. Big Data, 2013, 1: 117 - 123.

[31] Donzé J, Aujesky D, Williams D, et al. Potentially avoidable 30 - day hospital readmissions in medical patients: derivation and validation of a prediction model[J]. JAMA Internal Medicine, 2013, 173: 632 - 638.

[32] Hornbrook M C, Hart G, Ellis JL, et al. Building a virtual cancer research organization [J]. Journal of the National Cancer Institute Monographs, 2005, 35: 12 - 25.

[33] Hillier T A, Pedula K L, Schmidt M M, et al. Childhood obesity and metabolic imprinting: the ongoing effects of maternal hyperglycemia[J]. Diabetes Care, 2007, 30: 2287 - 2292.

[34] Tannen R L, Weiner M G, Xie D. Use of primary care electronic medical record database in drug efficacy research on cardiovascular outcomes: comparison of database and randomised controlled trial findings[J]. British Medical Journal, 2009, 338: b81 - b82.

[35] Danaei G, Rodríguez L A, Cantero O F, et al. Observational data for comparative effectiveness research: An emulation of randomised trials of statins and primary prevention of coronary heart disease[J]. Statistical Methods in Medical Research, 2011, 22: 70 - 96.

[36] Stapley S, Peters T J, Neal R D, et al. The risk of oesophago-gastric cancer in symptomatic patients in primary care: a large case-control study using electronic records [J]. British Journal of Cancer, 2013, 108: 25 - 31.

[37] Kaelber D C, Foster W, Gilder J, et al. Patient characteristics associated with venous thromboembolic events: a cohort study using pooled electronic health record data[J]. Journal of the American Medical Informatics Association, 2012, 19: 965 - 972.

[38] Ryan P B, Madigan D, Stang SE, et al. Empirical assessment of methods for risk identification in healthcare data: results from the experiments of the Observational Medical Outcomes Partnership[J]. Statistics in Medicine, 2012, 31: 4401 - 4415.

[39] Frankovich J, Longhurst C A, Sutherland S M. Evidence-based medicine in the EMR era[J]. New England Journal of Medicine, 2011, 365: 1758 - 1759.

[40] Wang L, Porter B, Maynard C, et al. Predicting Risk of Hospitalization or Death Among Patients with Heart Failure in the Veterans Health Administration[J]. AJC. 2012, 110(9): 1342 - 1349.

[41] Pedulli L. Veteran's Affairs Drives Data Mining[J]. Clinical Innovation and Technology, 2013, 5, 23.

[42] Denny J C. Mining Electronic Health Records in the Genomics Era [J]. PLOS Computational Biology, 2012, 8(12): e10 - e14.

[43] McCarty C A, Chisholm R L, Chute C G, et al. The eMERGE Network: a consortium of biorepositories linked to electronic medical records data for conducting genomic studies[J]. BMC Medical Genomics, 2010, 4(1): 13 - 14.

[44] Gilbert P, Rutland M D, Brockopp D. Redesigning the work of case management: testing a predictive model for readmission[J]. American Journal of Managed Care, 2013, 19: eS19 - eSP25.

[45] Cho I, Park I, Kim E, et al. Using EHR data to predict hospital-acquired pressure ulcers: A prospective study of a Bayesian Network model[J]. International Journal of Medical Informatics, 2013, 82: 1059 - 1067.

[46] Amarasingham R, Patel PC, Toto K, et al. Allocating scarce resources in real-time to reduce heart failure readmissions: a prospective, controlled study[J]. BMJ Quality & Safety, 2013, 22: 998 - 1005.

[47] Baillie C A, VanZandbergen C, Tait G, et al. The readmission risk flag: Using the electronic health record to automatically identify patients at risk for 30 - day readmission [J]. Journal of Hospital Medicine, 2013, 8: 689 - 695.

[48] Dhar V. Data science and prediction[J]. Communications of the ACM, 2013, 56(12): 64 - 73.

[49] Davenport T H, Patil D J. Data Scientist: The Sexiest Job of the 21st Century, Harvard Business Review[EB/OL].[2012 - 10 - 30]. http://hbr.org/2012/10/data-scientist-the-sexiest-job-of-the-21st-century/.

[50] Hersh W. A stimulus to define informatics and health information technology[J]. BMC Medical Informatics & Decision Making, 2009, 9: 24 - 26.

[51] Fraser H, Jayadewa C, Mooiweer P, et al. Analytics across the ecosystem-A prescription for optimizing healthcare outcomes. IBM Global Services: Somers, NY, 2013 [EB/OL]. [2013 - 12 - 25]. http://www-935. ibm. com/services/us/gbs/thoughtleadership/healthcare-ecosystem/.

[52] Balboni F, Finch G, Rodenbeck-Reese C, et al. Analytics: A blueprint for value[R]. IBM Global Services: Somers, NY, 2013. http://www-935.ibm.com/services/us/gbs/thoughtleadership/ninelevers/

[53] Anonymous. Solving the talent equation for health IT[R]. PriceWaterhouseCoopers,

2013. http：//www.pwc.com/us/HITtalent.

[54] Anonymous. Report of Workshop on Enhancing Training for Biomedical Big Data[R].
National Institutes of Health，2013. http：//bd2k.nih.gov/pdf/bd2k_training_workshop_
report.pdf.

第4章　消费者健康信息搜寻

健康信息可以帮助消费者进行日常健康管理、自我保健、疾病预防和诊断，因此消费者的健康信息搜寻日益受到关注。随着信息技术的快速发展，消费者获取健康信息的渠道日益丰富，除了传统的纸质媒介外，互联网的出现为消费者提供了更加方便快捷的健康信息搜寻途径。本章旨在对影响消费者搜寻行为的影响因素进行总结，介绍健康信息的相关搜寻渠道和媒介，为消费者进行健康信息搜寻提供参考。

4.1　消费者健康信息搜寻影响因素

健康信息搜寻行为受到个人、信息和社会等多种因素的共同影响，主要包括：行为主体因素，如人口统计学因素（性别、年龄、种族等）、社会心理、健康信息素养；信息客体因素，如信息质量、信息技术和信息环境因素；社会环境因素，如突发公共卫生事件、经济水平[1]。因此本节将从消费者个体、信息客体和社会环境三大方面对信息搜寻行为影响因素进行分析。

4.1.1　个体因素

在消费者个体方面，消费者的年龄、性别、受教育程度、健康素养以及部分特殊群体的身份都会对消费者的健康信息搜寻产生影响。

当前，面对不同年龄段的健康信息搜寻行为影响研究很多。研究显示，大学生搜寻的健康信息内容与传统网络环境下并无本质差别，但搜寻习惯差异明显，对健康信息的持续关注意愿不强，并且个体因素、需求因素、移动设备因素、搜寻平台因素、环境因素、信息自身因素会影响其搜寻过程[2]。中年城镇居民对疾病防治、养生保健类信息需求较大，网络是中年城镇居民最常用的健康信息获取渠道，其中搜索引擎和社交媒体的使用率最高，健康类 APP 和其他网络渠道的使用率较低[3]。老年人主要从电视节目、网络媒体、纸质媒体和人际网络搜寻健康信息,并且更为信任医疗机构及其人员、权威电视节目所传播的健康信息,虽然网络不是老年人搜寻健康信息的主流渠道,但是在老年人的健康信息搜寻中发挥着日益重要的作用,并且老年人往往因为自身因素和社会支持因素在健康信息搜寻的过程中受到阻碍[4]。有学者提出,网络环境因素、个体特征因素、社会支持因素、移动终端客观因素和个体认知因素是影响老年消费者在线健康信息搜寻行为的关键因素[5]。同时,部分学者还对老年群体进行细分研究,包括老年慢性病患者[6]、老年冠心病病人[7]等。

在健康素养方面,以医学院校大学生为例,其相比于非医学类专业学生受到更多的医学类教育,因此可以认为其具有更高的健康素养。研究显示,医学类和非医学类专业学生群体之间对于健康信息内容的关注差异性不大,但医学生首选通过医学专业教师或医务人员获取信息,其次为网络渠道,而在网络渠道中其偏向专业医学相关网站及 APP 搜寻,选择社交平台搜寻健康信息的学生较少,而非医学专业学生利用社交平台搜寻的比例较高[8]。

当前也有部分学者对部分特殊群体的信息搜寻行为进行研究,发现不同群体间的信息搜寻行为也有所差异。目前,职业女性所面临的工作压力、家庭压力和生理压力会令其产生焦虑情绪,从而促使她们进行网络健康信息的搜寻。在此过程中,感知有用性和感知易用性对职业女性的网络健康信息搜寻行为具有正向影响,而社会支持不仅没有缓解各压力带来的影响,反而会加剧负面情绪[9]。还有学者以深圳市为例,对其流动人口与户籍人口的健康信息搜集行为进行对比分析,研究发现相较户籍人口,流动人口网络健康信息搜寻行为发生率偏低,婚姻状况、代际差异及两周内病伤情况等因素对流动人口的搜寻行为产生了较大影响[10]。

4.1.2　信息因素

就信息客体而言,如信息质量、信息技术和信息环境等因素均会影响消费者的健康信息搜寻过程。研究表明,信息负荷、信息质量、信息冲突、信息窄化会显著影响个体的觉察、感知过程,弱外在网络健康信息刺激以维持网络健康信息生态平衡,能更好地帮助个体进行在线健康信息搜寻[11]。平台的技术特性和便利性可有效提升消费者对社交媒体健康信息搜索价值的感知,当消费者搜索健康信息时会弱化对社交平台风险的感知,而健康信息的有用性才是影响消费者感知价值和达到满意的根本,从而进一步促进消费者在社交媒体上的持续健康信息搜索[12]。同时,信息的类型也会影响消费者的信息搜寻过程。在健康信息搜寻过程中遭遇冲突性健康信息会使人们对健康话题的知识概念状态变得模糊，困惑感增加，导致人们的健康信念也会显著下降，由此增加不确定性，增加健康决策难度[13]。

除此之外，在传播信息方面没有可靠或特别有效的标准方法，由专家撰写的国家指南尤为如此，一旦糖尿病等类似疾病有了新的护理标准，如何让消费者知道并获取到最新版本是个问题。信息权限也会影响消费者的健康信息获取，例如尽管搜索引擎向所有人开放，但搜索出来的结果有部分是需要付费订阅才能访问的期刊文章。高校图书馆会购买这些资源，并通过馆际互借为下属机构提供图书馆中没有的文献。但部分消费者往往没有图书馆权限，而订阅各种学术资源的费用过高，这进一步阻碍了消费者及时获取最新的医学信息。

4.1.3　社会因素

当前影响消费者健康信息搜寻的社会环境因素包括突发公共卫生事件、经济水平等。在突发公共卫生事件下，高校学生搜寻健康信息的动机主要是为了自我诊断疾病的症状和了解药物信息以及相关急救措施以便自我治疗，并且健康信息素养、风险感知、健康焦虑、就医便利、社会支持、信源特征这些因素均对突发公共卫生事件下高校学生健康信息搜寻意愿产生正向影响[14]。同时，对于大学生来说无目的搜寻是健康信息搜寻的典型方式，意图跳转路径不仅具有机会主义跳转和辅助性跳转两种类型，而且存在迭代探索、偶遇驱动和查询重构模式，不同意图驱动下主题差异明显[15]。还有学者研究发现，突发公共卫生事件中大学生用户健康信息搜寻呈时空耦合特征，其信息利用方式与健康意识改变均在时空分布上呈现显著差异，例如在暴发期与高风险区，消费者偏好自身利用的同时线下分享信息，健康意识改变等级相对较高；而在持续期与中低风险区，消费者更偏好自身利用与线上共享，健康意识改变等级相对较低[16]。

除此之外，社会中存在部分经济发展不平衡的区域。农村居民在健康信息需求、健康信息搜寻渠道、健康信息利用方式方面都与城市居民存在差异，并且农村老年人更明显地受到数字鸿沟的影响[17]。少数民族村落的中老年健康信息贫乏已经成为亟待解决的社会问题之一，子辈为父辈搜寻线上健康信息的行为逐渐常规化，研究显示少数民族村落青年的父辈健康状况忧虑会影响感知健康信息需求，直接经验则会影响线上健康信息效用，感知健康信息需求和线上健康信息效用均会正向触发主动替代搜寻意向；父辈信任仅能调节直接经验与线上健康信息效用之间的关系[18]。因此，应努力培育年轻一代的媒介素养，鼓励其主动为父辈搜寻线上健康信息,帮助改善数字鸿沟现象。

4.2　消费者健康信息搜寻渠道

互联网的出现改变了人们搜寻健康信息的方式,纸质资料和期刊开始加速向电子版转化,并且除文字资料外,各类媒体资源(传统媒体、社交媒体、新媒体等)也成为人们搜寻健康信息的关键渠道。本章节对健康信息搜寻渠道的演变及现状进行阐述,旨在帮助消费者更好地了解当前健康信息搜寻渠道。

4.2.1　纸质资源向电子资源转变

1985 年,Covell 认为医学期刊文献、药物信息教科书、医学教科书和自制纲要能够帮助医生找到有利于诊断和开处方的医学信息[19]。以往相关的医学期刊文献主要是通过《医学文献索引》和《护理学及医疗相关文献累计索引》获得。在 20 世纪 80 年代中后期,这些索引和其他索引一起接入收费的联机数据库系统。通常图书馆会代表他们的客户进行联机检索,因为每个数据库的登录、协议和术语都是特定的,并且每分钟的检索成本很高。之后数据库被安装在光盘上从而消除检索时间成本的限制。人们可以从图书馆中获取光盘,并进行检索。但是这类在线资源只是索引工具,文献全文只能通过订阅纸质期刊获得。纸质期刊的电子版和电子期刊出现后,每种类型都是开放获取(对所有用户免费)或通过订阅获得。大部分电子期刊有自己的网页,可以实现期刊目录、文献全文、存档、检索和其他功能。

图书馆通过图书馆团体之间的联合协议以及与供应商或汇总机构的许可协议来订阅数据库和期刊资源,这使用户能够获得比单个图书馆所能提供的纸质资源更为丰富的资源。例如仅仅一个供应商 Science Direct 就拥有了超过 2 650 种期刊和 43 000 本电子书,并且所有资源都提供检索,大部分可以检索到全文。像索引、期刊、纸质参考资料、药品手册和医学教科书等已经逐步形成电子资源。为了获取最权威的期刊、数据库和其他医学资料信息,消费者仍需要医学图书馆,通过订阅或按次付费的方式阅读优质的医学资讯。除了权威资源外,互联网上拥有无数资源,但这些资源多是免费且未经过编辑的,其可靠性难以保证。当前信息素养已经超过信息收集,成为一项重要的研究技能。

1994 年,Shaughnessy 指出医学信息的有用性等于相关性乘以有效性,再除以获取信息的工作量[20]。2004 年发表在《Pediatrics》杂志上的一项研究比较了网上检索信息和纸质资源检索信息的效果,结果表明通过网络资源找到答案需要 8 分钟,而使用传统纸质资源则需要 20 分钟[21]。网络资源在寻找正确答案方面无疑拥有巨大的潜力,但是针对不同消费者的临床诊断情况,寻找精确权威的答案仍然很困难,因此将传统资源转换为在线格式是发展的第一步。

Harrison's Online(第 18 版哈里森内科学)和 Scientific American Medicine(现称为 ACP Medicine)等是第一批可在线获得全文的资源。这些常规教科书的电子版本会不断更新,并可从任意渠道获得。许多图书馆提供在线阅读这些教科书的途径,个人也可以购买在线版本,费用与印刷版教科书差不多。最近的在线版本提供了各种订阅选项,并通过几个门户网站呈现其内容。2011 年出版的第 18 版纸质版《哈里森内科学》用 DVD 提供补充材料,使用 RSS feeds 和 podcasts 技术来宣传它的更新情况。尽管这些教科书能够让人们更容易获得有价值的专业知识,但它们往往只涵盖学科的基础知识,因此缺乏深度。尽管他们像一本标准的教科书一样有目录,但读者仍可能需要翻阅多个章节才能找到答案。

在线资源可用性的提高推动了资源集成化发展,即能够在一个产品中提供书籍和期刊文章、患者教育材料、医学计算器和医学新闻,例如 MDConsult 数据库、Medscape、STAT!Ref、OVID 数据库。对优质的集成资源进行检索会产生多种引文结果,但这些文献必须经过分析才能找到相应临床问题的答案。这与 Richard Smith 的理论相符,即"最好的信息源能够提供相关且有效的材料,并且我们用最小的努力快速获得这些材料[22]"。因此,对大多数消费者来说,理想的医疗资源是基于参考评价和一定标准的证据,并以最终消费者为中心编写和组织的资源,其往往具有时效性,访问方便快捷,能够提供即时诊断检测,并且具有较高的可读性。

消费者需要综合资源支持他们能够应对自身的健康问题,因此诞生了一些优质的集成工具,它们通常被称为即时检测信息产品,例如 UpToDate、eMedicine、DynaMed、ACP - Pier 和 FirstConsult。这些工具展示的内容能够让消费者快速了解全面的信息。这些产品中的信息都侧重于以病人为导向,但它们在所涵盖的主题数量、证据的记录方式以及材料的组织方式上有所不同。消费者可以根据用户界面和数据库的资源丰富程度进行选择。在对五种信息产品的评估中,Campbell 和 Ash 采用了一种以消费者为中心、以任务为导向的方法来测试它们回答健康问题的能力。研究认为 UpToDate 在交互的便捷性、屏幕布局和总体满意度方面排名最高,并发现消费者能够使用该产品快速回答更多问题[23]。然而,也有人认为就证据的记录方式来说,消费者会更喜欢 ACP -

Pier 和 Essential Evidence Plus 这样的资源。

4.2.2　传统媒体向新媒体转变

除了各类文字资源外,如今媒体渠道也成为各类健康信息的传播渠道,包括传统媒体、社交媒体、新媒体等。以我国为例,随着时间的推移,大众借助媒体获取健康信息的方式也在不断改变。2007 年,石晶通过问卷调查的方式收集大众获取突发公共卫生事件知识的渠道,结果发现公众选用比较多的媒体是电视、广播、报纸和杂志,而网络渠道所占据的比例较少[24]。2008 年,涂文校对青岛居民的健康传播渠道进行了调研,结果显示电视是青岛城乡居民可及性最高的传播渠道[25]。可见,在这个时间点及以前大众的健康传播渠道还是以传统媒体为主,网络对于中国居民来说还未普及,只是少部分人获得信息的方式,学者们对健康传播的研究仍主要停留在电视健康节目[26]。2013 年,秦美婷就日本核泄漏事件对大众健康获取渠道做调研,结果表明电视、报纸类还是健康传播渠道的主流,但是网络渠道的比重开始不断上升,大家对网络上健康信息的关注度已经接近传统媒体的关注度[27]。2019 年,刘晓倩等学者对"互联网＋"背景下中国居民信息获取渠道进行调查,结果表明中国居民多数选择电视和互联网作为其主要信息获取渠道[28]。2021 年,贾艳等学者对大众获取新冠肺炎防控信息渠道进行调查,除了权威的新闻发布渠道占据 91.5％以外,网络和社交媒体分别占据74％和 66％[29]。可见,近年来以互联网和新媒体为主的健康传播渠道比重快速上升并且成为人们搜寻健康信息的主流方式,其中在线健康社区和在线问答社区更是成为大众关注的热点。

4.2.3　健康信息搜寻渠道现状

健康信息搜寻的传统渠道是医学类图书馆通过提供研究援助、订阅期刊、购买书籍和从其他图书馆借阅资源来支持消费者、医生和其他医务工作人员的信息需求。然而,在各类人群努力跟上不断增长的信息量时,医学图书馆却正以惊人的速度关闭。1989 年至 2006 年,医院预算的削减以及医院图书馆相关的医疗机构认证联合委员会对标准体系的日益轻视导致美国 40％的医疗图书馆关闭[30]。现有医学图书馆中的大多数信息是以在线形式提供(超过 90％的期刊和26％的图书是以电子形式购买)[31]。Lee 在《图书馆里很安静》(*Quiet in the Library*)一文中提出:如今图书馆缺乏实体类存在[32]。消费者除了在想使用图书馆的研讨室和各类空间资源时会去图书馆,其他任何时候都可用计算机获取信息。由于大批医学图书馆关闭以及在线资源逐渐普及,医学图书馆员的作用越发微弱,他们如今需要提供多样化的服务,包括管理电子资源和提供用户指导。与此同时,很多更为可行的新方向出现在学界,包括在医疗团队中加入图书馆员作为研究助理,并让他们参与循证资源的编著等。

除了纸质和电子的文字资料外,如今各类媒体资源的盛行也为健康信息传播提供了新渠道,其中传统媒体、社交媒体以及新媒体成为消费者搜寻健康信息的关键渠道。电视、广播、报纸和杂志等传统媒体在健康信息传播过程中仍然具有不可替代的地位。在互联网普及的今天,传统媒体如广播、电视等覆盖率仍在我国位于第一与第二,受众范围远超新媒体健康信息受众。在传统渠道中流动的健康信息多来自权威的医生访谈、医疗机构或政府部门,内容经过系统化的审核,在信息质量方面更加具有真实性和保障性。近年来,各类即时聊天软件、博客、论坛、短视频等社交媒体的兴起,也为人们搜寻健康信息提供了新思路。与传统媒体不同,社交媒体中的主体更加多元化,每个人既是健康信息的生产者,也是健康信息的消费者。消费者可以利用碎片时间在社交媒体中进行健康信息检索,无须花费长时间和长久的专注投入就可以轻松地获取健康保健知识。与此同时,搜索引擎以及各类 APP、在线健康社区以及在线问答社区的诞生也拓宽了消费者的健康搜寻渠道,其往往会根据受众群体特征进行分类,为不同的消费者提供特定的健康服务与内容,同时消费者也可以主动定制自身的个性化内容或进行主动提问寻求网友帮助。各新媒体平台依托于电脑、手机、平板等各种媒体设备,使得消费者可以摆脱时间和空间的限制,随时随地检索健康信息。并且该类平台上的健康信息能够实现全天候同步更新,有助于帮助消费者第一时间跟进重大卫生事件,满足公众的求知欲。

4.3 传统的消费者健康信息搜寻媒介

在互联网快速发展之前,电视、广播、报纸和杂志等传统媒体一直都是人们获取信息的主要方式,也是健康信息传播的主要渠道。传统的主流媒体传播健康信息多是以公益驱动向前,尽可能报道日常卫生常识、疾病防治知识、健康文明习惯、重大公共卫生事件等与群众密切相关的卫生信息方面的话题。

4.3.1 健康类电视栏目

电视作为大众媒体中普及率最高的媒介,许多电视栏目都涉及健康信息宣传,包括预防、医疗、卫生、养生、精神、心理、饮食等健康信息。消费者通过观看节目可以获得相应的健康信息。

(1)《养生堂》。广电总局健康养生标杆栏目、北京电视台王牌栏目。采用演播室访谈结合专题片的方式,以"传播养生之道、传授养生之术"为宗旨,秉承传统医学理论,根据中国传统养生学"天人合一"的指导思想,系统介绍中国传统养生文化,同时有针对性地介绍实用养生方法。

(2)《健康之路》。中央电视台以关注大众身心、保健意识,倡导健康生活为主旨的谈话类服务节目。开办至今,凭借鲜明的节目定位、权威的专家讲解、科学的现场演示,为大众传播最实用、最科学的健康知识。

(3)《名医话健康》。由山东省卫生健康委员会主办、山东省卫生健康宣传教育中心(山东省中医药推广交流中心)承办的一档电视健康栏目,设"名医访谈""四季养生""权威发布""榜样力量"四大板块,以互动演播室为主体,通过"名医＋电视＋互联网＋手机屏"实现医学科学知识融媒体传播。

(4)《全民健康》。中央广播电视总台央视网落实健康中国战略,倾力打造的健康类节目。节目发挥中央重点新闻网站的优势,联合行业协会、知名三甲医院、科研机构合作推出,通过融媒体节目形式,邀请知名专家解读公众对于健康理念的困惑,开展健康公益科普传播,为大众传播最实用、最科学的健康知识。

4.3.2　健康类报刊

报纸凭借其出版周期短、信任度高、适合做深度报道和可以反复阅读等优点,也成为人们搜寻健康信息的媒介之一。

(1)《健康报》。由国家卫生健康委员会主管,是具有权威性和影响力的全国性卫生行业报。主要宣传党和国家的卫生方针政策,及时报道国内外医药卫生重大科技成果,准确传播有关卫生保健的信息和知识,大力提倡文明健康科学的生活方式。

(2)《健康时报》。由人民日报社主办,是国内目前医药卫生健康类媒体中公信力最强、权威性最高、受众量最大的专业全媒体品牌之一。以做"中国人的健康顾问"为宗旨,全媒体平台目前有一报(《健康时报》)、一网(健康时报网)、一端(健康时报客户端)、两微(健康时报微信公众号、@健康时报新浪微博)、两视(视频"大夫说"、直播"人民名医")、四会(年度健康中国论坛、年度国之名医盛典、年度健康投资峰会、年度国家基层医疗论坛)六大板块,年度累计阅读9.3亿人次。

（3）《大众健康报》。全国重点健康类报纸、全国卫生报纸十佳，全国公开发行的医药、卫生、健康、保健类专业报纸。该报是四川党建期刊集团旗下的一份以普通文化人群，尤其是中老年为主要读者对象，以"专业、实用、服务"为鲜明特色，立足四川，影响西部，面向全国的医药卫生科普报。

（4）《保健时报》。国家卫生健康委员会主管、中华预防医学会主办的服务全国民众的科普周报，集医疗、预防、养生、保健、康复于一身，融新闻性、权威性、知识性、实用性、服务性为一体，面向全国城乡公开发行的综合性报社。报纸每周四出版，全年 50 期。

4.3.3　健康类杂志

健康类杂志作为大众传播媒体之一，担负着传播健康知识、构建健康理念的使命，成为传播健康信息、促进人们健康观念形成的重要通道。因此要更加努力提高健康科普类期刊作为提升民众保健意识、普及医疗知识、助力民族健康中的作用。

（1）《大众医学》。中国办刊历史最悠久的医学科普杂志，1948 年 8 月创刊于上海。由上海科学技术出版社出版发行，同时分别在中国台湾地区发行台湾版，在新加坡发行新加坡版，并与中国盲文书社共同发行盲文版。丰富多彩的栏目和内容，不但帮助人们及早发现一些疑难疾病的前期预兆，并且提供人们合理的卫生保健常识，其内容生动浅显，贴近大众，是极受欢迎的科普杂志。

（2）《大众健康》。由中国健康时报主办，期刊级别为国家级。是一份面向海内外各阶层读者的家庭医学杂志，风格严谨，通俗实用，知识丰富，内容广泛，贴近大众，以解读者之疑、析患者之难为己任。

（3）《健康之友》。女性健康时尚生活服务类杂志。杂志核心精神是"健康最美丽"，实用与时尚兼顾，其内容方向以关爱女性生理、心理为主，对情感、生活及衣食住行方面都有独到的见解，在美容、护肤、时尚穿搭方面亦非常专业。

（4）《祝您健康》。创刊于 1980 年，办刊宗旨是"倡导健康文明生活方式，介绍科学实用保健知识"。内容以中老年人养生健体、防病治病、生活保健知识为主。主要板块包括特别策划、养生益寿、防病强身、宽心乐园、饮食营养、快乐人生、生活保健、健康广角。

4.4　互联网消费者健康信息搜寻媒介

互联网的快速发展使得越来越多的大众掌握并使用互联网技术来获取信息。同时一系列传统媒体向互联网转型,使得从互联网上获取健康的途径更加多样化。在新媒体环境下,健康传播媒介形式的外延不断扩大,传播内容明显增多,传播效率显著提升,在健康信息发布、寻医问药咨询和提供情感支持上有着显著的积极作用[33]。

4.4.1　搜索引擎

搜索引擎是人们在互联网上获取信息最常使用的媒介之一,也是健康信息资源数量最多的平台。在搜索引擎中,健康信息多是通过网站链接的形式进行传播。传播主体丰富,包括各级疾控中心等政府机构官方网站、各类社交网站、各类新闻媒体平台的社交板块等。

(1)百度搜索。百度搜索是全球领先的中文搜索引擎,致力于向人们提供"简单,可依赖"的信息获取方式。2020 国人健康搜索大数据显示,近五年用户在百度搜索体检、问诊、疫苗等健康管理服务相关内容的热度增长近 200%。目前百度健康医典已经与 1 500 多位院士、院长、主委级别专家合作,编审权威健康词条,这些词条内容日均搜索达 2 000 万次。

(2)谷歌。谷歌搜索引擎是谷歌公司的主要产品,也是世界上最大的搜索引擎之一,其拥有网站、图像、新闻组和目录服务四个功能模块,提供常规搜索和高级搜索两种功能。2016 年,谷歌开发了一种"病症搜索"功能,当用户搜索某些病症时,为其展示专业的医疗信息,帮助其进行自我诊断。

4.4.2　在线健康社区

在线健康社区目前已成为"互联网＋健康医疗"的一个重要发展模式,涌现出好大夫在线、丁香园等一大批受人们欢迎的在线健康社区,消费者借此可以获得大量具有高可信度的健康信息资源。

(1)好大夫在线(https://www.haodf.com/)。好大夫在线致力于运用互联网的新思维及新技术,在充分尊重医疗行业特点的前提下,努力改善百姓的就医流程,打造一个医生认可、消费者信任、有口皆碑的互联网医疗服务平台。在医院/医生信息查询、图文问诊、电话问诊、远程视频门诊、门诊精准预约、诊后疾病管理、家庭医生、疾病知识科普等多个领域取得显著成果。设有找大夫、就诊和问诊等板块。消费者可以按照疾病、医院或者科室来寻找符合条件的医生信息，并且通过网络问诊、在线问诊等方式向医生获取健康信息。该网站上还有专家访谈和疾病专题等医学报告板块，向消费者或者医生提供健康专题报告。

（2）医脉通（https://www.medlive.cn/）。医脉通专注于传递医学信息，助力中国临床决策。平台涵盖医学资讯、病例数据、医学知识库、临床指南、药品查询、医学视频课程等服务。医脉通平台于 2006 年上线，目前已有超过 300 万＋的注册医生，累计拥有 300 多万注册用户，已发展成为广受中国临床医生信赖的专业平台。

（3）丁香园（https://portal.dxy.cn/）。丁香园是中国领先的数字医疗健康科技企业，通过专业权威的内容分享互动、丰富全面的医疗数据积累、高质量的数字医疗服务，连接医生、科研人士、消费者、医院、生物医药企业和保险企业。目前已拥有 550 万专业用户，其中包含 210 万医生用户。

（4）微医（https://www.guahao.com/）。微医核心业务覆盖医疗、医药、医检、健保等领域，是行业内唯一覆盖"互联网＋医疗健康"全产业链的数字健康平台。以开放的"微医云"平台为基础，持续提升医疗服务能力、降低药品价格、提高医保基金使用效率、创新医疗器械研发，帮助各地打造"以人民健康为中心"的数字健康共同体。

（5）39 健康网（http://www.39.net/）。39 健康网是中国领先的健康门户网站，其历史悠久、规模巨大、拥有丰富内容与庞大用户。在健康资讯、名医问答、就医用药信息查询等方面持续领先，引领在线健康信息，月度覆盖超 3 亿用户。其致力于为用户提供疑难重症二次诊断远程会诊服务，开启互联网医疗领域的新探索。

4.4.3　社会化问答

在信息传播模式上，健康信息传播有信息诉求、信息交换和健康信息再生三个阶段。通过社会化问答社区，消费者可以主动搜索所需要的健康信息或主动向其他用户征询，然后根据已有回答或网友帮助获取所需信息。

（1）知乎。知乎是一个中文互联网高质量的问答社区和创作者聚集的原创内容平台，于 2011 年 1 月正式上线，以"让人们更好地分享知识、经验和见解，找到自己的解答"为品牌使命。截至 2020 年 12 月，知乎上的总问题数超过 4 400 万条，总回答数超过 2.4 亿条。知乎作为现代化互联网社交平台，其中的健康信息传播除了问答这一形式,还可以通过知乎专题栏目、知乎日报栏目等环节进行,让健康信息渗透在知乎的每一个角落,让用户能够接收更加丰富的健康信息。

(2)百度贴吧。百度贴吧是全球领先的中文社区,其结合搜索引擎建立了一个在线的交流平台,让那些对同一个话题感兴趣的人们聚集在一起,方便地展开交流和互相帮助。该平台是患病网友日常网上交流疾病治疗信息的重要渠道,用户往往关注某一类疾病的治疗、诊断、康复信息。

4.4.4　社交媒体

随着移动互联网技术的飞速发展,各类聊天软件、博客、短视频等社交媒体的兴起,使得搜寻、创作、分享健康信息变得更加便捷,消费者可以借助社交媒介搜寻更为广泛的健康信息。

(1)微信。微信当前全球每月活跃用户已超过 12 亿,是中国最多人使用的APP 之一。即使目前各大短视频平台风起云涌,各自开疆扩土,微信 2022 年新增用户依旧涨幅明显,月均新增用户接近 1 000 万。对比当下流行的短视频平台,微信用户的粘性最高,平台与用户关系最紧密,日均使用时长和访问次数均为最高。微信平台旗下的公众号、视频号成为健康信息传播的主要渠道。

(2)微博。微博是一种基于用户关系且通过关注机制分享简短实时信息的广播式社交媒体平台。该平台凭借互动形式便捷、内容趣味性强、传播速度快、用户基数大等优势,成为网民喜爱和常用的社交软件。微博中的健康博主,采用轻松的话语风格、丰富有趣的科普形式把复杂难懂的医学知识转换为易于理解和记忆的健康小知识,极大地满足了网民们对健康信息的需求[34]。

(3)短视频平台。抖音、快手、西瓜视频等短视频平台的出现为人们获取健康信息提供了新的媒介,也改变了以往健康类知识复杂枯燥的传播现状。为了符合大众需求,短视频内容多以健身养生、医学知识科普、安全用药等相关健康信息为主。并且由于视频时限短、泛娱乐化的特点,短视频创造者大多采用轻松愉快的风格讲述有趣的内容,以通俗化讲述或具象化亲身示范的方式来传递健康信息。《2022 年抖音数据报告》显示,2022 年热点视频播放量每月高达 4 000亿。全国多地相续暴发公共卫生事件,全国群众积极关注疫情动态位居 2022 年抖音热点重大事件第二名。可见大众充分利用短视频的交互性特点关注、传递和获取健康信息。

4.4.5　移动互联网下的 APP

移动互联网时代下,智能手机已大量普及,人们在沟通、社交、娱乐等活动中越来越依赖于手机应用软件 APP。通过 APP,人们可以随时随地获取最新的健康消息。

(1) 新闻类 APP。新闻类 APP 是新媒体时代中传统报刊的互联网延伸,大众可以通过电脑端的新闻网站、手机端的新闻类 APP 跨越地域报纸的限制,以更低的成本获取更多种类的健康信息类新闻报道。相比较之下,部分手机端口的新闻 APP 受众更加广泛,这类应用中拥有独立的健康养生类板块,使用户获取信息更加方便。2019 年今日头条发布的健康大数据报告显示,每天约有 3 500 万人在今日头条上浏览健康内容,健康科普创作者超 6.3 万人,健康类内容的收藏数超 7.2 亿,健康类资讯年阅读量达 540 多亿,阅读量年增幅超 60%。这表明网络化的新闻更符合当代人获取健康信息的习惯,且其受众还在不断增加。为了保证健康类新闻质量,这些平台通常还会与医学类作者进行签约,致力于传递优质的健康信息,对社会中的伪健康信息、谣言进行修正。

(2) 广播类 APP。2015 年,移动互联网广播类 APP 数量呈现爆发式增长,其也成为消费者获取健康信息的重要平台。广播类 APP 传播健康信息有极具亲和力和感染力、重视受众需求、碎片化等特点,可以通过互动性的回馈改变用户行为[35]。从内容属性来看,广播类 APP 内的健康资源不仅有专业生产内容,还有用户生产内容,海量的健康信息提高了信息传递的强度。从内容生产者来看,广播类 APP 聚集各类权威医师、机构等资源,在提升公信力的同时,达到了更好的传播效果。与传统广播不同的是,广播类 APP 内容不受节目播出时间的限制,用户可以在任何时间根据自己的喜好来选择收听健康节目,让有不同健康信息需求的大众都能得到满足。

(3) 健康类 APP。随着人们对健康的关注度不断提高,健康类 APP 成为大多数人手机中必不可少的软件,在传播健康医疗信息、为用户提供医疗保健教育、指导用户的健康行为等方面发挥巨大潜力。根据网络报告显示,在 2020 年全球共发行超过 7.1 万款健康 APP。2020 年中国地区健康类 APP 月下载量达 1.5 亿次,拥有广泛的受众群体。健康类 APP 大体可以划分为医疗咨询类、健康运动类、女性关怀类、健康信息管理类以及健康知识集合类等。以"好大夫在线"为例,APP 中不仅包括在线诊断,还包括健康社区、健康咨询、健康直播等板块,呈现出丰富多样的健康信息传播形式。随着我国卫生健康领域与"互联网＋"结合,会有更多智慧医疗 APP 诞生,消费者借此可以更加精准便捷地搜寻健康信息。

本 章 小 结

本章节对消费者搜寻健康信息的影响因素进行归纳总结,包括个体因素、信息因素和社会因素。消费者个人方面,其年龄、性别、受教育程度、健康素养以及特殊群体的身份都会对健康信息搜寻产生影响。信息方面,信息质量、信息技术和信息环境会影响人们对健康信息的感知,进而影响其搜寻过程。社会方面,突发的公共卫生事件以及当前部分区域的经济发展不平衡等因素也会对人们的信息搜寻行为产生影响。

健康信息搜寻渠道的现状和演变也是本章节的关注重点。在搜寻渠道方面,纸质版医学教科书和参考资料的数量将不断减少,健康信息将更多地以电子书、网络资源、应用程序等形式出现。网络资源在内容深度和检索速度方面具有优势,它正成为消费者的首选医疗资源。此外,与传统的纸质教科书和参考书目相比,电子格式的资料更新速度更快,且许多优秀的网络资源都是免费的,因此消费者应多尝试在线渠道和媒体渠道。本章详细罗列了传统信息搜寻媒介和互联网背景下的信息搜寻媒介,旨在帮助消费者了解全面详细的信息搜寻渠道。

本章参考文献

［1］张宁,王佳,袁勤俭.进展与展望:面向健康信息的用户搜寻行为[J].图书馆论坛,2021, 41(05):78-88.

［2］韩永丽.基于移动终端的大学生健康信息搜寻行为研究[D].郑州:郑州大学,2019.

［3］王子岳.中年城镇居民网络健康信息搜寻行为及其影响因素研究[D].杭州:浙江大学,2019.

［4］赵栋祥,马费成,张奇萍.老年人健康信息搜寻行为的现象学研究[J].情报学报,2019,38 (12):1320-1328.

［5］刘嫣,张海涛,李佳玮等.移动终端视角下的老年用户在线健康信息搜寻行为影响因素研究[J].图书情报工作,2021,65(11):46-54.

［6］胡蒙,轩慧杰.基于扎根理论的老年慢性病患者网络健康信息搜寻行为的研究[J].中国临床护理,2020,12(05):388-392.

［7］朱亚茹,王依诺,纪鹤骞等.老年冠心病病人网络健康信息搜寻行为的研究进展[J].全科护理,2022,20(02):178-182.

［8］杨阳,王鹭,王荣.医学院校大学生健康信息搜寻行为研究[J].医学信息学杂志,2020,41

(09)：47 - 50.

［9］夏佳贝,邓朝华,吴泰来.职业女性网络健康信息搜寻行为影响因素及社会支持的调节效应研究[J].图书情报工作,2020,64(23)：53 - 62.

［10］熊欣语,张亮.深圳市流动人口与户籍人口网络健康信息搜寻行为差异及其影响因素[J].医学与社会,2021,34(05)：5 - 9.

［11］王文韬,张行萍,罗琴凤等."数字土著"在线健康信息搜寻与线下就医行为关联的量化实证[J].情报理论与实践,2021,44(07)：86 - 93.

［12］覃子珍,霍朝光.社交媒体情境下的健康信息持续搜索意愿研究——基于收支博弈视角[J].现代情报,2020,40(05)：66 - 77.

［13］宋士杰,齐云飞,赵宇翔等.冲突性健康信息对用户健康信息搜寻的影响：基于不确定性视角的探究[J].图书情报工作,2021,65(11)：24 - 32.

［14］董慧媛.突发公共卫生事件下高校学生健康信息搜寻行为影响因素研究[D].哈尔滨：黑龙江大学,2021.

［15］张璐,彭雪莹,陈静.突发公共卫生事件中大学生健康信息搜寻意图研究[J/OL].情报科学：1 - 9[2022 - 06 - 07].http://kns.cnki.net/kcms/detail/22.1264.G2.20220406.0907.006.html.

［16］陈静,杨焕焕,陆泉.突发公共卫生事件中大学生健康信息搜寻的时空特征研究[J].知识管理论坛,2021,6(06)：327 - 338.DOI：10.13266/j.issn.2095 - 5472.2021.031.

［17］张玉麒.农村居民健康信息搜寻与采纳行为研究[D].天津：南开大学,2020.

［18］谢兴政,张大伟,陈彦馨.小世界的"大眼睛"：少数民族村落青年线上健康信息主动替代搜寻意向研究——以西南民族村落大学生为研究[J/OL].图书馆杂志：1 - 18[2022 - 06 - 08].http://kns.cnki.net/kcms/detail/31.1108.G2.20210922.0945.002.html.

［19］Covell D G, Uman G C, Manning P R. Information needs in office practice：Are they being met? [J].Annals of internal medicine. 1985, 103(4)：596 - 599.

［20］Shaughessy A F, Slawson D C, Bennett J H. Becoming an Information Master：A Guidebook to the Medical Information Jungle[J]. Journal of Family Practice, 1994, 39：489 - 499.

［21］D'Alessandro D M, Kreiter C D, Petersen M W. An Evaluation of Information Seeking Behaviors of General Pediatricians[J]. Pediatrics. 2004, 112：64 - 69.

［22］Smith R. What Clinical Information do Doctors Need? [J]. BMJ.1996, 312：1062 - 1068.

［23］Campbell R, Ash J. An evaluation of five bedside information products using a user-centered, task-oriented approach[J]. JMLA. 2006, 94(4)：435 - 441.

［24］石晶,丁树荣.突发公共卫生事件健康知识的传播渠道研究[J].中国健康教育,2007(02)：89 - 91.

［25］涂文校,汪韶洁,张云等.青岛市居民接触各类大众传播渠道及健康传播可及情况调查[J].中国慢性病预防与控制,2008(02)：117 - 120.

［26］谭晖.电视健康节目的健康传播学研究[D].南昌：南昌大学,2007.

［27］秦美婷,张蕾.大众媒体健康传播之调研——以日本核泄漏事件为例[J].西南民族大学学报(人文社会科学版),2013,34(04)：153－158.

［28］刘晓倩,牛晓耕."互联网＋"背景下中国居民对信息获取渠道的选择及影响因素——基于 CGSS2015 数据的分析[J].农业图书情报,2019,31(06)：40－47.

［29］贾艳,朱士俊.获取新型冠状病毒肺炎防控信息的渠道调查分析[J].中国健康教育,2021,37(08)：754－756.

［30］Thibodeau P L, Funk C J. Trends in hospital librarianship and hospital library services: 1989 to 2006[J]. Journal of the Medical Library Association. 2009, 97(4)：273－279.

［31］McGowan J J. Tomorrow's academic health sciences library today[J]. Journal of the Medical Library Association. 2012, 100(1)：43－46.

［32］Lee T. Quiet in the Library[J]. NEJM, 2005, 352：1068－1070.

［33］陈虹,梁俊民.新媒体环境下健康传播发展机遇与挑战[J].新闻记者,2013,363(5)：60－65.

［34］陈丽娟,韦令辰.健康传播中的微博情绪与互动传播关系分析[J].传媒观察,2021(03)：53－60.

［35］陈岩.移动互联网广播类 APP 健康传播研究[D].保定：河北大学,2017.

第5章　消费者健康信息获取

健康信息获取是指人们基于自我定义的社会网络,从消费者之间有目的的或是偶然的日常交流语言或非语言信息中获取健康信息。该行为有助于减少消费者健康状况的不确定性,并构建社会和个人对健康的认知[1]。人们可能出于多种目的获取健康信息,线上和线下在获取健康信息方面具有不同的优势。本章旨在介绍消费者健康信息获取影响因素、不同的健康信息获取模式和途径,为消费者获取健康信息提供参考,并就最为流行的英文检索平台(谷歌/谷歌学术和 PubMed)进行详细的获取策略介绍。

5.1　消费者健康信息获取影响因素

健康信息获取是个体围绕健康信息需求,通过一定的技术手段和方式方法获得信息的过程,而消费者获取健康信息的影响因素是指获取健康信息的过程中是否有促进或造成阻碍的因素[2]。通过广泛阅读文献,总结归纳出需求因素与群体因素是影响消费者健康信息获取的关键因素,本节对其进行具体阐述。

5.1.1　需求影响

不同消费者对于健康信息的需求不同,需求不同导致其对于获取途径也有所侧重。例如根据疾病种类来分,罕见骨骼疾病患者及家属需求集中在政策、诊疗知识及前沿资讯,网络平台已成为包括罕见骨病在内的各种罕见病患者及家属获取健康信息的主要途径。微信公众平台的普及使得患者及家属能够及时准确地了解更多诊疗、政策信息,但在内容上仍需进行精确化定位,以满足患者及家属的实际需求[3]。对于抑郁症相关信息来说,基本知识、社会生活、自我管理及预防、教育是消费者讨论的热点,问答社区可针对常见的知识性问题提供标准化答案,并可对不同角色的消费者身份进行分类识别;根据消费者的需求,提供个性化的信息服务[4]。

根据个人因素来分,城市老年人对于疾病相关信息(预防、治疗和恢复)需求最大,对于此类健康信息,其往往从专业渠道、网络、自身或他人经历及经验中获取;同时老年人也关注医疗相关信息(医保政策和服务机构选择等),除了从专业渠道获取以外,人际关系的介绍和推荐、社区、社会机构及其工作人员等也是受访者的重要信息源;在生活中他们也会关心亲友,特别是晚辈相关疾病的预防、治疗和恢复信息,他们往往会通过手机、电视节目等渠道获取[5]。孕妇的健康信息需求主要包括孕期症状及异常、孕期检查、孕期营养与保健、分娩、生育相关政策制度、产后康复与护理、医院、胎教及新生儿护理八大类,由于信息复杂且具有阶段性特征,因此其往往倾向于通过在线母婴社区与相同经历的其他孕妇建立进一步联系[6]。

5.1.2　群体影响

不同群体对于健康信息获取的路径也不同,年龄、婚姻状况、职业等多种因素都会影响。以个人特征为例,年轻甲状腺癌病人检查及手术和居家康复信息需求较年老病人高,可能原因是年轻甲状腺癌病人的癌症生存期更长,重返工作岗位概率更大,社会及家庭责任较重,因此信息需求水平较高[7]。未婚病人居家康复信息需求高于已婚病人,可能与未婚病人更关注疾病的长期不良影响有关,他们存在更多外观改变、婚育、性生活等特殊信息需求[8]。除此之外,女性比男性更多地从网络获取健康信息;居住在一线城市的高学历年轻人群由于工作生活压力大,更加依赖从网络获取健康信息[9]。

再就职业特征分类,可以发现学生群体相比于通过图书资源、电视广播以及专业医学健康网站等传统途径获取健康信息,更倾向于使用手机 APP 软件这类新媒体作为获取健康信息的途径[10]。农民工群体获取健康信息则更多考虑渠道的便利性,忽略信息的可靠性,利用碎片时间通过手机网上获取健康信息是他们的首选,且其对获得的健康信息可靠与否的分辨意识和能力较弱,易听信盲从[11]。个体工商户由于工作强度大、心理压力大,目前针对全民的健康信息很难满足个体工商户的需求,因此对于个体工商户,有关部门可以在其集中的各类型市场、商业街区等地方进行健康信息的宣传,并且考虑到该群体往往因白天店铺忙碌难以顾及自身身体健康,可设置流动医生对个体工商户进行定期健康检测[12]。

可见不同群体对于健康信息获取各有侧重,因此未来在进行健康信息传播研究时,应根据不同群体的特点,采取针对性的传播策略。

5.2 消费者健康信息获取模式

人们获取健康信息资源的目的各种各样：有些消费者希望找到关于某个特定主题的参考信息；有些消费者希望时刻关注特定或相关主题的信息；还有一些消费者需要查找特定问题的答案，或者成为某一社区的成员，不断为他人提供信息和帮助。所有这些需求都能在现有技术下被满足，这体现了互联网作为通用信息资源的多样性，消费者可以通过主动或被动的方式获取健康信息。

5.2.1 被动获取模式

信息传递可以用几种方式来描述，最简单的方式是根据消费者是否特别请求传递信息将其分为"推（push）"或"拉（pull）"。其中，推送系统可以帮助消费者被动地获取健康信息。在推送系统中，最初消费者需要请求加入系统，之后便无须进一步请求就能接收到信息，即信息被推送给消费者。例如，订阅特定主题的电子邮件以及各种类型的即时消息、弹出式通知系统和嵌入在万维网页面中的指示器。推送系统概念中的一个关键特性是，假定推送给消费者的信息被过滤了，那么消费者就需要自行查找所需要的信息，然而自主查询的信息来自大数据集，只有一小部分数据是消费者所需要的信息，消费者必须经过检索才能查看。在推送系统中消费者查找信息的工作量就比较少，因为它们代替了检索信息，但推送系统推送信息的有效性取决于系统为消费者筛选相关内容的能力，在消费者的兴趣、需求和目标各不相同的环境中，这可能很困难。

在某种程度上，拉/推分类是任意的，现代信息传递系统可能同时提供这两种类型的信息传递组件。系统可以根据它们是否主要从中央资源库发布信息，或者它们是否另外支持人与人之间的通信和社区建设进行分类。邮件列表的功能与前面描述的推送系统类似。一旦消费者加入，消息和文档无须进一步操作就会进入消费者的收件箱以便查看。假设邮件列表能够很好地筛选出消费者感兴趣的内容，那么它就便于消费者使用了。然而，邮件列表和电子邮件也有一些缺点：如果消费者希望再次找到电子邮件发送的信息，则必须将其保存到消费者系统的某一逻辑位置。许多电子邮件系统和本地客户端没有用于组织信息以供以后检索的存档功能，但有些客户端允许消费者对电子邮件进行简单的分类以用于保存，一些消费者就会使用此功能。有些邮件列表管理器能够提供以前邮件的 Web 显示，但是在数量庞大的邮件列表中，查找以前的单个邮件可能很困难。此外,垃圾邮件及恶意软件使得电子邮件及其附件在某些设置下变得难以使用。

5.2.2 主动获取模式

Tom Ferguson 指出了满足现代医疗保健消费者个人信息需求的重要性:"当消费者有严重的医疗问题时,他不会只接受当地医生提供的治疗。他们会花好几个小时在网上了解自己的病情,与其他有共同需求的消费者和相关方面的临床医生交流,找寻关于最佳的新疗法的每一个线索。"[13] 因此,在线工具已经成为消费者获取健康信息的主要途径。Ferguson 博士描述了消费者参与获取和使用医疗保健信息的 10 个层次[14],具体如下。

1 级:消费者搜索健康信息。

有越来越多的成年人使用互联网寻找有关他们健康问题的信息。五分之四的在线课程是从搜索引擎开始的。例如消费者给自己上在线速成课程,学习他们新诊断出的疾病和失调现象。他们为预约医生做准备,查阅医生推荐的药物和其他治疗方法的信息,寻找新的方法来控制体重。但最重要的是,他们搜索的信息可能是为了帮助他人。根据皮尤互联网与美国人生活项目(Pew Internet & American Life)的调查,越来越多的消费者为朋友和家人搜索医疗信息(81%),而不是为自己(58%)。

2 级:消费者与家人和朋友交换电子邮件。

消费者通过电子邮件联系他们的朋友和家人,报告他们的健康问题和担忧,并从朋友和家庭成员的网络中寻求信息、建议和支持。他们所爱的人通常会报以同情、理解和支持。他们推荐特定的资源:医生、治疗中心、网站、书籍和支持小组。他们把消费者转到"二级"联系人,例如另一个知道他们所关心话题的朋友。他们也使用电子邮件来协调面对面的访问和帮助。

3 级,消费者向"网上患者助手"寻求指引。

当面对一个严重的医疗问题的新诊断时,消费者可能会找一个有经验的具有相同条件的在线助手进行交流,例如一个致力于他们所关心事情的网站管理员。在互联网上有成千上万名这种特定情况的在线患者助手,而且很容易找到他们。此外,他们通常提供一种独特的实用的和令人安心的"曾经做过"的建议,这些建议可能很难或不可能在其他地方获得。

4 级,消费者参与在线支持小组。

许多面临严重医疗挑战的消费者参与了专门针对单一疾病(如乳腺癌或抑

郁症)的互联网支持社区。这些团体通常通过网络论坛或电子邮件列表上的帖子进行交流。参加者分享他们的想法、感受、个人故事和经历,并提出和回答问题。他们还交换医学研究和临床试验的信息,讨论当前的治疗选择,并推荐治疗中心和在共享条件下具有特殊专长的专业人员。

5级,消费者与其他在线助手一起研究他们共同关心的问题。

一些互联网支持社区的成员将自己组织成在线工作小组,查阅有关他们疾病的医学文献,并为新诊断的患者提供常见问题列表。一些在线互助小组就他们共同关心的问题进行非正式的研究。少数人甚至以小组成员作为研究对象,开展了自己的正式研究,或与专业研究人员合作进行医学研究。

6级,消费者使用在线医疗指导系统。

在一些网站上,消费者可以输入他们正在服用的所有药物的名称,然后收到所有可能的药物相互作用的报告。在另一些网站上,他们可以阅读医生建议的某种药物的评论,这些评论是由数十名实际使用过这种药物的消费者撰写的。在一些网站上,消费者可以回答一系列关于其症状的问题,并收到一份可能的诊断清单,以及一份医疗测试和观察结果的列表,这些测试和观察结果可以帮助他们决定哪种疾病可能性最大。此外,还有许多在线医生目录,消费者可以在其中找到有关个别医生和医院的详细信息,例如患者评估、手术成功率和医疗事故处理报告。这样的网站是医疗指导系统的早期原型——利用计算能力帮助消费者做出正确医疗决定的信息技术系统。在未来,这样的系统可以使消费者在他们自己的医疗服务中发挥更有智慧和更负责任的作用。

在这最初的六个层次中,消费者主要在非专业医学和自我管理护理领域工作,很少或根本不与卫生专业人员打交道。接下来的四个层次涉及消费者和卫生专业人员之间的交互。

7级,消费者与在线志愿健康专家互动。

消费者有时会将他们在网上找到的问题通过电子邮件发送给健康专家;或者也可以访问一些网站(例如 drgreene.com 或 drweil.com),医生或其他健康专家会在这些网站上回答访问者的医疗问题。目前有数百名卫生专业人员提供这类服务。许多网站(例如 http://www.goaskalice.columbia.edu)以可搜索或可浏览的格式列出数百个以前被问过的问题和答案。

8级,消费者使用在线医疗顾问和咨询师的付费服务。

一些消费者利用了现在越来越多的专业人士提供的在线服务:他们可以付钱请医生或护士来回答他们通过电子邮件提出的问题。他们可能会在网上寻求专业医师的第二意见。他们可能会与线上治疗师进行一系列电子邮件咨询会议。他们可以使用在线医学研究者的服务。或者他们寻求网上私人教练、营养师或减肥教练的建议。因为在线医疗专业人员不需要面对面地接触,他们可以向任何有互联网连接的人提供服务。

9 级,消费者与当地临床医生进行电子对话。

越来越多的消费者与当地的实体医生交换电子邮件。这些通信的内容常常类似于医生与消费者之间的对话。病人会问一些问题来帮助他们为临床检查做准备,或者进行后续随访。因为电子邮件更方便,时间压力更小,消费者不必担心打扰忙碌的医生。通过电子邮件与医生沟通的消费者可能会发现,他们能更容易地提出深思熟虑的问题、介绍新的主题以及报告在线搜索的结果。一些提供商现在提供更复杂的在线患者服务,例如,线程化的患者—医生消息、在线建议护士、在线支持社区、共享消费者电子健康记录的访问、在线预约安排和在线处方续费。

10 级,消费者从他们的临床医生那里接收单向的电子信息。

一些卫生专业人员使用网络向他们的病人发送未经要求的非交互式信息,例如有针对性的行为改变建议或医生选择的病人教育材料。在大多数情况下,这些产品的有效性可以通过"选择加入"的方式来提高,也可以通过添加"反驳"选项,或者两者兼而有之,将交互移动到第 9 级。虽然这种单向通信可能被年龄较大或不太老练的消费者所接收,但一些有经验的消费者认为未经请求的单向消息是垃圾邮件,可能会觉得它们具有攻击性。

除了线上主动获取外,线下的人际沟通也是获取健康信息的关键过程。人际沟通可以发生在社会关系中,如家人和朋友;也可以发生在更正式的关系中,如医生和病人。人际沟通对于健康行为的影响可以帮助我们设计出更为有效的干预措施,以改变人们的健康行为,并改善医生和患者之间的沟通方式。在这一研究领域有大量文献,其中大部分涉及与健康行为相关的其他互动类型(如与朋友、家人、同事)的影响和交流。医疗护理中最有趣的是临床医生和患者之间的沟通方式。良好的沟通往往有助于改善身体健康,能更有效地管理慢性病,并在病后的一段时间内有效提高健康生活质量[15]。对临床医生(主要是内科医生)与消费者之间沟通的研究已进行 40 多年,现有研究在制定理论模型以解决诸如有效沟通的关键要素是什么,临床医生与消费者沟通如何进行,以及它将以何种方式影响健康状况和健康行为等问题方面取得了一些重大进展。

5.3　消费者健康信息获取技术实现

当前,身处大数据时代的消费者周围充斥着海量的健康信息,数据规模的庞大使得人们很难在短时间内快速、准确地获取他们所需要的健康信息。已有众多学者对于如何从海量信息中抽取其所需要的信息进行研究,本节旨在介绍如何从海量的健康数据中提取出真正关键有用的信息。

5.3.1　文本信息抽取技术

随着医疗信息化建设持续推进,各类健康信息都逐渐以电子化形式进行存储,因此在健康信息领域存在众多有价值的电子文本信息等待我们获取并分析,包括电子病历、医疗处方等。同时,新媒体的盛行也使得大量网络文本出现,包括用户评价文本、社交媒体短文本等,其中蕴含的众多健康信息值得我们挖掘。

在电子病历文本分析方面,由于电子病历中包含着大量晦涩难懂的医学术语,且句子中词语之间的依存关系以及上下文语境信息时常被忽略,因此该方面的研究还有很大的拓展空间。李月针对中文医疗文本的信息抽取技术进行了研究,设计了基于字标注的医疗命名实体识别算法,通过在词向量表征中添加词性、词典等特征,丰富原有字向量的表示。同时,针对医疗实体关系类别较多,受限于有限的标注数据,提出一种基于特征融合的方法,通过支持向量机模型构建多个分类器预测医疗实体的关系类别,并根据电子病历的文本特点,融合区间信息、描述词和否定词信息、最近句法依赖动词等扩展特征,提高了中文医疗实体关系识别的效果[16]。张敏钰针对当前临床医学事件时序信息抽取任务存在的三大挑战开展相关研究,包括自主构建了面向中文电子病历的临床医学事件信息语料库及面向英文电子病历的句内时序关系语料库;提出了一种框架将句子的上下文语境信息集成到汉字表征中来帮助模型理解特定语境下的词汇;引入了惩罚性权重解决数据集类别分布不均衡引起的模型性能分布不均衡的问题;通过融合图神经网络与预训练语言模型,增强模型对于句子语义的理解能力和时序特征的抽取能力[17]。吴骋通过"文书类别预测模块"和"分类模型",对不同病历文书及章节内容进行区分,并在此基础上利用"规则＋深度学习模型",根据不同文本信息特点搭建相应的信息抽取模型,对不同实体及其语义关系进行识别和建立,实现对医疗文本中各种信息的多维解析与分类存储[18]。

在网络文本方面,孙雅楠提出了一种针对微博中文短文本的症状提及识别模型,通过结合文本词级别、字级别、扭曲质心、基于质心的扩展特征的联合表示模型构建文本表示,然后将其输入卷积神经网络,提取更高层次的语义信息,训练一个高性能分类器完成症状提及识别任务,并基于此开发了微博健康监测系统,为相关研究人员提供大量的健康报告统计数据,辅助监测公共健康调查[19]。张晓敏基于自然语言处理以及本体技术来研究中文医疗情感语义资源的获取、描述、组织及查询应用问题,通过采集大量医疗在线评论数据,从语义层面对情感信息进行处理,完成对医疗情感本体的构建,并在此基础上利用本体查询工具实现了基于概念、属性和实体对比等多种语义检索的实例,展示情感知识本体的应用价值[20]。

5.3.2　Web 信息抽取技术

当前,网络成为人们获取健康信息最主要的方式。然而网页中往往充斥着各种冗杂信息,这为信息集成和检索造成不便,因此网页信息抽取技术显得格外重要。Web 信息抽取是指从非结构化或半结构化的机器可读文档中抽取用户所需的信息[21],并将其转换为结构化形式以存储在硬盘或数据库中。通过从网页海量的数据中抽取医患问答中疾病与症状、检查、药物之间的关系,能够增加健康知识的获取途径,帮助用户在就诊前更加快速、准确地获取相关医学信息,提高医疗就诊的效率,补充和完善现存的疾病、症状和检查的知识库,对于辅助医生进行诊断和决策制定具有重要意义[22]。

当前,众多学者对该领域进行了探究。江如茜探究了基于 DOM 树的网页正文信息抽取,利用 DOM 树的节点相似度对页面进行分块,并基于现有的 DOM 树密度模型和节点重要度的正文信息抽取方案,结合节点路径的特点进行密度模型和节点重要度的计算,对页面分块后的正文价值判断。同时,提出基于分类器的阈值自适应选取的改进方法,利用分类器对密度值和节点重要度进行训练分类,通过训练的结果来判断正文信息块和噪音信息块,随后对信息块内进行去噪操作并抽取出正文信息[23]。李利敏设计了基于 DOM 树的 Web 信息抽取模型,利用该模型可以实现从医疗网站的半结构化文本中抽取疾病、症状及其对应的相关医学信息,与此同时,网站中有关症状的自由文本将被保存下来[24]。李汝君等人提出了一种基于 WebHarvest 的健康领域 Web 信息抽取方法。通过对不同健康网站的结构分析设计健康实体的抽取规则,实现了基于 WebHarvest 的自动抽取健康实体及其属性的算法[25]。

除了健康网站外,在线问答社区也是人们获取健康信息的主要来源之一。麻俊满探究了面向非结构化文本的问答系统中的答案抽取技术,他使用传统机器学习方法对问题句和答案句之间的关系进行建模,提取三类特征并使用 SVM 和 Xgboost 分类器给出问题句和每一个候选答案句子的分数,用于答案排序;对于精确答案定位,他将该任务看作机器阅读理解任务,提出了适用于阅读理解任务的 baseline 模型,并在该模型的基础上,对输入特征和模型结构进行改进[26]。张艳丽针对在线健康社区上的海量医患问答数据,采用 Bi - LSTM+CRF 技术对问答数据进行疾病、症状和检查的实体识别,并在此基础上进行疾病、药物和药物效果之间的关系抽取,构建一个基于在线健康社区的知识图谱框架[27]。

5.3.3　深度学习信息抽取技术

当前在线医疗平台中存在海量的医疗信息,传统的信息抽取方法依赖于人工提取特征,而人工提取特征不仅花费大量的时间成本和经济成本,并且提取的特征有限。深度学习方法能够有效帮助我们高效提取信息特征,通过深层神经网络可以完成对特征的自动提取和表示,且学者证明在对海量数据进行信息抽取时,基于深度学习的信息抽取效果优于传统的信息抽取方法。

陈德鑫基于深度学习构建了在线医疗信息抽取框架,他将医疗实体抽取看作序列标注问题,将医疗实体关系抽取看作分类问题,将医疗实体属性抽取看作序列标注或者分类问题。结合 CNN 和 BLSTM 模型的优缺点和在线医疗信息抽取三个子任务的特征,构建了两种混合深度学习模型,完成对在线医疗信息的抽取任务,其所构建的在线医疗信息抽取框架如图 5 - 1 所示[28]。唐晨对面向医疗文本的实体抽取及概念标准化技术进行了深入研究,在实体抽取方面,利用

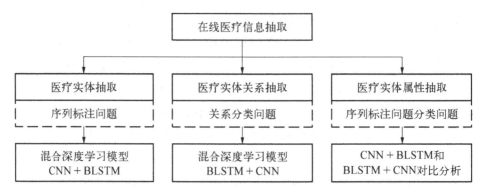

图 5 - 1　在线医疗信息抽取框架

深度学习模型从多个角度学习文本表征,从而提升模型的识别效果;在概念标准化方面,研究了深度学习模型的设计,包括形态学与语义特征抽取、大规模预训练模型的使用以及注意力机制的引入,同时构造了深度学习模型 Norm CG 和概念标准化混合模型 EM‐TUGAM,两者的实验效果均超过了数据集上的现有模型[29]。

除此之外,还有学者对利用深度学习对医学特定领域的信息进行知识抽取。孙水华针对中医针灸领域术语的构成特点,建立了一种基于种子集的领域术语抽取算法模型。该模型首先对中医针灸领域术语种子集进行有限次的迭代,生成中医针灸领域术语构件集;其次,以术语构件集为领域词典,采用最大向前匹配算法对中文针灸医学文献中的句子进行切分,并抽取候选术语;最后,采用术语过滤算法对候选术语进行过滤处理,筛选出中医针灸领域专业术语[30]。卢永美提出面向临床经验获取的中医古文献信息抽取任务,用于识别古文献中描述临床经验的文本片段,设计了基于深度学习的序列标注器用于完成该任务,并引入对抗训练和虚拟对抗训练来增强模型的泛化能力,证明了利用信息抽取技术从古文献获取中医临床经验具有可行性[31]。

5.3.4　网络爬虫信息采集技术

互联网作为健康信息传播的重要渠道,存在着海量的信息资源,这使得信息获取过程变得格外困难。网络爬虫是一种自动收集网页信息的工具,可以定向采集相关网页信息和其有关的链接资料,帮助我们快速获取所需信息。

在网络爬虫算法方面,王子豪提出结合现实需求,选用开源爬虫框架 Heritrix,并对该爬虫框架进行拓展来完成对自媒体平台的信息采集;随后选用 Htmlparser 对嵌套在爬虫采集下来的网页标签中的信息进行抽取,并把抽取出来的信息保存在本地数据库系统中;最后基于 Lucene 对数据库中的数据索引及 SSH2 经典 Web 框架实现信息获取,以网页界面的形式呈现,便于用户浏览和检索[32]。周毅等人利用 Scrapy 框架结合 Redis 技术,对传统网络爬虫框架进行改进和优化,设计出了分布式非结构化的网络爬虫系统,使采集到的信息能以非结构化形式存储于 MongoDB 数据库内,实现对数据信息的实时、有效处理分析[33]。谢蓉蓉等人提出了基于网络爬虫的网页大数据抓取方法,提高了网页大数据抓取效率,解决了传统抓取方法误差大的问题[34]。

在网络爬虫应用方面,周江杰等人总结了 Python 网络爬虫在信息流行病学的应用,包括通过分析互联网中健康相关信息,实现多种公共卫生监测、健康干预实施及效果评价、智慧寻医方略优化等目标[35]。李彤迪借助 Python 爬取中美医学科普网站相关关键词检索结果，从网站建设基本概况、网站信息表现的内容以及网站信息表现形式三个方面对中美医学科普网站进行对比研究[36]。陈豪基于改进的 Shark - Search 算法实现健康领域的爬虫，并基于爬取的数据开发了一个健康领域的垂直搜索引擎，该垂直搜索引擎在搜索健康关键词时主题相关性表现优秀[37]。卞伟玮等人聚焦网络爬虫技术，在自动记录和修正 URL 异常、原始数据存档、保持登录方式三个方面进行算法改进，并将其应用于爬取公共卫生服务基地数据，利用整理分析的数据完成多项健康风险评估模型建立[38]。

5.4　医学信息获取策略

消费者进行健康信息获取时，可以选择常见搜索引擎进行一般信息的查找，但是专业类的医学信息获取需要基于专业检索平台或者专业数据库。本节选取全球受众范围最广的搜索引擎谷歌与其学术检索部分谷歌学术，以及全球生命科学和生物医学领域最大搜索引擎 PubMed 进行检索策略介绍。由于其均为国外网站，故采用英文关键词进行检索，旨在帮助消费者更加快速、精准地定位其所需要的健康信息。

5.4.1　检索平台概述

当今世界各地最快速和全面获取信息的方法是在互联网上进行检索，搜索引擎为消费者和医护专业人士提供了广泛的医疗问题信息。谷歌、雅虎、必应和 Ask.Com 的易用性和可访问性特征使它们成为最受欢迎的搜索引擎。然而，检索人员发现，它们之间结果的可用性和相关性各不相同。显然，谷歌是最受欢迎的搜索引擎，占据了互联网检索市场份额的 2/3，有文章对四个搜索引擎进行比较得出谷歌检索结果具有最高的有效性和最低的冗余性[39]。现在出现了许多医学搜索引擎，包括 Omnimedicalsearch.com、Healthline.com、Tripdatabase.com 和 pogofrog.com。它们通过过滤商业网站来优化资源，并声称比一般搜索引擎检索拥有更多的同行评议信息。然而，医学搜索引擎的可访问性、知名度和操作性方面不如谷歌。

其他提供医学内容的搜索引擎有 PubMed、Science Direct、Scopus、Wiley Online、CINAHL 和 Web of Science。大多数据库提供复杂的功能和筛选工具，

以提高检索精度和结果相关性。PubMed 仍然是医学文献常规检索的首选搜索引擎,尽管它使用的主题词表和检索协议使其比一般搜索引擎更难导航信息。用一篇文章比较 PubMed、Science Direct 和谷歌的召回率、精度和有效性,它们都是可访问的且都检索到了很好的结果。作者的结论是,PubMed 的检索功能和内容全面性有助于深入调查,而谷歌提供的是粗略概述[40]。

一些比较 PubMed 和谷歌的文章统计了使用同一组临床问题检索出的综述文章数量。早期的文章显示,谷歌能检索出更广泛的结果集,而 PubMed 能获得更精确的结果集[41]。近期文献则认为谷歌能检索到更多高被引文章,这意味着它能够识别高影响力期刊,从而提高结果的有效性和准确性[42]。

然而,与选择搜索引擎一样重要的是学会使用它的检索功能。如果不使用筛选工具来优化检索,将导致返回的信息过多。本章将主要关注谷歌/谷歌学术和 PubMed,这是消费者使用最多的搜索引擎。

5.4.2　谷歌及谷歌学术获取策略

谷歌是由拉里·佩奇(Larry Page)和谢尔盖·布林(Sergey Brin)于 1996 年在斯坦福大学读研究生时开发的。他们提出了 BackRub 策略,即搜索引擎根据网页的被链接次数进行排名来对结果进行优先排序,这与引文检索类似,但是其缺点是新网站的链接需要花费一定的时间。

作为世界上最大和最快的搜索引擎,谷歌运用数千台 Linux 操作系统的服务器,每月执行上千亿次检索。它提供了全面审查,返回的文章结果来自普通报刊、医学杂志等。因为谷歌在检索中返回的结果较多,所以缩小或筛选检索范围是很重要的。

谷歌引用 Medline 摘要和全文文章,因此,对于一个非正式的检索,合理的做法是首先使用谷歌进行检索,并尽量在列出的前几个引用中找到答案。与 PubMed 相比,人们使用谷歌会在更短的时间内找到满意的答案,特别是在使用高级检索策略和运算符后会缩小检索范围使得结果更符合需求。Meats 等人证实了在检索医学信息时,临床医生更喜欢输入疾病术语和相关人群进行简单检索[43]。例如,如果检索者使用术语"2 型糖尿病足部检查频率",他们可能会检索到描述糖尿病患者应进行足部检查频率的临床文章。成功的检索取决于最大化谷歌检索选项,具体检索策略如下[44]:

(1)首先列出最重要的术语。

(2)在检索词前放置运算符"~"或"or"来检索同义词。

（3）"and"在 Google 中是暗含的，不是必需的（例如检索"diabetes diet"将返回有关"diabetes and diet"的结果）。

（4）在单词周围加上引号以检索一个确切的短语，例如"西佛罗里达大学"（"University of West Florida"），这样就不会检索单个单词。

（5）检索不区分大小写，不需要标点符号。

（6）谷歌的拼写检查器可以自动纠正拼写错误。

（7）在单词或短语之前输入"define"，能让谷歌充当字典快速查询字词的定义。

（8）输入算术字符串，谷歌将发挥计算器的作用。

（9）检索一种药物的名称，谷歌就会显示美国国立卫生研究院（NIH）中关于该药物的简述、说明、剂量建议、副作用和预防措施。

（10）谷歌的设置和高级选项可以点击结果页面的齿轮图标。

（11）设置选项。选择首选语言（如英语）、每页检索结果数（如 10 个或 20 个）以及是否应在新窗口中启动检索（推荐启动，因为退出当前页面时，检索将丢失）。

（12）高级检索选项，包括与（and），或（or）和非（not）功能；通过语言和地区缩小结果范围；通过网站域名来限制检索结果（如：edu 是教育；gov 是政府部门；org 是组织）；按照文件类型进行检索：Word、Excel、PDF、PowerPoint 等；通过划分阅读等级或许可权的方式，以及在"Find webpages that have"下限制检索结果范围；等等。检索可以只针对标题中的一个或多个术语，也可以针对正文中的一个或两个术语。

谷歌学术（Google Scholar）是谷歌开发的产品，它可以在出版商的网站上检索同行评议的学术期刊全文，包括美国国家医学图书馆通过 PubMed 在线提供的引文和摘要。与许多专有数据库不同，谷歌学术是免费的，而且访问便捷。它可以链接到全文文章，但如果这些文章不是开放存取的，或者消费者不隶属于订阅这些期刊的图书馆，那么获取这些文章可能会产生费用。2013 年末，谷歌学术增加了将文章保存到个人图书馆的选项。

谷歌学术在成立之初就存在一些不足，特别是它专注于那些被引频次高的研究，而这些研究往往比较陈旧。但使用"Since Year"筛选工具能够大概率克服这个问题，它允许消费者找到更新的出版物，并按日期显示出版物的排序。此外，目前关于谷歌学术的评论文章提及它在召回率和精度方面的改进[45,46]。Chen 提出谷歌学术在问世五年多的时间里，能够从所有公开可访问的网站和订阅的数据库中检索任何学术期刊的文章记录[47]。

5.4.3　PubMed 获取策略

PubMed 是由美国国家医学图书馆（NLM）的国家生物技术信息中心（NCBI）开发的基于 Web 的检索系统。PubMed 是 NCBI 检索系统之一，该系统检索包括教科书在内的各种来源的毒理学、生物信息学和基因组学方面的信息。

PubMed 提供免费访问 MEDLINE 的途径，涵盖医学、护理学、牙科学、兽医学、卫生保健管理、临床预科和生命科学的其他领域。PubMed 并不适用于查找常见问题的简易答案，但它是消费者寻找异常病例和研究主题信息的主要搜索引擎。与大多数复杂的数据库一样，PubMed 有筛选工具、专题和生成相关检索结果的功能。但如果不经过培训，使用 PubMed 检索可能会比较困难。本节重点介绍其重要功能和快捷方式。PubMed 网站上提供了一些优秀的教程，教你如何进行检索。此外，部分学者还撰写了关于 PubMed 工具和功能的综述文章以供参考[48,49]。

PubMed 的查询框（图 5－2）中可以输入关键字、医学主题词表（MeSH）和自然语言（Google 类型）条目。检索词可以单独输入，也可以通过布尔检索运算

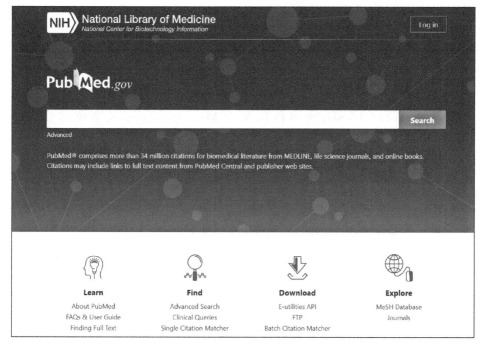

图 5－2　PubMed 主页[50]

符"AND"或"OR"连接。

PubMed 引文包括作者、标题、期刊、发表日期和 PubMed 标识号(PMID)，如图 5-3 所示(只有 65％的 Medline 引文包括作者摘要)。PubMed 无法显示被引用文章的全文。

Cardiovascular **Risk Factors** and Physical Activity for the Prevention of Cardiovascular Diseases in the Elderly.

Ciumărnean L, Milaciu MV, Negrean V, Orășan OH, Vesa SC, Sălăgean O, Iluţ S, Vlaicu SI.

Int J Environ Res Public Health. 2021 Dec 25;19(1):207. doi: 10.3390/ijerph19010207.

PMID: 35010467   **Free PMC article.**   Review.

The modifiable and non-modifiable cardiovascular **risk factors** are very diverse, and are frequently in a close relationship with the metabolic comorbidities of the elderly, mainly obesity and Diabetes Mellitus. In this review, we aim to present the most important car ...

图 5-3　Medline 引文

医学主题词表(Medical Subject Heading, MeSH)：为了方便检索，期刊文章由 NLM 索引器分类。文章被分配两个或两个以上的主题词，这些主题词来自一个叫作 MeSH 的结构化词表。

理解这些术语是什么以及它们如何改进检索，这是使用 PubMed 功能重要的第一步。可以想象，像 low back pain(下腰痛)这样的术语可以标记为 lumbar pain(腰椎痛)、osteoarthritis of the lumbar spine(腰椎骨关节炎)等。如果使用首选术语，它将显著改善检索。我们可以在 PubMed 检索窗口的下拉菜单中访问 MeSH，也可以从名为 More Resources 的菜单部分选择 MeSH 数据库。

图 5-4 显示了术语"low back pain(下腰痛)"在 MeSH 中如何组织内容。MeSH 条目显示了该术语及其同义词的定义，并显示了一组子标题，可用于缩小对 low back pain(下腰痛)的检索范围。

图 5-5 显示了在 MeSH 中 sinusitis(鼻窦炎)的检索过程。图中列出了不同类型的鼻窦炎，在每个 MeSH 条目的底部是分类显示或"MeSH 树"，如图 5-6 所示。MeSH 在扩展或缩小检索查询方面很有价值。使用诸如 nose diseases(鼻部疾病)这样的类别可以扩大检索范围。相反，在 MeSH 中查看 sinusitis(鼻窦炎)可以让消费者发现特定类型鼻窦炎的术语，以便他们选择最适合查询的术语。

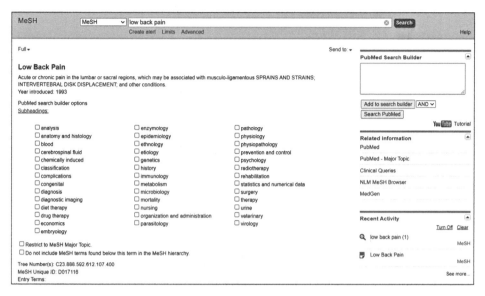

图 5 - 4 MeSH 术语展示

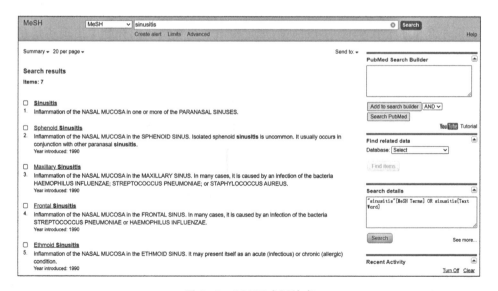

图 5 - 5 MeSH 术语检索

```
All MeSH Categories
    Diseases Category
        Respiratory Tract Diseases
            Nose Diseases
                Paranasal Sinus Diseases
                    Sinusitis
                        Ethmoid Sinusitis
                        Frontal Sinusitis
                        Maxillary Sinusitis
                        Sphenoid Sinusitis
```

图 5 - 6　MeSH 类别

1) PubMed 限制选项

允许按日期、受试者年龄、性别、人类或动物、语言来缩小检索范围。检索可以限制为仅检索全文、免费全文文章或者摘要(注：1975 年以前的大多数文章都不包含摘要)。同时,检索中也可以限制以下条件：① 作者或者期刊名称;② 主要出版物类型,包括临床试验、社论、信函、Meta 分析、实践指南、随机对照试验、综述等;③ 检索的主题子集,包括艾滋病、生物伦理学、癌症、补充医学、医学史、系统评价和毒理学等;④ 字段标签,规定检索词是在文章的标题中出现还是在正文中出现。

2) PubMed 检索

PubMed 是基于使用索引概念(医学主题词表)和布尔逻辑来检索信息的体系结构。首先我们分析要检索的问题并将其分解为能够使用医学主题词或文本词语描述的概念。然后,用 AND 连接这些检索词来检索包含这些概念的文章,或者用 OR 连接检索词来检索包含其中某一概念的文章。检索由细菌引起的鼻窦炎的文章,使用"sinusitis AND bacterial infections"进行检索(见图 5 - 7)。

虽然 PubMed 的检索框与谷歌类似,但是在 PubMed 中的检索词是基于概念进行检索而不是自然语言检索。由于大多数检索者都习惯使用谷歌,因此PubMed 正在开发一个自然语言搜索引擎,以实现其与概念搜索引擎一起检索文章。

3) 选择限制(Selecting limits)

检索人员使用概念检索时,可以使用筛选器进行限制检索。除了在检索时

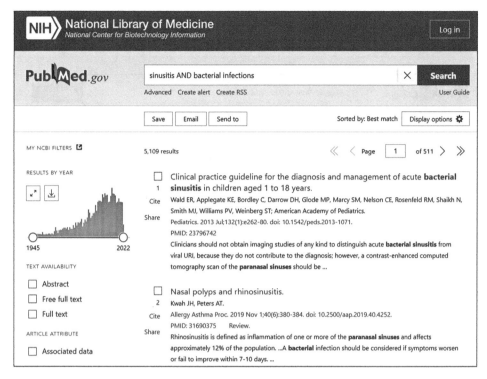

图 5 - 7　MeSH 术语结合布尔运算符

将鼻窦炎列为主要主题(sinusitis[MAJR]),还添加年龄(成人：19 至 44 岁)、物种为人类、语言为英文、时间是过去五年以及有免费全文链接的文章作为限制条件再进行检索(见图 5 - 8)。

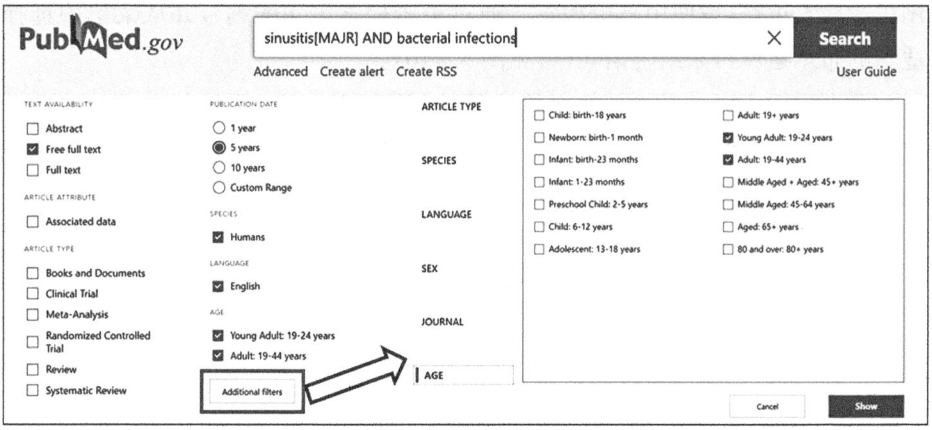

图 5 - 8　选择多个检索限制

通过限制条件检索大幅减少了返回的引文数量,提高了结果的质量(图5-9)。同时,要求获取免费全文也大大减少了检索量,检索结果返回了23个引文。

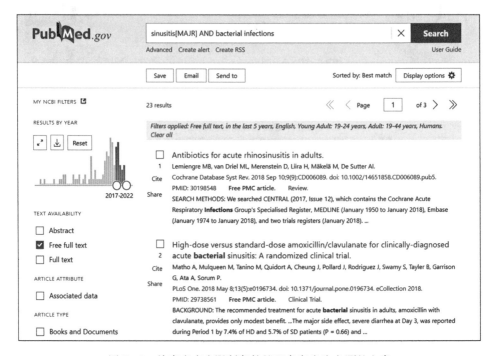

图5-9　检索有多个限制条件的以鼻窦炎为主题的文章

4) 使用高级检索界面

在检索过程中,PubMed会记录检索语句。要想查看先前的检索记录并采用组合检索策略,请使用高级检索。通过单击检索语句的编号并从菜单中选择适当的布尔运算符来组合语句(参见图5-10)。

要查看PubMed是如何执行检索的,请单击"Details(详细信息)"。在高级检索页面顶部的"More Resources(更多资源)"的下拉菜单中,消费者可以找到访问其他PubMed模块的导航链接。

5) 单引文匹配器

当消费者想查找具体某篇文献并且只有引文的部分信息时,可以使用Single Citation Matcher。可以通过在表单中输入已知信息,如作者、期刊、日期、卷、期、页或标题词进行检索查找相关文章。

6) 临床查询

临床查询提供了内置的过滤器来检索报告随机对照试验结果的文章。过滤

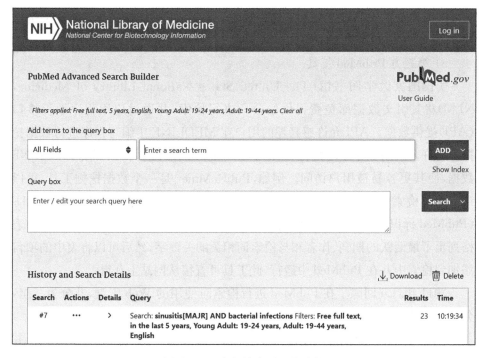

图 5 - 10　高级检索页面的示例

器背后的研究方法是由麦克马斯特大学（McMaster University）创立的。消费者可以根据病因、诊断、治疗、预后或临床预测指南来检索随机对照试验。检索可以修改相关度为广泛/相关/精准。

7）显示设置

在检索结果页面使用"显示设置（Display Settings）"下拉菜单选择：① 格式（默认为 summary）：选项有 abstract、Medline、XML 和 others；② 页面上显示的项目数（默认为 10）：选项范围可从 10 到 200；③ 排序（默认值是 recently added 最新出版）：结果可以按出版日期、作者、期刊或标题显示；④ 保存选项：在"Send To"的下拉菜单中；⑤ 剪贴板（Clipboard）：最多存储 200 个引文，长达 8 小时；⑥ 电子邮件（E-mail）：将选定的结果发送给同事或自己；⑦ 文件（File）：将结果转换成适合书目软件程序的格式；⑧ 原文请求（Order）：将引文发送至隶属的图书馆，并根据 Loansome Doc 计划进行文献传递；⑨ 引文管理器（Citation Manager）：将结果导出到外部引文管理器（例如 RefWorks、EndNote）；⑩ 我的（Collections and My Bibliography）（或 My NCBI，位于主页的右上角）：为检索到的文章集提供了一个有价值的存储区域，允许用户保存检索记录（否则记录在8小时内会消失);设置电子邮件提醒,当所关注主题的新文章发表时会进行通知;显示在线文章全文的链接(LinkOut);选择对检索结果进行分组。

8)第三方PubMed工具

美国国家医学图书馆(The United States National Library of Medicine, NLM)将其引文数据库免费提供给公众进行检索,并通过应用程序编程接口(API)提供数据。API允许感兴趣的用户在MEDLINE中编写程序进行数据挖掘。有许多应用程序是为优化MEDLINE检索而设计的,旨在开发MEDLINE数据,使其更容易被用户访问。例如,PubReMiner是一个数据挖掘工具,可以帮助优化检索词,该工具允许用户输入与查询内容相关的关键字或PMIDs(PubMed标识号),然后分析相关的PubMed引文及其索引以形成频率表。表格列出了最活跃的期刊、作者和与检索词相关的关键字,然后可以将表中的项目添加到检索中并在PubMed中运行,此工具可直接从网站上获得[51]。

2011年,Lu回顾了在PubMed进行检索时使用的Web工具,共分为三组,分别举例如下[52]。

(1)通过语义和可视化丰富结果。这组工具能够对检索结果进行分析,并从文本中识别生物医学术语,或者使用其他识别功能来丰富检索语言。PubMed Ex是此类工具之一。其是Mozilla Firefox和Internet Explorer中的浏览器插件,它用数据挖掘中的附加信息标记PubMed检索结果。PubMed EX提供了背景信息,使用户能够集中于检索到的摘要中的关键概念。

(2)结果聚类。对结果进行分类是Web工具常用的方法。GOPubMed是聚类工具之一。它是一个在PubMed中进行检索的基于知识的语义浏览工具。用户只需在检索框中输入关键字或医学主题词,搜索引擎就会显示相关术语的频率,从而建立查询。

(3)排序检索结果。PubMed按时间倒序显示结果,而一些Web工具使用相关性或其他排序系统来查找和排序文档。Quertle是排序系统之一。该工具是一个语义搜索引擎,它通过使用与生物医学相关的术语和关注术语之间的关系来帮助用户找到更相关的结果,并按日期、出版物类型和关键概念对文献进行筛选[53]。

本 章 小 结

消费者获取健康信息的影响因素包括需求影响和群体影响,不同消费者对于健康信息的需求不同,需求不同导致其对于获取途径也有所侧重,同时消费者的年龄、婚姻状况、职业等多种因素也都会影响其获取健康信息的偏好。

当前消费者的健康信息获取模式包括主动获取和被动获取,主动获取途径又分为线上主动获取和线下主动获取。线上主动获取包括消费者主动搜索健康信息、与家人和朋友交换电子邮件、向"网上患者助手"寻求指引、参与在线支持小组、与其他在线助手一起研究他们共同关心的问题、使用在线医疗指导系统、与在线志愿健康专家互动、使用在线医疗顾问和咨询师的付费服务、与当地临床医生进行电子对话和从他们的临床医生那里接收单向的电子信息。线下主动获取则指消费者通过人际沟通获取健康信息,包括和好友、亲属、医生等人的交流。消费者被动获取健康信息主要指其通过邮箱或应用程序等推送系统获取健康信息。

身处大数据时代,面对着日益冗杂的健康信息,如何在其中抽取我们真正所需要的健康信息值得探究。本章节对健康信息获取的技术实现进行了介绍,包括文本信息抽取技术、Web 信息抽取技术、深度学习抽取技术以及网络爬虫信息采集技术。消费者通过这些技术可以从海量的数据中获取自己需要的信息,从而促进提升自我健康。最后以全球受众范围最广的搜索引擎谷歌与其学术检索部分谷歌学术,以及全球生命科学和生物医学领域最大搜索引擎 PubMed 为例作检索策略介绍,旨在帮助消费者学会相关检索技巧,找到适合自己的检索效率高和覆盖面广的信息获取工具。

本章参考文献

[1] Tardy R W, Hale C L. Getting "plugged in": A Network Analysis of Health-Information Seeking Among "Stay-at-home Moms" [J]. Communication Monographs, 1998, 65(4): 336 - 357.

[2] 苏航.老年人健康信息获取行为研究[D].郑州:郑州大学,2021.

[3] 刘立立,贺冰洁,陈暐烨等.罕见骨骼疾病患者及家属健康信息获取途径与需求调查[J].中华疾病控制杂志,2020,24(10):1219 - 1223.DOI:10.16462/j.cnki.zhjbkz.2020.10.021.

[4] 刘烁,陈盼,杨冰香等.基于知乎抑郁症问答社区的用户健康信息需求分析[J].护理研究,2021,35(13):2273 - 2279.

[5] 陈燕玲.杭州市西湖区城市老年人健康信息源选择及其影响因素研究[D].杭州:浙江大学,2020.

[6] 成全,邓婷燕.在线母婴社区的用户健康信息需求挖掘——基于妈妈网的实证[J].现代情报,2022,42(05):50 - 57.

［7］张璟,李利梅,李嘉音,王子辰,刘东玲.甲状腺癌病人健康信息获取与需求状况调查［J］.护理研究,2019,33(22):3872-3878.

［8］BEEKERS N, HUSSON O, MOLS F, et al. Symptoms of anxietyand depression are associated with satisfaction with information pro-vision and internet use among 3 080 cancersurvivors:results of thePROFILES registry［J］.Cancer Nurs, 2015, 38(5):335-342.

［9］刘德寰,王袁欣.移动互联网时代健康信息获取行为的族群研究［J］.现代传播(中国传媒大学学报),2020,42(11):141-147.

［10］黄素芹,张乐君,田侃,王高玲.南京市某高校大学生健康信息获取与应用现状的调查分析［J］.中国卫生统计,2020,37(03):471-474+480.

［11］王秀红,沈世玲.农民工健康信息获取影响因素研究［J］.图书情报工作,2020,64(08):103-110.

［12］赵诗琦.个体工商户健康信息素养影响因素研究［D］.哈尔滨:黑龙江大学,2021.

［13］Ferguson T. Online patient-helpers and physicians working together:a new partnership for high quality health care［J］. British Medical Journal, 2000, 321:1129-1132.

［14］Ferguson T. What e-patients do online:a tentative taxonomy. In:Tom Ferguson, MD, ed［R］. The Ferguson Report. Austin, 2002.

［15］Arora, N K. Interacting with Cancer Patients:The Significance of Physicians'Communication Behavior［J］. Social Science & Medicine, 2003, 57:791-806.

［16］李月.面向中文医疗文本的信息抽取技术研究［D］.北京:北京工业大学,2019.

［17］张敏钰.基于电子病历的临床医学事件时序信息抽取技术研究［D］.兰州:西北师范大学,2021.

［18］吴骋,徐蕾,秦婴逸等.中文电子病历多层次信息抽取方法的探索［J］.中国数字学,2020,15(06):29-31.

［19］孙雅楠.基于微博文本的健康监测系统设计与实现［D］.大连:大连理工大学,2021.

［20］张晓敏.基于框架的医疗在线评论情感本体构建与查询应用［D］.太原:山西大学,2019.

［21］Lam M I, Gong Z. Web information extraction［C］//IEEE International Conference on Information Acquisition (ICIA). Hong Kong:IEEE, 2005:6

［22］张艳丽.基于知识抽取的在线健康社区用户知识行为研究［D］.上海:上海财经大学,2020.

［23］江如茜.基于DOM树的网页正文信息抽取的研究与实现［D］.武汉:中南民族大学,2019.

［24］李利敏.Web信息抽取与症状识别算法研究［D］.开封:河南大学,2018.

［25］李汝君,张俊,张晓民,桂小庆.健康领域Web信息抽取［J］.计算机应用,2016,36(01):163-170.

［26］麻俊满.面向非结构化文本的问答系统中答案抽取技术研究［D］.哈尔滨:哈尔滨工业大学,2019.

［27］张艳丽.基于知识抽取的在线健康社区用户知识行为研究［D］.上海：上海财经大学,2020.

［28］陈德鑫.基于深度学习的在线医疗信息抽取研究_陈德鑫［D］.武汉：武汉大学,2017.

［29］唐晨.面向医疗文本的实体抽取及概念标准化技术研究［D］.哈尔滨：哈尔滨工业大学,2020.DOI：10.27061/d.cnki.ghgdu.2020.000912.

［30］孙水华.中医针灸领域信息抽取关键技术研究［D］.大连：大连理工大学,2019.

［31］卢永美,卜令梅,陈黎等.基于深度学习的中医古文献临床经验抽取［J］.成都：四川大学学报(自然科学版),2022,59(02)：109－116.

［32］王子豪.基于网络爬虫的信息采集技术研究［D］.西安：西北师范大学,2018.

［33］周毅,李威,何金等.基于 Scrapy 框架的分布式网络爬虫系统设计与实现［J］.北京：现代信息科技,2021,5(19)：43－46.

［34］谢蓉蓉,徐慧,郑帅位等.基于网络爬虫的网页大数据抓取方法仿真［J］.北京：计算机仿真,2021,38(06)：439－443.

［35］周江杰,王胜锋,李立明.Python 爬虫技术在信息流行病学中的应用［J］.北京：中华流行病学杂志,2020,41(6)：952－956.

［36］李彤迪.基于 WebMD 和医学微视医药网站的中美中医药科普对比研究［D］.北京：北京中医药大学,2021.

［37］陈豪.基于改进的 Shark-Search 算法的健康垂直搜索引擎的研究与实现［D］.南昌：南昌大学,2020.

［38］卞伟玮,王永超,崔立真等.基于网络爬虫技术的健康医疗大数据采集整理系统［J］.济南：山东大学学报(医学版),2017,55(06)：47－55.

［39］Wang L, Wang J, Wang M, et al. Using internet search engines to obtain medical information：A comparative study［J］. Journal of Medical Internet Research. 2012，13(3)：17－18.

［40］Tober M. PubMed, ScienceDirect, Scopus or Google Scholar — which is the best search engine for an effective literature research in laser medicine? ［J］. Medical Laser Application，2011，26：139－144.

［41］Mastrangelo G, Fadda E, Rossi CR, et al. Literature search on risk factors for sarcoma：PubMed and google scholar may be complementary sources［J］. BMC Res Notes. 2010，3：131－132. doi：10.1186/1756－0500－3－131.

［42］Nourbakhsh E, Nugent R, Wang H, et al. Medical literature searches：A comparison of pub med and google scholar［J］. Health Information Libraries Journal. 2012，29(3)：213－222. doi：10.1111/j.1371－1842.2012.00992.x.

［43］Meats E et al. Using the Turning Research into Practice (TRIP) database：how do clinicians really search? ［J］.JMLA. 2007，95(2)：156－163.

［44］Google Basic Search Help［EB/OL］.［2021－05－20］. https：//support. google. com/websearch/answer/134479? hl＝en.

[45] Dewan P. Making the most of google scholar in academic libraries[J].Feliciter. 2012，58 (6)：41－42.

[46] Jean-François G，Laetitia R，Stefan D. Is the coverage of google scholar enough to be used alone for systematic reviews? [J]. BMC Medical Informatics and Decision Making，2013，13：7－8.

[47] Chen X. Google scholar's dramatic coverage improvement five years after[J]. Serials Review, 2010, 36：221－226.

[48] Lindsey W T, Olin B R. PubMed searches：Overview and strategies for clinicians[J]. Nutrition in Clinical Practice. 2013，28(2)：165－176.

[49] Dupras D M, Ebbert J O. Clinicians' guide to new tools and features of PubMed[J]. Mayo Clinic Proceedings, 2007；82(4)：480－484. doi：http://dx.doi.org/10.4065/82. 4.480.

[50] PubMed[EB/OL].[2021－02－20]. http://www.ncbi.nlm.nih.gov/pubmed/.

[51] PubReMiner[EB/OL].[2021－03－15]. http://hgserver2.amc.nl/cgi-bin/miner/miner2.cgi.

[52] Lu Z. PubMed and beyond：a survey of web tools for searching biomedical literature[J]. Database：The Journal of Biological Databases and Curation. 2011；2011. doi：10.1093/ database/baq036.

[53] Lili S. A Specialized Intelligent Semantic Search Engine Quertle — The Comparative Study of Quertle and GoPubMed[J].Research on Library ence, 2012, 10：57－63.

第 6 章　消费者健康信息采纳

健康信息采纳是指消费者从健康信息获取、接受到利用的全部阶段行为的总和,其与健康信息发现有着密不可分的衔接关系,是健康信息发现的继承与结果[1]。研究表明,消费者在线健康信息接受驱动情境主要包括目标导向、认知范式、外源刺激及情感趋同[2],而信息行为干预对促进不良健康行为的改变有积极影响,可以有效提升消费者健康管理水平。因此本章重点阐述社会认知理论在健康推广中的应用,健康信念模型的结构说明和应用,以及医患沟通的功能及调节变量对消费者信息接受与采纳的影响,并对健康信息采纳影响因素进行总结,旨在帮助改变消费者健康行为。

6.1　健康信息采纳影响因素

当前,健康问题日益受到人们的重视,健康素养和健康信息行为越发受到关注。研究发现,个人因素、社交因素、信息因素可直接影响或通过健康信息可信度感知的中介作用影响消费者的健康信息采纳行为[3]。因此本节以个人、社交和信息三大因素为出发点,分别进行阐述。

6.1.1　个人因素

当前,消费者采纳健康信息受到广泛因素的影响,包括健康关注、生活方式、职业类型、收入水平、感知信息支持、感知情感支持、感知风险、感知信任、自我学习能力、以往经验和消费者体验等诸多因素[4]。研究表明,健康信息采纳行为受年龄、职业、受教育程度、家庭年收入等因素影响,且感知信息支持、感知情感支持、同质性调节作用也对健康信息采纳行为有所影响,并且年龄、职业、受教育程度、家庭年收入均对感知信息得分产生影响,且在每个属性每个分组间得分差异都很大[5]。例如对于中老年消费者来说,受教育程度较高的消费者较容易熟练掌握微信功能使用,接收微信健康信息;而受教育程度较低的消费者受到知识水平的限制,对于外界信息接收较为困难。同时健康状况对于中老年人的信息接收利用有显著影响,自我效能感也会影响消费者对于健康信息的判断,从而影响下一步的接收行为[6]。对于数字青年来说,由于其一般具备高学历、高知识储备和高信息技能,因此在阅读和理解健康信息时较为容易,导致感知易用对其采纳意愿影响不显著,且由于对互联网使用熟悉并有时过度自信,在面对新冠疫情等突发公共卫生健康事件时容易忽略网络健康信息风险,产生直接转发或者采纳行为[7]。而大部分退休人群对自己的健康谣言判别能力非常自信,但实际上对于健康谣言的判别能力较弱,存在自我认知与实际不相符的情况,判断标准也以自身经验为主,容易盲目接收健康信息[8]。

除此之外,消费者的健康状况和职业特性也会影响其对于健康信息的采纳程度。对于残疾人群体,其心理状态直接影响到他们对信息的反应,恐惧、压力、悲观和自卑等是导致残疾人回避信息的直接因素,他们多数倾向于维持自己一直以来对疾病的认知,会选择性不接触那些与自己所了解内容不相符的信息[9]。而就职业来说,流动女工的流动性、工作时间长以及针对这一群体的健康宣传缺位、社会保障制度不完善等社会决定性因素是其区别于其他群体的不同之处,因此信息来源权威性和感知严重性对流动女工的健康信息采纳行为的影响尤其显著[10]。对于农民工群体来说,信息环境对其健康信息使用意愿最为显著,将权威健康信息通俗易懂化更有助于农民工群体接收,同时努力期望、社会影响和感知成本也对其健康信息服务使用意愿有较为显著的影响。确保健康信息内容的针对性和易用性,降低获取成本,则可帮助提高农民工的健康信息接收度[11]。

6.1.2　社交因素

理性行为理论认为个人意志会受社会规范影响,即消费者感受到的重要社会关系,例如配偶、家人、朋友等,对其行为改变的认可和倾向程度,本书将其概括为社交因素。研究发现,消费者的同质性为他们提供了天然的共同话题,这些消费者之间更容易产生情感和信息交流,形成归属感,从而建立起信任,影响消费者信息采纳行为的产生[12]。消费者在采纳信息时会更多地考虑与自己疾病相似的消费者所发布的信息,这不仅减少了搜寻所花费的时间,还得到更具有针对性的建议,并且频繁的社交会促进消费者信任的形成和增强归属感,更容易实现信息的分享和获取。与此同时,消费者可能会担心来自"水军"的干扰信息[13]。有学者针对农村居民的研究发现,社会支持程度越高的居民越倾向于主动搜索健康信息,并且尽管其在家庭层级的健康传播中获取的不是一手健康信息,但受宗族和邻里关系影响,该渠道的健康信息更易被接收[14]。

同时,互联网的快速发展涌现出了众多社交媒体,人们往往通过社交媒体进行互相之间的联系与沟通。以拥有广泛受众的信息传播平台微信朋友圈为例,研究发现朋友圈环境和社交环境对微信朋友圈消费者的健康信息转发意愿具有显著正向影响,因为朋友圈容易使消费者与其好友产生互动,促使消费者转发大家都感兴趣的内容以引起共鸣[15]。社会化媒体功能和服务的不断发展也使得信息行为相互影响相互关联,人们借助社会媒体增进了双方间的沟通;将多种信息行为相结合进行研究,有利于更好把握社会化媒体环境下的消费者信息行为规律,促进消费者持续使用意图[16]。因此,我们发现某种程度上,消费者间的熟悉度以及社交媒体使用等因素均会影响消费者的信息接收程度,频繁的互动会加深消费者之间的联系,增加彼此之间的信任,从而促进信息采纳。

6.1.3　信息因素

与其他公共信息不同,健康信息通常包含医疗、药物、运动等相关领域的专业知识。研究显示,信息因素对社交媒体健康信息采纳的影响作用最大,既存在直接影响,也存在间接影响,即信息因素对信息采纳有正向影响,而且相较于其他因素而言,其影响作用最为显著[17]。因此不同平台的信息展示尤为重要。同时,消费者对于信息的累积接触数量也会对信息采纳有所影响。人们累积接触到一定数量的相关信息时,有助于了解产品知识、消除不确定性,推动采纳行为。但过多的信息接触可能会带来信息倦怠,降低信息累积接触的说服效果。因此社会化媒体中信息累积接触的说服效果并不是“多多益善”,而是表现出“过犹不及”的规律[18]。

在微信公众平台上由于消费者自身知识水平与专注力的限制,精简的内容篇幅可以增强消费者阅读意愿,图片、视频等媒介对健康信息的“二次加工”也可进一步提升消费者对于健康信息有用性的感知程度,同时信息质量也直接影响消费者健康信息采纳行为,应重点关注[19]。而在在线问诊平台上,信息内容质量比信息表达质量更为重要,尽管医生的表达质量越高,消费者充分理解问诊信息的难度越小,但如果内容不符合消费者诉求,即使问诊信息简洁易懂,对消费者而言也没有过多的参考价值[20]。同时还有学者验证了通过信息特征可对信息采纳水平进行预测[21]。在信息组织方面,高威胁强度信息对于提高受众的疾病恐惧效力感知具有显著作用,但这并不意味着一味地提高信息威胁强度能够换来公众更积极的预防意愿,相反,低威胁的数据型信息甚至比具有较高恐惧效力的高威胁叙述型信息更能提升消费者的预防意愿,并且受众个体的疾病恐惧效力感知和预防意愿并非受某个单一因素的影响,还受到威胁强度、证据类型等信息组织方式的交互影响[22]。

6.2　社会认知与健康信息采纳

社会认知理论(Social Cognition Theory,SCT)最初被称为社会学习理论,因为它是建立在人类社会环境下既定学习原则的运作之上的。后来,认知心理学的概念也被整合进来,以适应不断增长的人类信息处理能力,该理论也被重新命名为社会认知理论。随着社会学和政治学的进一步发展,社会认知理论吸收了社会学和政治学的概念,以促进对群体和社会适应能力的理解。该理论还通过分析自我决定、利他主义和道德行为的过程,整合和发展了人本主义心理学的概念。

社会认知理论强调人与环境互动中的相互决定论。大多数行为和社会理论关注影响行为的个人、社会和环境因素(例如障碍、奖惩和大众传播中描述的社会规范)。社会认知理论认为行为是个人、行为和环境影响动态相互作用的产物。尽管这一理论认识到环境如何塑造行为,但它更关注如何改变和构建环境以适应自己的目标。除了个人与环境的交互外,社会认知理论还强调人类集体行动的能力。这使人们能够在组织和社会系统中共同努力,实现有利于整个群体的环境变化。

6.2.1　社会认知理论简介

表6-1定义了社会认知理论的关键概念,这些概念具体可分为五类:① 行为的心理决定因素;② 观察学习;③ 行为的环境决定因素;④ 自我调节;⑤ 道德推脱。

表6-1　社会认知理论的概念

概　念	定　义
交叉决定论	环境因素影响个人和群体,但个人和群体也可以影响他们的环境,调节自己的行为
预期结果	关于行为产生后果的可能性和价值认定

概　念	定　　义
自我效能感	关于个人行为能带来期望的结果的信念
集体效能	认为团队有能力采取协调一致的行动来达到预期的结果
观察学习	通过人际交往或媒体展示学习新行为,特别是通过同伴示范学习新行为
激励的动机	使用奖惩来改变行为
引　导	提供使新行为更容易执行的工具、资源或环境变化
自　律	通过自我监控、设定目标、反馈、自我奖励、自我指导和社会支持来控制自己
道德推脱	重新定义自己的行为使其伤害性显得更小,最大限度地减少自己在行为后果中的责任和降低对受害者痛苦的认同

1) 行为的心理决定因素

在社会认知理论中已经确定了许多个体层面的心理决定因素,其中包括预期结果,它的定义是一个人对自己的某项行为会产生某种结果的预估。它的基本思想是:人的行为是为了最大的利益和最小的成本,这是动物和人类学习理论的基础。社会认知理论以这一观点为基础,认为人类的价值观和期望是主观的,也就是说,人们的行为不仅仅基于客观现实,也基于他们对客观现实的感知。社会认知理论还非常重视人们的预见能力,使人们能够忽视眼前的成本和替代行动的短期利益,而朝着目标努力。

社会认知理论和其他健康行为模型考虑了社会期望结果,这些与理性行为理论(Theory of Reasoned Action,TRA)和计划行为理论(Theory of Planned Behavior,TPB)中的社会规范概念相对应。社会期望结果指对不同的人如何评价我们的行为以及我们被他们的评价所引导的意愿的期望。自我评价期望结果对社会认知理论很重要,它的功能类似于一种社会结果,但它是个人为自己创造的。因此,当人们做或不做某种行为时,他们对自己感觉的预期,可以从某种程度上控制行为。根据社会认知理论,对于某些人来说,自我评价的期望结果可能比对社会和物质的期望结果更强烈,这一类期望结果有助于解释消费者如何抵抗满足感和社会压力,或做出别人不能理解的牺牲,以达到他们自己认可的行为标准。

自我效能信念是社会认知理论最为人知的概念,已被应用到其他模型和理论中。它包括一个人影响其身体状况的能力和影响其生活的信念。大量研究表明,许多行为的表现是由期望结果和自我效能感共同决定的,后者对于渐进式复杂或困难的行为更加重要。Contento 等人在文章中介绍并讨论了健康行为研究中自我效能的测量方法[23]。由于人们寻求的许多事情只有通过与他人合作才能实现,Bandura 将感知效能的概念扩展到了集体效能,展示了它如何对组织中的人们产生影响[24]。

2）观察学习

人类非凡的观察学习能力,尤其是通过大众传播的观察学习能力,是社会认知理论的核心。Bandura 认为,观察学习有四个过程:① 注意(attention);② 保留(retention);③ 表现(production);④ 动机(motivation)。不同的因素在不同的过程中起不同作用。例如,与家庭、同伴和媒体的接触模式决定了一个人能够观察到什么行为,而模范行为中预期结果的感知功能价值决定了他们选择密切关注什么。对观察到的行为的认知保留取决于智力能力,如阅读能力。表现,即榜样行为的表现,取决于身体和沟通技巧,以及表现或学习表现所观察到的行为的自我效能感。动机是由对所观察行为的成本和收益的预期结果决定。

许多研究表明,当观察者认为榜样与自己相似时,最容易模仿榜样,这使得同伴示范成为影响行为的公认方法[25]。为了帮助人们在复杂或困难的新行为中获得自我效能感,社会认知理论强调"应对"模式的有用性,因为当人们面临与观察者相同的挑战和障碍时,该模式能够帮助人们成功克服。为了促进对健康行为的观察学习,以叙事形式讲故事可能比直接的说教或呈现说服性信息更有效[26]。

3）行为环境决定因素

与生态模型一样,社会认知理论包含了环境对行为的影响,存在交叉决定的观点,并且假设除非观察者的环境支持新的行为,否则再多的观察学习也不会导致行为改变[27]。环境变化改变行为的一种基本形式是激励,即对行为提供奖励或惩罚。Bandura 写了大量关于公共政策对行为影响的文章,强调了使用惩罚所产生的非预期影响[28,29]。他还提出通过环境变化影响行为的第二个基本方法是引导,即提供新资源,使行为得以实施或更容易实施[30]。动机是通过外部控制来操纵行为,而引导则是授权。社会认知理论与其他健康行为理论强调了认识对于健康改善行为发生的重要性。

4）自我调节

社会认知理论强调人类容忍短期负面结果的能力,同时也要期待长期的积极结果,即不考虑影响更遥远目标的行为的即时成本。根据社会认知理论,自我调节并不取决于一个人的意志力,而是取决于他对管理自己技能的掌握。其基本思想是,我们可以用影响他人的方式来影响自己的行为。Bandura 指出了实现自我调节的六种方式:① 自我监控:个人对自己行为的系统观察;② 目标设定:识别可以实现的进步和长期变化;③ 反馈:关于绩效质量以及如何改进绩效的信息;④ 自我奖励:为自己提供有形或无形的奖赏;⑤ 自我指导:发生在人们在执行复杂行为时与自己的对话;⑥ 社会支持:当个人发现自己被鼓励努力自我调节时获得[31]。

5) 道德推脱

社会认知理论描述了人们学会自我调节道德标准,他们可以通过道德推脱机制来违反这些标准,包括使用中性的词语来为自己的行为推脱;因为他们将受到惩罚而认为他们有过错;将责任归于受害者;通过将决定归于一个团体或权威人物而分散和转移责任;通过将有害行为解释为有益和必要的行为而为有害行为提供道德上的正当理由等。对参与者陈述的定性分析有助于理解道德推脱在许多大规模杀害无辜者的历史案例方面的作用。McAlister 对 2001 年美国一项全国性调查进行结构模型分析发现,"9·11"事件后公众对向伊拉克发动军事行动的支持增加,这与道德推脱程度提高有关,即越来越多的受访者赞同关于恐怖分子的非人性化言论,认为对恐怖分子先发制人使用武力是合理的[32]。在对公共卫生具有重要意义的另一个领域,道德推脱的概念也被用于对危及消费者或公众利益的公司违法行为进行定性分析,例如通过转移责任和以个人信仰自由为理由的人往往更容易接收推销的烟草产品。

6.2.2　社会认知与健康推广

社会认知理论为理解行为影响因素提供了一个全面的概念框架,提供了对各种健康相关问题的深入了解,但其更大的意义来自在干预设计中的应用,以应对医学和公共卫生领域的重要挑战[33]。

社会认知理论最早应用于对心理治疗的主流理论和概念的否定之前,特别是对行为的个体差异源于人格"特质"的观点[34]。尽管在引入时引起了争议,但将心理治疗概念化为一种学习过程的观点很快得到了支持。Bandura 的第一本综合性教科书《行为矫正原理》(*Principles of Behavior Modification*)对大量证据进行了详细分析。这些证据表明行为可以通过学习经验、调整认知和支持能力被改变并调节。

在 20 世纪 60 年代,许多研究人员开始将行为和社会学习概念应用于开发更有效的认知行为疗法,以帮助人们改变或管理行为[35,36]。在诱导自我调节的方法中,挑战性行为被简化为一系列容易掌握的小步骤,医生提供工具和资源来帮助消费者完成这些步骤。该行为治疗模型的一个核心原则是医生的指导在一开始是必要的,但随着消费者朝着期望行为前进,它可以逐渐被自我指导所取代。在对患有严重的蛇恐惧症的人进行对照研究时,这种方法被证明是非常有效的,因为大约四分之三的人能够在相对较短的时间内学会控制他们的恐惧,从而能够对付蛇[37]。进一步的研究表明,提高自我效能是不同类型治疗方式改变行为的共同机制[38]。

社会认知理论确定了自我效能感发展的四种主要方式,如表 6-2 所述:① 掌握经验;② 社会示范;③ 改善身体和情绪状态;④ 言语说服。

表 6-2　提高自我效能感的方法

掌握经验	使人能够成功地完成可实现但越来越具有挑战性的行为。掌握经验对自我效能信念的影响最大
社会示范	向别人展示他们自己也能做到。这包括为实现复杂目标而采取小步骤的详细说明
改善身体和情绪状态	确保人们在尝试一种新的行为之前得到充分休息和放松。这可以包括努力减少压力和抑郁,同时建立积极的情绪,如"恐惧"被重新贴上"兴奋"的标签
言语说服	告诉别人他能做到。通过鼓励增强信心,引导人们做出改变行为的第一步努力

来源：改编自 Bandura(1997)

社会认知理论被应用于社区层面的项目,以防止酒后驾驶和其他与酒精使用有关的危害[39]。该理论中的概念被应用于减少 Northland 项目中的未成年酗酒,这是一项涉及明尼苏达州 28 个社区和 24 个学区的社区级随机试验[40]。在这个项目中,重点放在为青少年制造饮酒障碍和减少获得酒精的途径上。利用社区组织的直接行动方法,组织了当地社区小组对其社区进行评估,然后根据一份基于证据的备选方案,采取集体行动来减少获取服务的机会。这些措施包括培训酒吧和酒类商店的工作人员,鼓励开展没有酒精的社交活动。研究结果表明,在干预社区中,青少年饮酒和酗酒的轨迹明显较低,即这种方法具有长期影响。

6.2.3 社会认知实际案例

从 2000 年 6 月开始,美国癌症协会(American Cancer Society,ACS)在得克萨斯州提供电话咨询服务,通过指导自我调节来帮助吸烟者戒烟。该服务随后扩展到其他州,超过 25 万吸烟者得到了援助。该服务由经过 140 个小时培训的准专业顾问提供,并通过计算机指导,其中包括基于咨询协议的决策树脚本,即社会认知理论中六个自我调节过程的要素:自我监控、目标设定、反馈、自我奖励、自我指导和争取社会支持[41]。

1)自我监控

有效的自我监控指对自我行为的系统观察,包括观察和记录行为本身和发生背景以及伴随行为的线索或事件。对于试图戒烟的吸烟者,在戒烟前进行初步的自我监测可以确定最重要的吸烟动机。在美国癌症协会的电话咨询服务中,通过让客户记录他们吸烟的时间和次数,以及他们吸烟时的环境和想法,然后再进行戒烟尝试。这使得客户能够识别并开始学习戒烟所需的应对技能,就像吸烟者因为发现了焦虑与强烈渴望吸烟之间的联系而开始学习焦虑管理一样。

2)目标设定

这是一种有计划的行为,并根据长期和短期目标来制定目标,使人们更接近他们想要获得的改变。要想成功建立自我效能感,我们需要采取循序渐进的方式。在电话咨询项目中,吸烟者戒烟的最初目标是一天不吸烟。当达到这个目标时,设定一个新的目标,比如戒烟三天,再根据消费者进展,在后续进程中逐渐增加时长。

3)反馈

反馈包括他人提供的关于学习行为的定量和定性信息,以及从个人观察中收集的信息。信息反馈使那些正在努力戒烟的吸烟者调整他们的策略和努力,并找出需要解决的问题。在电话咨询项目中,当一个试图戒烟的吸烟者了解到复发是由压力引起的,他学习了一些放松技巧来预测未来的压力来源,这就是反馈在发挥作用。为了保持自我效能感,对不成功表现的反馈应予以纠正,并以积极的方式加以阐述。例如,在咨询过程中工作人员会告知一位复发的女性戒烟者她做了一次"很好的尝试",并鼓励她吸取经验,并为下一次尝试做准备。

4)自我奖励

在自我管理过程的最初阶段,人们给自己的短期且频繁的奖励可能比给自己未来的奖励更有效。在美国癌症协会咨询项目中,工作人员鼓励消费者把不买香烟的部分积蓄留作每周的消遣,而把剩下的积蓄存起来,留作一个月或更长时间的消遣。最直接的自我奖励形式是取得进步所带来的满足感,因此工作人员会鼓励咨询者要积极庆祝自己迈出的每一步。

5)自我指导

自我导向发生在人们"自言自语"时,就像他们的导师引导他们体验新事物一样。有效的自我指导包括对自己讲述一系列复杂任务中的每一个子任务。在美国癌症协会咨询项目中,工作人员指导消费者将深呼吸和自我指导相结合以帮助他们应对压力,减少对烟草的渴望。对于可能导致复发的其他情况,如提供香烟或酒精的社交场合,咨询师还帮助消费者发展和实践自我指导。

6)争取社会支持

社会支持具有支持行为改变过程的多重功能。其中包括口头说服以提高自我效能感,提供反馈和行动的直接线索。在美国癌症协会咨询协议中,它要求消费者明确支持的来源,并在咨询过程中使用它们。咨询师也是短期社会支持的重要来源,他们的培训侧重于如何提高客户的自我效能感,特别是通过为戒烟的每一小步提供积极反馈。

6.2.4 社会认知理论应用领域

随着新技术和新的健康威胁的出现,社会认知理论在个人和公共卫生干预方面的重要新应用正在开发。在此,我们介绍了在计算机和互联网领域的一些应用,以及消除不容忍现象、加强公共卫生准备和促进环境友好的战略。

社会认知理论非常适合应用于新技术,特别是通过交互式计算机辅助教学发展认知和行为技能。例如,计算机辅助自主学习在哮喘慢性疾病管理项目中被证明是有效的[42]。在聊天室和其他虚拟互动场所,互联网交流既可以作为榜样的来源,也可以作为社会支持的来源。Shegog 等人描述了一个基于网络的交互式学习项目,旨在通过测试和降低青少年对烟草使用的敏感程度,劝阻青少年吸烟[43]。该项目提供了流媒体视频和量身定制的同伴模型,以反驳具有风险性的信念,例如吸烟有助于人们放松。通过互动的角色扮演来引导消费者,以卡通人物为指导,以"虚拟"社会为强化,学习如何拒绝吸烟,从而提高社交技巧,避免吸烟。除此之外,社会认知理论还可以应用于以下三方面。

(1)通过同伴示范交流减少攻击。例如,在一个多民族的城市学校中,学校的消息传播是以行为新闻为特点,且同伴示范会在行为新闻中发挥作用,因此新闻讲述积极的跨群体互动和减少偏见思维的真实故事可以减少攻击性。

（2）加强对传染病和灾害的防范。社会认知理论可用于提高防范能力,以形成应对大流行性传染病和灾害威胁所需的新意识。例如,自我效能概念在理解人们如何应对飓风方面的应用[44],基于社会认知理论的各种灾害准备形式的综合分析[45]等。

（3）提倡对环境负责。减少能源使用和其他促进环境友好行为可能有助于改善全球变暖和环境退化对公众健康的影响。环境和家庭因素会高度影响年轻人在节能方面的自我效能感[46]。Berndtsson 等人研究了瑞典基于芬兰的 North Karelia 项目发动的减少使用私家车运动,该运动将价格变化与同伴示范和基层推广结合起来,以促进行为变化[47]。

6.3　健康信念与健康信息采纳

自 20 世纪 50 年代初以来,健康信念模型（Health Belief Model, HBM）已成为健康行为研究中使用最广泛的概念框架之一,既可以解释健康相关行为的变化和持续,也可以作为健康行为干预的指导框架,对健康信息的接收和采纳起着重要作用。

6.3.1　健康信念模型简介

健康信念模型最初是由美国公共卫生服务部门的社会心理学家在 20 世纪 50 年代开发的,旨在解释人们为何普遍没有参与预防和检测疾病的计划[48]。后来,该模型被扩展到研究人们对症状的反应以及他们对诊断出的疾病的反应行为,特别是是否坚持治疗方案[49]。虽然该模型是为了应对公共卫生问题而逐渐发展起来的,但本节将回顾其心理学理论基础,以帮助读者理解其基本原理和优缺点。20 世纪 50 年代早期,社会心理学家正在开发理解行为的模型,这种模型主要源于两个理论:刺激—反应（S－R）理论和认知理论。刺激—反应理论认为,学习的结果来自减少激活行为的生理驱动力的事件（即强化）。Skinner 提出了一个广为接受的假设,即行为的频率取决于其后果或强化,该假设认为紧随某种行为后的奖励能够提高行为重复的可能性[50]。在这种观点下,不需要推理或思考等概念来解释行为。然而,认知理论强调个人持有的主观假设和期望的作用,该理论认为行为是主观价值的结果,并且特定行动将提高该结果的主观概率或期望。这通常被称为价值预期理论。思维、推理、假设或期望等心理过程是所有认知理论的重要组成部分。认知理论认为强化是通过影响人们对形势的预期,而不是直接影响行为来实现的。当价值预期概念在健康相关行为的背景下被重新制定时,我们可以假设消费者重视康复,并期望特定的健康行动可以预防或改善疾病。预期可以进一步描述为消费者对于疾病的易感性和对疾病严重程度的估计,以及通过个人行动降低威胁的可能性。

6.3.2　健康信念模型关键结构

健康信念模型通过涵盖感知易感性和严重性、感知益处和障碍、行动提示以及自我效能感等要素来预测人们为什么将采取行动预防、筛查或控制疾病状况。最初,Hochbaum 研究了人们对自己是否容易感染结核病的看法,以及他们对早期检测的看法[51]。那些既相信自己容易感染结核病,又相信早期检测会带来好处的人中,82%的人至少自愿做过一次胸透。在没有显示出上述两种观点的一组中,只有 21%的人自愿接收了 X 光检查。如果人们认为自己容易受到某种疾病的影响且这种疾病会产生潜在的严重后果,但同时认为他们可以采取行动降低对这种疾病的易感性以及病情的严重程度,且认为采取行动的预期收益大于采取行动的障碍,那么他们可能会采取他们认为会降低风险的行动。对于医学上已确定的疾病,已重新制定了这一层面,包括接受诊断、个人对疾病后果以及对一般疾病的易感性的估计。

1) 感知易感性

感知易感性指的是消费者对于自己是否容易感染某类疾病的看法。例如,一位女性在对乳腺 X 光检查感兴趣之前,必须认为其有可能患乳腺癌。

2) 感知严重性

消费者对患病或拒绝治疗的严重性的认知,包括对医疗后果(例如死亡、残疾和疼痛)以及可能的社会后果(例如对工作、家庭生活和社会关系的影响)的评估。感知易感性和感知严重性的组合被称为感知威胁。

3) 感知益处

即使一个人感知到自己对某类疾病的易感性,但这种感知是否会影响行为改变,也将受到其对各种用于减少疾病威胁的行动的感知益处的影响。其他与健康无关的认知也可能影响行为决策,如戒烟所节省的资金或通过 X 光检查让家人放心。因此,只有当人们感知到易感性和严重性后意识到采取相关行动是有益处的,其才会采纳相关健康建议。

4）感知障碍

特定健康行动可能会阻碍人们采取建议。人们会出现一种无意识的成本效益分析，其中个人将行动的预期效益与感知到的障碍进行权衡，例如，"这可以帮助我，但可能价格昂贵、有负面副作用、令人不快、不方便或耗时"。因此，易感性和严重性提供了行动的动力，而对利益的感知（减去障碍）提供了首选的行动路径。

5）行动提示

健康信念模型的早期公式包括可以触发动作的暗示。例如，Hochbaum 认为，只有通过身体反应或媒体宣传等其他因素，才能增强采取行动的意愿[52]。虽然提示作为触发机制的概念很有吸引力，但行动提示很难在解释性调查中研究，一个提示可能非常短暂并让人们无法感知。

6）自我效能感

自我效能即一个人能够成功地执行行为所需的行为的信念，其与结果预期不同，后者定义为一个人对给定行为将导致特定结果的估计。结果预期与健康信念模型的感知益处概念相似但不同。1988 年，Rosenstock 等人建议将自我效能作为一个单独的结构添加到健康信念模型中，且研究表明自我效能感在开始和维持行为改变中的重要性[53]。为了让行为改变取得成功，人们必须感受到当前行为模式（感知易感性和严重性）的威胁，并相信特定类型的改变将以可接受的成本（感知益处）产生有价值的结果。他们还必须感到自己有能力（自我效能）克服采取行动的障碍。

7）其他变量

不同的人口结构、社会心理等变量可能会影响认知，从而间接影响健康相关行为。例如，社会人口因素，尤其是教育程度往往会影响易感性、严重性、益处和障碍的感知，对行为产生间接影响。

健康信念模型示意图如图 6-1 所示。箭头表示各因素之间的关系。修正因素包括可能影响健康认知的知识水平和社会人口因素。个人信念包括其主要结构：易感性、严重性、益处、障碍和自我效能。修正因素会影响这些感知，行动提示也会影响这些感知。在个人信念中，感知易感性和严重性结合称为感知威胁。尽管健康信念模型确定了影响行为的结构，但这些因素之间的关系尚未明确定义，这种模糊性导致了健康信念模型应用的变化，需要用分析方法来确定这些关系，以进一步提高健康信念模型在预测行为方面的效用。

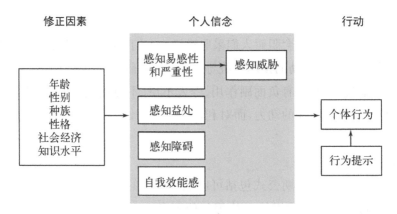

图 6-1　健康信念模型的组成部分和联系

6.3.3　健康信念模型实际案例

本节主要讨论健康信念模型与乳腺 X 光的关联。根据健康信念模型,如果女性感到易患乳腺癌,认为乳腺癌是一种严重疾病,并且筛查障碍低于预期益处,对乳腺癌有较高的自我效能感,那么她们将更有可能坚持乳腺 X 光筛查建议并接收行动提示。事实上,许多研究已经发现健康信念模型与乳腺 X 光检查之间的预期关系。消费者坚持筛查检查与高感知易感性、低障碍、高益处以及来自医生的行为提示显著相关[54,55]。由于早期研究发现感知严重程度变化不大,因此在最近的乳腺 X 光研究中,该因素往往不被考虑。在不同样本中进行研究发现,不同种族在易感性、益处和障碍的具体信念上存在一些差异。不同的群体对乳腺癌的病因有不同的看法,这可能会影响感知的易感性。例如,老年非裔美国人群体普遍认为乳腺癌是由乳房损伤引起的,由此没有受过这种伤害的女性可能会认为她们的易感性很低。与白人女性相比,非裔美国人更多地认为早期发现的益处少,且通常认为手术会导致癌症扩散,而癌症扩散则意味着死亡[56]。内敛是亚裔美国女性缺乏依从性的一个特殊障碍,而恐惧、尴尬和成本更可能成为非裔美国女性坚持治疗的障碍。最后,除了不同种族群体对易感性、益处和障碍的具体认知不同外,研究人员还发现,不同种族对健康信念模型的解释力存在差异。Vadaparampil 等人使用结构方程模型研究了非裔美国人和白种女性的依从性差异,发现健康信念模型仅解释了两组中的少量差异[57]。但健康信念模型对于某些特定结构的差异具有较强解释力,例如障碍与两个种族群体的依从性显著相关,但非裔美国人的依从性更多与感知益处相关,而白人的依从性更多与自我效能感相关。

健康信念模型通常可以预测乳腺癌筛查的参与程度。此外,大量针对健康信念模型的干预研究导致乳腺 X 光的使用增加。依据健康信念模型制定的干预措施尤其有效,即干预措施需要能够解决一个人对易感性、益处、障碍和自我效能的具体认知。那些已经认为自己有患乳腺癌风险的女性不需要信息来让她们相信自己易患乳腺癌;那些知道在哪里可以免费获得乳房 X 光片但不知道如何去的人需要的是交通信息,而不是成本干预。

6.3.4　健康信念模型应用局限

自 20 世纪 50 年代以来,健康信念模型一直用于预测健康相关行为和制订干预措施以改变行为。该模型使研究人员能够确定重要因素,从而将其应用于制定相关干预措施。然而,该模型的简单性也造成了一些限制,在利用健康信念模型影响健康相关行为时,仍存在一些挑战。

首先,健康信念模型的优势是将严重性与易感性相结合。然而,形成威胁的风险和严重性之间的关系并不总是明确的。在感知易感性成为主要因素之前,需要提高严重性的感知。如果健康相关行为的严重程度被视为较高或较低,则感知易感性可能是更重要的预测因子。因此,我们可以计算一个乘法变量,将感知的易感性和严重性结合起来,而不是单独考虑。健康信念模型中其他因素之间的关系也值得探讨。例如,当感知威胁(感知严重性×感知易感性)较高时,感知益处和障碍可能是导致行为改变的更重要的因素。在感知威胁较低的情况下,健康相关行为的益处和障碍不会很重要。然而,在益处被认为非常高而障碍非常低的情况下,这种关系可能会改变。如果感知到障碍非常低,则威胁可能不需要很高(例如,如果流感疫苗可以非常方便地买到)。因此,一个因素的影响能力可能取决于另一个因素。

其次,由于健康信念模型是基于认知的模型,没有考虑行为的情感成分。Witte 认为恐惧是影响健康相关行为的重要因素[58],于是学者尝试将恐惧添加到预测乳腺 X 光行为的模型中,发现健康信念模型与恐惧之间存在关系,感知风险、益处和自我效能显著影响恐惧,而恐惧和障碍一起影响实际行为[59]。这些发现与保护动机理论一致,最有说服力的沟通是那些在增强健康信念模型核心认知的同时引发恐惧的沟通,即让人们意识到事件的严重性、参与到该事件的可能性、应对该威胁的益处以及获取这些益处的自我效能。除此之外,情感结构也可能有助于解释健康信念模型因素之间的关系。行动提示是研究中经常缺失的,在感知到的威胁和益处较高而障碍较低的情况下,行动提示会对行为产生更大的影响。我们对行动提示及其影响知之甚少,因为这一因素在研究中尚未明确确定。癌症筛查研究使用提醒信息作为干预手段,对许多消费者来说这是重要的。提醒信息可能是行动提示,但它很少被贴上这样的标签。研究人员发现,对于已经接收过乳房 X 光检查或正在考虑再次接收乳房 X 光检查的女性来说,她们最需要的就是简单的提醒[60]。

6.4 医患沟通与健康信息采纳

临床医生与消费者的沟通会影响消费者对相关健康行为的动机和认知,进而影响消费者对健康信息的接收和采纳。医生和消费者的沟通会使消费者产生是否接收治疗的直接结果,以及是否愿意坚持治疗的间接效果,从而进一步影响消费者的生活方式和健康状态。

6.4.1 医患沟通研究综述

医学社会学家和卫生服务研究人员对医患之间的互动进行了大量研究。在医生与消费者的互动过程中,消费者的参与程度可能会从完全被动到完全主动。

根据消费者和医生之间的控制程度,学者将医患沟通分为不同类型。Roter 等人根据医患之间的控制程度,确定了至少四种不同类型的互动[61]。

(1)家长式医患关系:医生对互动有更大的控制权,其特点是消费者的参与程度较低。

(2)相互式医患关系:医生和消费者之间控制关系平衡,互动和决策是参与性的。

(3)默认式医患关系:双方都没有控制权,可能导致消费者不满意和不参与。

(4)消费主义式医患关系:消费者在与医生的互动中有更大的控制,医生对该类消费者的需求可能更为敏感。

本章对文献进行梳理,将医患沟通与健康结果、医患沟通的关键功能联系起来。

在描述医患沟通的关键功能之前,我们先对问诊中沟通过程及其与健康结果的关系进行总体评价。尽管许多研究提供了影响沟通过程和健康结果的关系因素的描述性模型,但临床医生与消费者互动的因素与健康结果之间的解释机制还没有得到广泛的认可。在某种程度上,这是因为任何认知、情感、行为、文化、组织甚至经济因素都可以调节沟通和健康状况之间的关系。以下是两个完全不同的例子。

首先,临床医生与消费者的沟通可以帮助消费者了解如何更好实施药物治疗方案。通过规律服用合适的药物可以治疗疾病,改善消费者身体健康状况。但如果这些药物无效,消费者即使正确理解治疗方案也无法改善身体健康状况。其次,临床医生与消费者的沟通可能会影响相关健康行为(例如吸烟、饮食、运动)的动机和认知。这会提供给消费者更全面的健康信息,增强消费者决策和解决问题的能力,从而采取更健康的生活方式,以改善健康状况。但是,如果消费者所在的社会环境不支持这些行为改变,那么不管医生问诊情况如何,消费者可能无法克服障碍。临床医生与消费者之间的沟通涉及许多过程,从会诊中的交流动态到会诊后几天、几周和几个月内健康状况的改变。

图 6-2 为理论机制提供了一个起点,该机制可以解释临床医生与消费者沟通对健康结果的影响。医患沟通可以直接影响健康,也可以通过直接结果(如增进相互了解、信任、消费者满意度和消费者参与度)和间接结果(如消费者健康行为、自我护理技能、坚持治疗、做出更好的医疗决定的变化)的中介效应间接影响健康结果。例如,医生可以直接告诉病人诊断测试结果是正常的,从而减轻病人的情绪困扰,或者向消费者提供清晰易懂的解释帮助住院患者在问诊后减轻焦虑,并提高睡眠质量和食欲[62]。

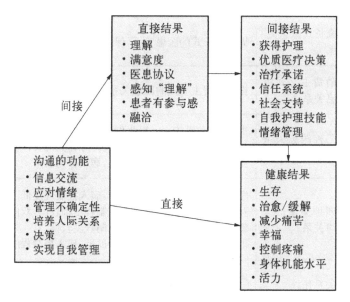

图 6-2 从沟通到健康结果的直接和间接途径

在大多数情况下,有一系列更为复杂的机制将沟通与健康结果联系起来。以有效信息交流和积极情感为特征的医患沟通可以使消费者对治疗产生更大信任(直接结果)并更愿意坚持治疗(间接结果),这进一步影响了消费者健康状态。消费者问诊可以帮助医生了解消费者的价值观和偏好,并发现消费者对治疗效果可能产生的误解。然后,医生可以用消费者理解的方式(直接结果)告知临床信息,并与消费者一起做出最符合消费者情况的高质量决策(间接结果),从而改善健康状况。

无论是直接结果还是间接结果,沟通都可以通过各种因果机制改善健康。这包括提高消费者医学知识以及帮助临床医生与消费者在诊断和治疗方面达成一致,促进改善消费者护理并提高消费者参与度,帮助消费者更有效地管理负面情绪,建立更强的家庭/社会支持,做出更高质量的医疗决策,增强消费者能动性[63]。如果研究人员假设这些途径中有一项能在沟通和健康之间起调节作用,那么研究人员就可以找出解释这种影响的相关理论机制。

表6-3给出了与医患沟通的关键功能相关的理论和概念模型的示例。以下各节将说明这些模型与关键功能的关联。

表6-3 以病人为中心的沟通功能的代表性模型

沟通功能	理论/概念模型	关 键 主 题
培养 良好的 医患关系	家长式医患关系[64]	提倡家长式的医患关系,保持专业距离
	消费主义式医患关系[65]	提倡消费主义式的医患关系(患者即消费者)
	三种医患关系模型[66]	主动/被动模式——医生做决策 指导/合作模式——医生提供指导,患者执行 互助模式——医生帮助病人,病人参与决策
	四种类型的医患关系[67]	家长式——医生控制程度高,病人控制程度低 互动式——医生和患者的控制程度都较高,双向控制 默认式——医生和患者的控制程度较低 消费主义式——医生控制程度低,病人控制程度高
	关系拓扑模型[68]	确定关系沟通的十二个维度:支配—服从、亲密、喜爱—敌意、参与、包容—排斥、信任、诚挚、情绪激发、镇静、相似、拘谨、任务—社会导向

续　表

沟通功能	理论/概念模型	关　键　主　题
交流和管理信息	认知模型[69]	假设① 患者对医疗信息的理解能增强记忆;② 患者的记忆和理解能提高患者满意度;③ 患者的满意度能增强患者的依从性
确认和管理情绪	关系拓扑模型[70]	确定关系沟通的四个维度,重点是情感沟通:亲密、喜爱—敌对、情绪激发和震惊
	共情理解模型[71]	假设共情理解是换位思考(perspective-taking)技巧和情绪反应的一种功能,通过自我表露、公开交流和更好地标记感觉,可以更好地理解患者的健康问题
管理不确定性	Mishel 不确定性理论[72]	当疾病、治疗和康复的各个方面被认为是不一致的、随机的、复杂的和不可预测的时,人们就会经历不确定性
	问题整合理论[73]	某些事件的可能性和它们的价值之间的差异产生了四种有问题的认知状态:分歧(期望和可能之间的差异)、歧义(事件可能性的不确定性)、矛盾(事件价值的不确定性),不可能(事件不会发生)
	不确定性管理理论[74]	不确定性的管理涉及多种选择,从努力减少不确定性(例如,缓解焦虑)到努力维持或创造不确定性(例如,抱有希望)
决策	决策模型[75]	三种类型的医疗决策——家长式、共同型和告知型,每一个都在这三个阶段展开信息交流、审议和决策
	病人参与护理的语言模式[76]	患者参与会诊,包括参与决策中,是诱发因素(例如,患者参与的动机、信念)、促成因素(例如,知识、沟通技能)和提供者行为(例如,建立伙伴关系)在起作用
	共同决策的整合模型[77]	确定在医疗决策中的九个"共享度(sharedness)"等级:医生单独决策、医生主导和患者认可、医生主导和患者同意、医生主导和患者观点/意见、共同平等决策、患者主导和医生观点/意见、患者主导和医生同意、患者主导和医生认可、患者单独决策
患者实现自我管理	自我决定理论[78]	人类的行为是为了满足三个基本需求——能力、自主性和关联性
	跨理论模型[79]	行为改变是一个连续统一体:预备、沉思、准备、行动、维持、终止

续　表

沟通功能	理论/概念模型	关　键　主　题
患者实现自我管理	健康行为综合模型[80]	健康行为是态度、社会规范和自我效能感在起作用,它们源自行为信念、规范信念和控制信念
	患者能动性模型[81]	确定了三个步骤:患者能动性(控制健康,即应对不确定性)、授权(在问诊中掌握"话语权")和自我效能(控制和实施行为)

6.4.2　医患沟通的关键功能

大多数医患沟通研究的重点是消费者对自己和医生行为的看法[82]或对医患沟通模式的评价(例如,医生提供信息的频率、消费者提出问题的数量、以消费者为中心的沟通的比例)[83]。为了将这些行为与结果相联系,我们必须考虑医患沟通的关键功能,包括促进医患关系、交换和管理信息、确认和应对情绪、管理不确定性、决策以及实现消费者自我管理。表 6-4 提供了用于评估这些功能的方法,以及这些方法的信息获取途径,其中有些来自对消费者和医生的调查,并对消费者和医生之间互动记录进行编码。这些方法是研究临床医生与消费者沟通的基础,其中一些是已在人际影响和沟通研究中广泛使用的测量技术。

表 6-4　以病人为中心的沟通功能的代表性措施和编码系统

沟通功能	方　法	关　键　维　度
培养良好的医患关系	医生—患者导向量表[84]	医患关系中"关爱"(归属感)和"分享"(控制)偏好的自评量表(自我报告)
	患者反应评估(PRA)[85]	PRA 子量表,"情感沟通"衡量患者对医生尊重和关心患者的感知(自评)
	医生沟通措施的患者感知(PPC)[86]	PPC 子量表,"人际关系敏感度"衡量患者对医生向患者产生影响的感知(自评或观察者评价) PPC 子量表,"合作伙伴关系"衡量在患者视角的医生的利益关系的患者感知(自评或观察者评价)
	Roter 交互分析系统(RIAS)[87]	RIAS 的社会—情感分类识别了 15 种与人际关系相关的表达(例如笑、不同意、表现出感兴趣)(观察者编码)

续　表

沟通功能	方　法	关　键　维　度
培养良好的医患关系	病人主动参与编码系统（APPC）[88]	APPC 的医师促进类别，包括合作（征求患者观点和观点的表达）和支持性沟通（安抚、表扬、安慰等话语）（观察者编码）
	以患者为中心的沟通量表（MPCC）[89]	评估医生对患者关注问题的反应（观察者编码）
信息交流	信息偏好量表[90]	测量患者的信息偏好和患者从医生处获取的信息量
	信息风格问卷[91]	测量患者对医生提供的信息量的偏好
	讨论心理和生理方面健康状况的意愿程度[92]	衡量患者讨论生理和心理方面健康状况的意愿
	讨论健康相关生活质量的偏好[93]	衡量患者和医生在讨论健康相关生活质量问题的偏好
	讨论预后信息的偏好[94]	患者偏好 • 具体的预后信息 • 何时讨论预后以及由谁发起讨论 • 预后信息内容、时间和呈现方式
	患者反应评估（PRA）	PRA 子量表，"信息"衡量患者对医生提供信息的感知
	医生沟通措施的患者感知（PPC）	PPC 子量表，"提供信息"衡量患者对医生提供信息的看法（自评或观察者评价）
	感知参与护理量表[95]	患者参与度子量表衡量患者对其参与互动的感知（自评）
	Krantz Health 意见调查[96]	用主动参与的子量表调查患者在咨询期间寻求信息的偏好（自评）
	Roter 交互分析系统（RIAS）	RIAS 的任务类别确定了五种寻求信息和提供信息的表达类型：医疗状况、治疗方案、社会心理信息、生活方式信息和其他（观察者编码）
	医患语言编码方案[97]	通过七个类别衡量医生提供的信息：健康状况、治疗、治疗理由、预后、风险、说明和其他（观察员编码）

续　表

沟通功能	方　法	关　键　维　度
决　策	知情决策编码[98]	衡量医生的建议在多大程度上满足了病人在做决定时需要被告知的需求(观察员编码)
	控制偏好量表[99]	使用卡片分类技术(card sort technique)测量患者在医疗决策中的控制偏好(自评)
	Rochester 参与式决策量表(RPAD)[100]	测量医患协同决策(观察者编码)
应对情绪	RIAS 全球影响量表[101]	测量医生和患者在问诊中的情绪(观察者编码)
	医生共情量表[102]	医生共情量表(自评)
	共情沟通编码系统(ECCS)[103]	测量患者创造的共情机会和医生对这些机会的反应(观察员编码)
管理不确定性	Mishel 不确定性量表[104]	测量疾病不确定性的两个维度(自评)
实现消费者自我管理	卫生保健趋势调查问卷[105]	衡量医生在支持自我护理方面的患者自主性程度(自评)
	5 - As 模型[106]	可用于衡量医生促进患者健康行为改变的四个步骤:询问、建议、评估、协助和安排随访(观察者编码)
	Ory 等人[107];Russel 等人[108]; Tai-Seale 等人[109]	医疗咨询中是否讨论生活方式的研究实例(观察员编码)

1) 培养良好的医患关系

人际关系,包括医患关系,可以从两个维度进行描述:参与者如何在人际关系中分配控制权以及他们的情感取向。早期的医患关系模式强调医学专业知识的重要性,以使医生在医患关系中处于主导地位,并以中立的态度或友善的方式帮助病人。在过去的三十年里,人们已经从提倡家长式的医患关系转向承认患者也是消费者或合作伙伴。

医生和消费者通常希望建立一种以相互信任、参与、尊重和就彼此在医患关系中的角色达成一致为特征的关系。当医生学识丰富、尊重他人、能从情感上支持消费者并对消费者的观点表现出兴趣时,消费者会更加信任医生[110]。医生可以通过口头表达对他人观点的兴趣,并通过眼神交流和面部表情来表达尊重和参与。虽然有关影响医生对医患关系看法的因素研究很少,但是有一些研究表明,医生对一些消费者的印象不太好,例如未成年人和蓬头垢面的消费者[111]。这种情况可能会导致医生在医患沟通中参与度低、积极性低以及信息沟通更少。

尽管信任和尊重有助于医患关系发展,但医患双方基于各自的角色往往具有不同的偏好。例如,消费者和医生可能对各自参与决策的程度以及问诊中讨论的社会心理话题有不同的看法。当医患双方对关系的期望一致时,消费者对医生可能会有更积极的评价,并对就诊过程感到满意,决定坚持治疗。然而,医生往往不了解消费者的期望,这种不一致可能是微妙的,医生和病人需要公开讨论他们的偏好及其潜在的原因,以此实现期望的有效匹配,建立双方均认可的关系规范[112]。

牢固的医患关系对消费者来说尤其重要,因为不稳定的医患关系会影响消费者的体验感,从而使消费者产生恐惧和担忧[113]。医患关系的评价指标包括是否相互信任以及消费者在情感上是否受到尊重和支持。这些指标被认为是影响治疗效果的,因为医生与消费者及其家庭的关系质量可以在两个方面影响健康结果。首先,牢固的人际关系可以通过消费者的感知和理解直接促进情绪健康。其次,牢固的医患关系可以通过持续护理、消费者满意度和对治疗计划的承诺间接改善消费者健康[114]。

2）交流和管理信息

信息交流是医患沟通中最被广泛研究的功能。根据以往的研究来看,当前许多研究人员对医患信息交换持一种消极态度。例如,研究人员注意到很多消费者缺乏健康知识、对从临床医生处获得的信息量不满意、对记忆信息存在障碍,以及医生对消费者的观点缺乏理解[115]。有学者提出信息交流的过程模型,该模型认为临床医生和消费者之间应相互努力来管理信息,并通过沟通对消费者健康状况背后的医疗和个人问题进行了解。当出现以下三种情况时信息交流会更加成功:① 当消费者积极从医生那里获得更多准确信息时[116];② 当医生利用伙伴关系和支持性沟通来激发消费者的信念和理解时[117];③ 当医生能够以消费者理解的方式解释风险和临床证据时[118]。

此外,信息交流中的“管理”和“交流”同等重要。尽管大多数消费者希望全面了解他们的疾病和治疗方案,但许多消费者可能会被临床医生、大众媒体和互联网提供的大量信息所干扰。某类信息的情感显著性、医生和消费者对疾病和治疗的理解差异、风险信息难以准确表述，以及消费者参与信息交流所需的文化水平和沟通技能使告知过程变得复杂。信息交流成功后，有效的信息管理可以提高消费者的满意度，促进消费者参与咨询，提高消费者应对疾病的能力，并帮助消费者在知情情况下做出治疗决定。

医患信息交流与结果的关系不仅涉及医学信息本身，还取决于临床医生和消费者对临床证据、消费者的健康信念、消费者的价值观和偏好能否达成共识。然而，由于医生和消费者通常从不同的视角来理解疾病，因此很难达成共识。消费者的健康信念是多变且复杂的，通常是基于"常识"而不是临床证据。这解释了为什么患者只在感到紧张时才服用治疗高血压的药物，以及认为手术会使癌症扩散的患者可能会选择放射治疗或非侵入性治疗。当医生和消费者彼此都了解疾病表现时，他们就能够更好地调和观点上的分歧，并就病人的病情和治疗方案达成某种共识。当这种情况发生时，消费者可以按照自己的意愿参与决策，做出明智的决定，获得控制感，并对医生和医疗保健系统产生更大的信任，每一个方面都可以通过降低焦虑直接或间接地提高决策质量，以此促进健康。

3) 确认和管理情绪

沟通中一个重要却很少被研究的方面是管理医患关系中的情绪问题。被诊断出患有严重疾病或担心自己可能有生命危险的消费者通常会经历一系列负面情绪，包括恐惧、悲伤、焦虑、沮丧和愤怒。如果长时间持续这些情绪，消费者状态会受到影响并降低相关生活质量，严重时甚至可能造成生理伤害[119]。然而，医生通常不能很有效地发现消费者的恐惧和担忧，原因可能是很少有消费者明确表达自己的情绪，抑或是医生没有意识到或不愿意讨论消费者的抑郁情绪。

医生可以通过以下方式帮助消费者管理情绪。对具体疾病进行明确且可理解的信息沟通可以帮助消费者更好地了解自己的健康状况，使其对自己的健康具有主导权，更充满希望且能更好地管理不确定性。确认消费者的情感体验并鼓励消费者表达情感也有助于减少消费者的焦虑和抑郁。沟通可以增强消费者的自信心和价值感，赋予消费者在工作或休闲活动时所需的意义、动机和精力，并使消费者在生病状况下依旧享受良好的生活质量。简言之，医患沟通可以通过传递健康信息来减少由于缺乏信息了解而造成的焦虑和担忧，从而减轻痛苦增强积极情绪，以直接改善情绪健康；也可以通过增强消费者应对咨询后压力、不确定性和挫折的能力这一间接途径，进一步改善消费者身体症状。

4) 管理不确定性

当人们认为疾病的治疗和恢复等方面是不一致且不可预测时，往往会产生对疾病的不确定感。管理不确定性有别于其他沟通功能,因为提供信息、提供情感支持和做出决策并不一定意味着减少不确定性。不确定可能是由于缺乏信息(例如"我有糖尿病吗")、信息太多(例如"有太多的治疗选择")和以多种方式解释信息(例如"肿瘤标记物状态没有变化是一个积极的迹象吗")。此外,尽管消费者感到不确定性时可能导致情绪抑郁、失去控制感和生活质量降低[120],但不确定性也可能因为存在希望而使消费者和家庭重视自我保护。因此,我们应合理管理不确定性,而不是一味地减少。

5)决策

有效决策是医患沟通中最重要和最复杂的方面之一。虽然问诊做出的决定会影响健康结果,但人们对影响高质量医疗决策的因素知之甚少。一个好的医疗决策是基于医患双方都认可,且各方都对他们在医疗过程中的参与程度感到满意,决策符合消费者的价值观和现有的最佳临床证据,并且可以实现。研究人员试图在决策质量的衡量标准中纳入一些标准[121]。同时,消费者在参与医疗决策方面的意愿差异很大,医生通常不知道消费者的参与偏好。此外,在咨询过程中或从一次就诊到下一次就诊期间,消费者的参与偏好可能发生变化[122]。医生了解和适应消费者的参与偏好是很重要的,因为如果消费者认为他们在会诊中的实际参与程度与其偏好程度一致的话,消费者会对护理和决定感到更满意[123]。

了解消费者的参与偏好的性质和影响较为困难,因为现有的研究往往无法区分消费者参与决策过程的偏好和谁承担决策责任的偏好。Charles 团队的医疗决策模型[124]为解决这些问题提供了一个角度,因为它区分了消费者主动参与决策和争取决策控制权。该模型确定了三种决策类型:家长式决策(医生决策)、共享式决策(医生和消费者共同决策)和知情式决策(消费者在考虑医生意见后做出决定)。每种决策都经历了三个阶段:信息交流、商议和决定治疗。许多消费者希望积极参与和治疗相关的信息交流,并考虑不同治疗方案的利弊和价值。然而,这些病人可能不愿意为这个决定承担责任。因此,虽然消费者积极参与信息交流和讨论有助于医生和消费者就病情和治疗选择达成共识,但共享的决定并不一定是治疗结果最佳的决定。

与医疗决策相关的沟通往往存在降低决策质量的问题,对健康产生不利影响。首先,消费者在决策过程中并不能总是达到他们需要的参与程度。当这种情况发生时,我们可能就不讨论消费者的价值观和偏好,消费者也可能没有机会阐述相互冲突的目标和需求。此外,当消费者没有充分参与决策过程时,医生可能无法发现消费者对健康和治疗的观点,有时候其观点并不一定科学,例如一个病人因为相信所有草药都是"天然的"而不选择已有众多治疗先例的对症化疗方式,而选择可能要不停尝试草药来看是否有效[125]。当消费者通过积极参与决策过程而成为决策过程的一部分时,无论是谁承担了决策的责任,他们在决策之后较少感到后悔和焦虑,就诊后的健康状况也更好[126]。

此外,支持特定治疗方案的临床证据可能很复杂,甚至不一致。例如,不同的专家可能会给出相互矛盾的建议,使消费者在不同的权威建议中进行选择。研究也可能产生矛盾的结果,例如某种程度的饮酒是否对健康有益[127]。人们在理解决策风险时也会出现困难。医生常常通过流行病学证据来分析风险,但消费者可能通过经验感知风险,即基于个人经验。当医生和消费者不能就不同治疗方案存在的可能风险和利益的达成共识时,往往会出现质量较低的决策。若消费者在选择治疗方案前没有获得充分的信息,则其对治疗的认可程度可能较低。

6) 实现消费者自我管理

帮助消费者管理自己的健康是医患沟通的另一个重要功能。这方面的交流旨在使消费者能够对疾病实现自我管理,例如寻找与健康有关的信息、了解治疗效果、寻求适当的护理方式以及有效地使用医疗系统[128]。消费者的自我管理不仅仅是信息交流,它还包括建议、指导和宣传。医生可以提供引导帮助、支持消费者自主管理以及提供更好的自我护理方面的指导和建议。

患有癌症和糖尿病等慢性疾病的患者必须通过复杂的医疗保健系统获得治疗。医生提供的帮助包括为消费者进行后续检查,向专家办公室寻求指导,安排帮助小组或推荐社会工作,以及协调专家之间的护理方案。帮助消费者实现自主性包括以一种能够增强病人自我效能感和激励病人掌握主导权的方式进行沟通。帮助消费者实现自主性的行为包括探究消费者对实行的方案是否存在矛盾心理,并提供能实现相同目标的替代选择,给消费者时间考虑选择,而不是强迫他们过早做出决定。这种方法已成功应用于戒烟、减肥和锻炼等方面[129]。医生可以以消费者为中心提供指导和建议,也可以支持消费者自己帮助自己,即使用非技术性语言,包括重复、总结、分类或要求消费者重述复杂的建议,以便他们清楚地理解和记住建议。

医患沟通可以通过使消费者积极主动管理其健康状态来改善其身体情况。O'Hair描述了一个三阶段的过程,借此增强消费者发挥能动性的能力[130]。在第一阶段,消费者面对并试图解决健康状况的不确定性。第二阶段涉及表达,包括在临床就诊中发表意见。表达行为包括积极寻求信息、参与决策、公开表明担忧和感受。第三个阶段涉及消费者的能动性，涉及管理个人健康的自我效能、控制感、执行适当治疗建议的能力和意志，以及解决问题和处理与健康有关的并发症的能力。增强消费者能动性的价值已在几项研究中得到证实，包括癌症患者对疾病的控制感与情绪健康和应对方式有关[131]；在糖尿病患者中，有效的自我管理有助于更好地控制代谢和改善健康[132]。

6.4.3 医患沟通的调节变量

到目前为止，我们已经讨论了临床医生与消费者沟通的主要功能，这些功能可以直接或间接地影响健康。这些关系也可能受到多种因素的调节，调节变量可以定性或定量地影响自变量和因变量关系的方向或强度。图 6-3 提供了两个维度的调节变量示例，其一是该因素对于医生、消费者及其关系来说是内在因素还是外在因素，其二是该因素的可变程度。内在调节变量指能够直接或间接地影响消费者及医患关系的情感和认知过程（例如情绪状态、健康素养、疾病知识、目标、自我效能）。外在调节变量包括疾病特征、家庭和社会环境、文化价值观和信仰、医疗制度和经济因素。稳定—可变维度反映了调节变量易受变化的程度。可变因素可以作为干预措施的目标，因此我们需要了解哪些因素是可变的，以提高借助沟通实现预期结果的概率。

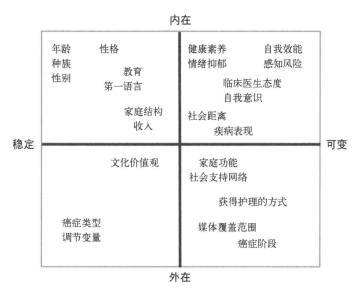

图 6-3 临床医生—消费者健康结果的潜在调节变量例子

接下来,我们将讨论四个内在调节变量,它们可以影响沟通和健康结果之间的关系:① 健康素养;② 社会距离;③ 医生对消费者的态度;④ 消费者对医患关系中角色的偏好。此外,本文还讨论了环境作为外在调节变量的重要来源。

1) 健康素养

健康素养是一个人获取、处理和交流健康信息的能力。健康素养是沟通与结果之间关系的一个重要的可调节变量,因为它影响消费者理解临床医学以及获取与健康相关信息的能力。健康素养低可能会使消费者无法积极参与医疗咨询,因为他们对健康相关术语的熟悉程度有限,并且这种理解的局限会造成尴尬。因此,将沟通与改善健康结果相联系的途径,例如改善消费者知识和理解能力、制定更好的医疗决策及增强消费者能动性,可能无法在文化水平低的消费者身上实现。

健康素养较低的人群面临的沟通方面的挑战可能与种族差异、医疗服务差异以及病状差异等原因有关。卫生保健组织可以向消费者提供与其文化程度匹配的健康教育,帮助他们了解自己的健康问题,鼓励消费者参与讨论问题,并为其如何与医生交谈提供建议,从而帮助解决文化方面的障碍。

2) 社会距离

社会距离指医生和消费者之间数量和地位的悬殊,它可能是一种感知,也可能基于客观指标。人口统计学特征(如种族、性别或年龄)的差异可能不会自动转化为感知的社会距离,因为人们在多个维度上可能相似或不相似,每个维度都有不同程度的感知显著性。例如,一个有孩子的中年黑人女性消费者可能会觉得,她与一个有同龄孩子的白人男性医生比一个年轻的单身黑人女性医生有更多的共同点。

社会距离可以调节沟通和健康结果之间的关系,有如下几个原因。一是临床医生和消费者在健康信念、语言使用和健康相关价值观方面的差异会有造成误解或偏见的风险。这可能导致医生不理解消费者的需求,对他们的需求和能力做出错误的假设。二是社会距离使医患关系难以变得牢固。消费者喜欢能够理解并对他们生活环境共情的医生。如果消费者认为医生的沟通是不真诚的,或者认为医生不能进行共情理解,那么旨在增进医患关系的沟通,例如共情表达和共同理解,在拉近医患关系方面可能没有那么好的效果。

最后,虽然社会距离的客观要素可能很难改变,但感知到的社会距离是可变的。通过表现出关心、不打断消费者说话、询问消费者的信仰和价值观,并以消费者理解的方式提供临床信息,可以传达医生对消费者的尊重和理解。反过来,当消费者分享他们的信仰、价值观和偏好时,可以帮助医生更好地理解消费者,并为双方发现共同点提供了机会。研究表明,当医生被消费者认为能提供更优质的信息、更具关怀性、对病人的观点更感兴趣时,消费者在会诊过程中的信任会增加,这表明有效沟通能够减少消费者所感知到的社会距离。

3）医生对消费者的态度

消费者和医生之间的种族、性别和阶级差异可能会对医生的态度、认知以及与消费者的沟通产生潜在影响[133],包括是否特别跟进特定消费者的情况,解释疾病和治疗方案的详略情况,以及鼓励和支持的程度。在这种情况下,消费者更难进行有效沟通。研究发现,无论白人消费者的沟通行为如何,医生都建议他们进行更精确的癌症诊断程序,但对黑人消费者,只对那些坚定询问医生的黑人妇女提出同样的建议[134]。因此学者认为临床医生对某类病人持更消极的态度,这也许可以解释为什么很多黑人消费者和贫困消费者认为他们做积极的自我介绍比白人消费者和高社会经济地位的病人更重要[135]。然而,这可能会导致社会弱势群体及不善于维护自己利益的消费者在实现有效沟通方面要比拥有更多社会特权的同辈人承担更大的负担[136]。同时,医生对消费者的负面看法会让医患之间难以达成共识、做出知情决定,并且医生会无法妥善处理消费者情绪和担忧,由此破坏沟通与健康状况之间的关系。

4）消费者对医患角色的偏好

消费者对自己和医生在就诊过程中的角色有一定的预期,特别是在讨论什么问题以及谁控制决策方面。首先,许多消费者在参与决策过程中未能达到预期水平[137],这会降低消费者对护理的满意度,决策后更容易后悔并感到焦虑。因此,即使医生的出发点是好的,但与消费者偏好不匹配,如与倾向于医生主导决策的消费者建立伙伴关系,或在与希望参与决策的医患关系中掌握决策权,这些都可能会降低决策质量,影响消费者管理情绪的能力,降低消费者遵循治疗计划的积极性或信心。

消费者对医生和自己角色的期望也各不相同,年龄较大和受教育程度较低的消费者更倾向于家长式决策模式,而年轻和受教育程度较高的消费者则希望承担更积极的协作角色。证据表明,女性更喜欢从医生那里得到明确的情感支持,而男性更希望得到信息而不是讨论感受[138]。消费者对医患关系的偏好可能会因为就诊而改变,甚至在咨询过程中也会改变。例如,病情严重或感到痛苦的消费者可能会更愿意将决策控制权交给医生。

综上所述,消费者对自身和临床医生沟通的偏好各不相同,通过调节不同沟通功能的有效性可以达到更好的效果。因为医生不能很好地判断消费者的偏好，而且消费者和医生通常不会以同样的方式感知决策过程，所以临床医生应该尽早评估消费者的偏好，这将有助于确定如何管理沟通，以更好地协调医患关系。

5）环境背景

外部调节变量也对沟通—健康结果关系产生了强大的影响，背景信息作为沟通—健康结果关系外在调节的主要来源，也是十分重要。

医生与消费者之间的互动与其他形式的沟通一样，都是"情境式"的，它们会发生在多个层面的背景中，包括组织、政治、地理和媒体。这些背景因素既可以影响医患之间的沟通方式，也会影响会诊结果是否能改善健康状况。尽管任何背景信息都可能影响医疗保健，但是三个最为重要的方面是：① 家庭和社会环境；② 媒体环境；③ 医疗保健系统。

消费者所处的社会环境，包括家庭、朋友和同事。其中，家人和朋友可能会加强或破坏医生和消费者做出的决定，从而影响消费者的顺从性和健康结果。如果没有家人和朋友的支持，即使是最好的医疗决定也可能是徒劳的。家庭成员在临床问诊中既可以促进互动，也可以干扰沟通，从而影响沟通关键功能的实现程度。

媒体环境也以多种方式影响消费者与临床医生沟通过程和结果。媒体由于拥有大批受众，因此其对健康问题的报道会影响消费者的观点和期望。意大利的一项研究中，通过媒体广泛宣传 Di Bella 疗法（一种未经证实的癌症治疗方法），大大提高了癌症患者的期望值[139]。后来，这种治疗被公开证明是无效的，但制药公司利用大众媒体的广告直接向消费者宣传产品，希望消费者向临床医生索取他们的产品，这种策略通常是有效的[140]。最后媒体环境，特别是互联网，为健康相关的信息和社会支持提供了广泛的资源，消费者可以通过这些信息更好地了解自己的病情和治疗期望，更有效地参与医疗互动。然而，这些信息中的一部分可能在科学上是存疑的，并且消费者可能会被大量信息所淹没。

医疗设施的物理和程序特征都会影响医生与消费者的沟通和结果。有效的"团队合作"能够提供较好的护理质量，其特点是多学科团队成员之间的良好沟通。它们可以通过共享的电子病历和互联网，向医生和消费者提供信息和社会资源支持[141]。然而松散的整合型护理可能要求消费者在多个医疗机构使用医疗服务。即使是简单的组织实践，例如较长时间的定期就诊，也会对临床医生与消费者的沟通产生重大影响，从而限制或鼓励消费者参与决策。消费者就诊的特征是消费者的参与度越高，其对交流的控制权就会越多[142]。医疗设施的物理方面,如环境噪声、隐私保护和室内装饰,会影响消费者寻求治疗和与医生讨论他们病情时的舒适度[143]。了解组织实践如何影响问诊的沟通质量对消费者而言是很有帮助的,尤其较差的沟通可能会导致较差的结果、不必要的检查、更多的再入院和更高的费用。

6.4.4　医患沟通实际案例

鉴于社会背景和其他行为因素,医生即使建议相同,也会导致消费者在健康结果上有很大的差异。本节强调的临床医生建议的积极影响部分可以通过对医生的高度信任来描述。美国国立卫生研究院(National Institutes of Health)的国家癌症研究所的健康信息全国趋势调查(The Health Information National Trends Survey,HINTS)数据显示,尽管有新的沟通渠道出现,但医生仍然是最值得信赖的健康信息来源。本节以医生建议病人戒烟为例,讨论社会环境中可能限制健康促进行为的障碍。

美国卫生与公众服务部(United States Department of Health and Human Services,HHS)的临床戒烟实践指南概述了一个被称为“5‐As”的过程:询问(Ask)、建议(Advise)、评估(Assess)、协助(Assist)和安排(Arrange)(Fiore,2000[144])。这五个过程与沟通功能相吻合,这些步骤可以直接或间接地帮助消费者实现戒烟。医生通过 5‐As 中的步骤实现了临床医生与消费者沟通的既定功能,从而提高了病人戒烟的可能性。有研究证明临床医生参与戒烟的重要性,还有一些研究认为该指南是临床医生与消费者就戒烟进行交流的重要起点。

5‐As 基于经验证据,其中大部分来自理论基础的研究。这组行为描述了不同的临床医生如何通过执行每一种沟通功能来影响戒烟结果。例如,询问(Ask)履行信息交流和培养人际关系的职能,建议(Advise)履行信息交流的职能,评估(Assess)履行应对情绪和管理不确定性的职能,协助(Assist)履行决策和自我管理的职能,安排(Arrange)实现自我管理的功能。

沟通方式主要取决于临床医生个人,但任何方式都可以实现临床医生与消费者讨论戒烟。为此,临床实践指南提供了几类医患交流的证据强度评级,包括简短互动、咨询、药物治疗建议等,以帮助临床医生选择适当且有效的策略来协助消费者戒烟。

6.4.5　医患沟通研究启示

本章提出的概念框架对医患沟通的研究具有重要的启示。正如一开始所提到的,研究人员应开发出将沟通过程与健康结果联系起来的理论模型。我们已经确定了关键沟通功能,以及改善健康的潜在途径。为了测试这些功能在特定路径上的重要性,研究人员需要开发出能够深入这些关键过程的方法。我们还需要从纵向角度来跟踪结果,包括可能影响沟通和健康结果关系的相互作用事件。此类研究最好通过设计"配合消费者的医生"来完成,这与大多数医患沟通研究中使用的传统"配合医生的病人"的设计相反。尽管由于纵向研究的费用和复杂性较高导致相关研究较少,但是它确实是有必要进行的。

本章确定了六个关键的沟通功能,但还缺乏对所有六种功能的全面心理测量。通常,现有的度量方法使用相似的术语来度量不同的行为,或者对相似的行为使用不同的术语。为了成功监测和改善临床实践中医学信息的传递和沟通,关键功能必须以可靠和有效的方式进行,从而获取消费者及其家属与医疗团队成员之间的互动。在理想情况下,沟通措施应以理论为基础,在沟通的一般和具体功能方面考虑互动中的所有相关参与者以实现平衡,并经过实证验证,找到对消费者及其家属来说重要的内容[145]。

考虑到影响医患沟通过程的一系列复杂因素,包括实现预期结果的途径以及这些关系的调节变量,研究人员需要使用多级建模分析技术以确定各种因素对沟通和健康结果的独特影响[146]。对沟通多种影响的考虑不周可能会导致误导性的结果。在一项研究中,医生似乎给白人消费者提供的信息比黑人消费者多。然而,当沟通变量被输入方程式时,医生提供的信息不再与种族本身有关,而是与消费者积极参与的程度有关[147]。简言之,黑人消费者获得的信息较少,因为他们不太积极地从医生那里获取信息。在另一项研究中,当消费者对医生沟通的感知指标进入模型后,黑人消费者对医生的信任度不再比白人消费者低,因为黑人消费者之前认为他们的医生在互动过程中缺乏信息和支持而导致其信任度较低[148]。

本 章 小 结

本章首先对消费者健康信息采纳因素进行分析,得出消费者信息采纳往往受到个人、社交和信息层面的影响。基于此,本文引入社会认知理论、健康信念模型和医患沟通的调节变量,旨在从认知、信念以及沟通方式等方面对影响消费者健康信息的接收和采纳的因素进行深入分析。

社会认知理论旨在全面了解人们为什么以及如何改变个人健康行为,包括改变对信息的接收和采纳情况。社会认知理论是面向行动的研究和实践的基础,本章定义和描述了社会认知理论中的重要概念和原则。

在健康信念模型中,感知威胁与许多健康相关行为有很大的相关性,其作为一种基于认知的模型,不考虑行为的情感成分。然而在未来,情感以及行动提示对人们信息接收与采纳的作用值得研究,这将有助于从业者规划信息传递方式。

临床医生和消费者之间的沟通模式应便于理解和指导实证研究,但也要接近临床现实。本章确定了促进改善健康结果的六个关键沟通功能,并归纳出有效沟通的途径包括优化消费者获取健康信息途径、提高消费者知识水平和共识能力、改善获得治疗的机会、建立医生和消费者及其家庭间的合作关系、提高对负面情绪的管理能力、加强家庭和社会支持、提高医疗决策质量、提高消费者能动性等。此外,潜在的可调节因素可能会影响沟通与健康结果的关系,如消费者的健康素养、社会距离、医生对消费者的态度、医生和消费者对他们在互动中的角色偏好以及一些外在调节变量。未来的研究应该在理论、方法上更合理地使用研究设计,以便更好地理解良好的医患沟通方式对消费者接收信息的影响。

本章参考文献

[1] 朱庆华,杨梦晴,赵宇翔等.健康信息行为研究:溯源、范畴与展望[J].中国图书馆学报,2022,48(02):94-107.DOI:10.13530/j.cnki.jlis.2022017.

[2] 王文韬,张震,李世昌等.基于系统评价法的用户在线健康信息接受驱动情境模型构建[J].现代情报,2019,39(09):74-83+108.

[3] 王蔚.微信老年用户的健康信息采纳行为研究[J].国际新闻界,2020,42(03):91-107.

[4] 莫秀婷,邓朝华.健康自我效能对基于社交网站采纳健康信息的影响分析[J].中国卫生统计,2015,32(05):753-757.

[5] 刘萌萌.在线健康社区用户信息采纳行为意向影响因素研究[D].武汉:华中科技大学,2019.

[6] 贺美玲,吴雨澄,吴芃等.中老年用户微信平台健康信息接受行为影响因素研究[J].中国管理信息化,2020,23(13):178-181.

[7] 韩世曦,曾粤亮.突发公共卫生事件背景下数字青年微信公众平台健康信息采纳意愿影响因素研究[J].图书馆学研究,2021(06):83-92.

[8] 李赫.退休人群健康谣言传播现象研究[D].北京:中央民族大学,2021.

[9] 苏航.残疾人健康信息回避行为影响因素研究[J].情报探索,2020(09):23-28.

[10] 杨诗涵.社交媒体语境下流动女工健康信息采纳行为研究[D].石家庄:河北师范大学,2021.

[11] 沈世玲.农民工健康信息服务模式研究[D].镇江:江苏大学,2020.DOI:10.27170/d.cnki.gjsuu.2020.000679.

[12] 刘鹏,何梦圆,李后卿等.基于计划行为理论的在线健康社区用户信息采纳行为意向影

响因素研究[J].湘南学院学报（医学版），2022，24(01)：43-48.

[13] 周涛,李秋霞.在线健康社区用户信息采纳行为研究[J].评价与管理,2022,20(01)：29-34+49.

[14] 陈正雅,何煦阳,熊涛.农村居民健康信息接触与行为采纳——以湖南省三个村为例[J].新媒体研究,2021,7(09)：92-94+98.

[15] 张坤.微信朋友圈用户健康信息转发意愿影响因素研究[D].合肥：安徽大学,2019.

[16] 王雪,查先进.社会化媒体环境下国外信息行为研究进展[J].数字图书馆论坛,2021(11)：42-49.

[17] 孙竹梅.社交媒体健康信息采纳影响因素研究[D].南京：南京大学,2018.

[18] 周金连,吴晔,韩仪等.社会化媒体信息接触对个体健康行为的说服效果研究——以HPV疫苗采纳为例[J].新闻大学,2022(02)：1-16+117.

[19] 曹丹,易娟,王伟等.微信公众平台用户健康信息采纳行为影响因素研究[J].科技情报研究,2022,4(02)：74-89.

[20] 莫敏,匡宇扬,朱庆华等.在线问诊信息用户采纳意愿的影响因素研究[J].现代报,2022,42(06)：57-68.

[21] 孙竹梅,汪志兵.基于信息特征的微博健康信息采纳研究[J].情报理论与实践,2019,42(03)：146-152.

[22] 冉华,耿书培.健康信息的特质与组织方式对受众接受效果的影响研究——以女性宫颈癌预防传播为例[J].新闻与传播评论,2018,71(05)：79-91.

[23] Contento I R, Randell J S, Basch C E. "Review and Analysis of Evaluation Measures Used in Nutrition Education Research." [J]. Journal of Nutrition Education and Behavior, 2002, 34(1)：2-25.

[24] Fernández-Ballesteros R. "Determinants and Structural Relation of Personal Efficacy to Collective Efficacy." [J]. Applied Psychology：An International Review, 2002, 51：107-125.

[25] Schunk D H. "Peer Models and Children's Behavioral Change." [J]. Review of Educational Research, 1987, 57(2)：149-174.

[26] Hinyard L J, Kreuter M W. "Using Narrative Communication as a Tool for Health Behavior Change：A Conceptual, Theoretical, and Empirical Overview."[J]. Health Education and Behavior, 2007, 34 (5)：777-792.

[27] Bandura A. "Social Cognitive Theory of Mass Communications." In J. Bryant and D. Zillman (eds.), Media Effects：Advances in Theory and Research. (2nd ed.)[M]. Hillsdale, N.J.：Erlbaum, 2002.

[28] Bandura A. Principles of Behavior Modification[M]. New York：Holt, Rinehart & Winston, 1969.

[29] Bandura A. Social Foundations of Thought and Action：A Social Cognitive Theory[M]. Englewood Cliffs, N.J.：Prentice Hall, 1986.

［30］Bandura A. "Health Promotion from the Perspective of Social Cognitive Theory."［J］. Psychology and Health, 1998, 13: 623 - 649.

［31］Bandura A. Self-Efficacy: The Exercise of Control［M］. New York: W. H. Freeman, 1997.

［32］McAlister A L. "Acceptance of Killing and Homicide Rates in Nineteen Nations."［J］. European Journal of Public Health, 2006, 16(3): 260 - 266.

［33］Elder J P, Ayala G X, Harris S. "Theories and Intervention Approaches to Health-Behavior Change in Primary Care."［J］. American Journal of Preventive Medicine, 1999, 17(4): 275 - 284.

［34］Bandura A. "Swimming Against the Mainstream: The Early Years from Chilly Tributary to Transformative Mainstream." ［J］. Behaviour Research and Therapy, 2004b, 42: 613 - 630.

［35］Beck J S. Cognitive Therapy: Basics and Beyond［M］. New York: Guilford, 1995.

［36］Meichenbaum D. Cognitive-Behavior Modification: An Integrative Approach［M］. New York: Plenum, 1977.

［37］Bandura A, Jeffery R W, Wright C L. "Efficacy of Participant Modeling as a Function of Response Induction Aids."［J］. Journal of Abnormal Psychology, 1974, 83: 56 - 64.

［38］Bandura A, Adams N E. "An Analysis of Self-Efficacy Theory of Behavior Change."［J］. Cognitive Therapy and Research, 1977, 1: 125 - 139.

［39］Worden J K. "Preventing Alcohol-Impaired Driving through Community Self-Regulation Training."［J］. American Journal of Public Health, 1989, 79(3): 287 - 290.

［40］Perry C L. "Project Northland High School Interventions: Community Action to Reduce Adolescent Alcohol Use."［J］. Health Education and Behavior, 2000, 27(1): 29 - 49.

［41］McAlister A L. "Telephone Assistance for Smoking Cessation: One Year Cost Effectiveness Estimations."［J］. Tobacco Control, 2004, 13(1): 85 - 86.

［42］Lorig K R. "Chronic Disease Self-Management Programs: Two-Year Health Status and Health Care Utilization Outcomes."［J］. Medical Care, 2001, 39: 1217 - 1223.

［43］Shegog R. "Use of Interactive Health Communication to Affect Smoking Intentions in Middle School Students: A Pilot Test of the 'Headbutt' Risk Assessment Program."［J］. American Journal of Health Promotion, 2005, 19(5): 334 - 338.

［44］Benight C C, Bandura A. "Social Cognitive Theory of Posttraumatic Recovery: The Role of Perceived Self-Efficacy."［J］. Behaviour Research and Therapy, 2004, 42: 1129 - 1148.

［45］Paton D. "Disaster Preparedness: A Social-Cognitive Perspective." ［J］. Disaster Prevention and Management: An International Journal, 2003, 12(3): 210 - 216.

［46］Devine-Wright P, Devine-Wright H, Fleming P. "Situational Influences upon Children's Beliefs about Global Warming and Energy."［J］. Environmental Education Research, 2004, 10(4): 493 - 506.

[47] Berndtsson A, Palm L. "Higher Fuel Taxes or Friendly Persuasion: How to Influence the Environmental Thinking and Behaviour of Car Drivers." [C]//Paper presented at Urban Transport Systems, Lund, Sweden, 1999, 6: 12 - 15.

[48] Hochbaum G M. Public Participation in Medical Screening Programs: A Socio-Psychological Study [M]. Washington, D. C: U. S. Dept. of Health, Education, and Welfare, 1958.

[49] Becker M H. "The Health Belief Model and Personal Health Behavior." [J]. Health Education Monographs, 1974, 2: 324 - 473.

[50] Skinner B F. The Behavior of Organisms [M]. Englewood Cliffs, N. J: Appleton-Century-Crofts, 1938.

[51] Hochbaum G M. Public Participation in Medical Screening Programs: A Socio-Psychological Study [M]. Washington, D. C: U. S. Dept. of Health, Education, and Welfare, 1958.

[52] Hochbaum G M. Public Participation in Medical Screening Programs: A Socio-Psychological Study [M]. Washington, D. C: U. S. Dept. of Health, Education, and Welfare, 1958.

[53] Bandura A. Self-efficacy: The Exercise of Control [J]. New York: W. H. Freeman, 1997.

[54] Champion V L, Ray D W, Heilman D K, et al. "A Tailored Intervention for Mammography Among Low-Income African-American Women." [J]. Journal of Psychosocial Oncology, 2000, 18(4): 1 - 13.

[55] Friedman L C, Neff N E, Webb J A, et al. "Age-Related Differences in Mammography Use and in Breast Cancer Knowledge, Attitudes, and Behaviors." [J]. Journal of Cancer Education, 1998, 13: 26 - 30.

[56] Guidry J J, Matthews-Juarez P, Copeland V A. "Barriers to Breast Cancer Control for African-American Women: The Interdependence of Culture and Psychosocial Issues." [J]. Cancer, 2003, 97(1 Suppl): 318 - 323.

[57] Vadaparampil S T. "Using the Health Belief Model to Examine Differences in Adherence to Mammography Among African-American and Caucasian Women." [J]. Journal of Psychosocial Oncology, 2004, 21(4): 61 - 81.

[58] Witte K. "Putting the Fear Back Into Fear Appeals: The Extended Parallel Process Model." [J]. Communication Monographs, 1992, 59(4): 329 - 349.

[59] Champion V, Skinner C S, Menon U. "Development of a Self-Efficacy Scale for Mammography." [J]. Research in Nursing and Health, 2005, 28(4): 329 - 336.

[60] Saywell R M, Jr. "The Cost Effectiveness of 5 Interventions to Increase Mammography Adherence in a Managed Care Population." [J]. The American Journal of Managed Care, 2003, 9: 33 - 44.

[61] Roter D L, Hall J A. Doctors Talking to Patients/Patients Talking to Doctors: Improving Communication in Medical Visits[J]. Westport, Conn. Auburn House, 1992.

[62] Ong L M, Visser M R, Lammes F B, et al. "Doctor-Patient Communication and Cancer Patients' Quality of Life and Satisfaction."[J]. Patient Education and Counseling, 2000, 41: 145 – 156.

[63] Epstein R M, Street R L, Jr. Patient-Centered Communication in Cancer Care: Promoting Healing and Reducing Suffering [J]. Bethesda, Md: National Cancer Institute, 2007.

[64] Parsons T. The Social System[J]. Glencoe, Ill: Free Press, 1951.

[65] Reeder L G. "The Patient-Client as a Consumer: Some Observations on the Changing Professional-Client Relationship."[J]. Journal of Health and Social Behavior, 1972, 13: 406 – 412.

[66] Szasz T S, Hollender M H. "A Contribution to the Philosophy of Medicine: The Basic Models of the Doctor-Patient Relationship."[J]. Archives of Internal Medicine, 1956, 97: 585 – 592.

[67] Roter D L, Hall J A. Doctors Talking to Patients/Patients Talking to Doctors: Improving Communication in Medical Visits[J]. Clinical and Experimental Optometry, 1995, 78(2): 79 – 80.

[68] Burgoon J K, Buller D B, Hale J L, et al. "Relational Messages Associated with Nonverbal Behaviors."[J]. Human Communication Research, 1984, 10(3): 351 – 378.

[69] Ley P. Communicating with Patients: Improving Communication, Satisfaction, and Compliance[M]. London: Croom Helm, 1988.

[70] Burgoon J K, Buller D B, Hale J L, et al. "Relational Messages Associated with Nonverbal Behaviors."[J]. Human Communication Research, 1984, 10(3): 351 – 378.

[71] Squier R S. "A Model of Empathic Understanding and Adherence to Treatment Regimens in PractitionerPatient Relationships."[J]. Social Science & Medicine, 1990, 30(3): 325 – 329.

[72] Mishel M H. "Uncertainty in Chronic Illness."[J]. Annual Review of Nursing Research, 1999, 17: 269 – 294.

[73] Babrow A. "Uncertainty, Value, Communication, and Problematic Integration."[J]. Journal of Communication, 2001, 51(3): 553 – 573.

[74] Brashers D E. "HIV and Uncertainty: Managing Treat Decision Making."[J]. Focus, 2001, 16(9): 5 – 6.

[75] Charles C, Gafni A, Whelan T. "Decision-Making in the Physician-Patient Encounter: Revisiting the Shared Treatment Decision-Making Model." [J]. Social Science & Medicine, 1999, 49(5): 651 – 661.

[76] Street R L. "Active Patients as Powerful Communicators." In W. P. Robinson, and H.

Giles (eds.), The New Handbook of Language and Social Psychology[M]. New York: Wiley, 2001.

[77] Makoul G, Clayman M L. "An Integrative Model of Shared Decision Making in Medical Encounters."[J]. Patient Education and Counseling, 2006, 60(3): 301-312.

[78] Ryan R M, Deci E L. "Self-Determination Theory and the Facilitation of Intrinsic Motivation, Social Development, and Well-Being."[J]. American Psychologist, 2000, 55(1): 68-78.

[79] Prochaska J O, Velicer W F. "The Transtheoretical Model of Health Behavior Change."[J]. American Journal of Health Promotion, 1997, 12(1): 38-48.

[80] Fishbein M, Cappella J N. "The Role of Theory in Developing Effective Health Communications."[J]. Journal of Communication, 2006, 56: S1-S17.

[81] O'Hair D. "Cancer Survivorship and Agency Model: Implications for Patient Choice, Decision Making, and Influence."[J]. Health Communication, 2003, 15: 193-202.

[82] Smith M Y. "Patient-Physician Communication in the Context of Persistent Pain: Validation of a Modified Version of the patients' Perceived Involvement in Care Scale."[J]. Journal of Pain and Symptom Management, 2006, 32(1): 71-81.

[83] Street R L. "Patient Participation in Medical Consultations: Why Some Patients are More Involved Than Others."[J]. Medical Care, 2005, 43: 960-969.

[84] Krupat E, Yeager C M, Putnam S. "Patient Role Orientations, Doctor-Patient Fit, and Visit Satisfaction."[J]. Psychology and Health, 2000, 15: 707-719.

[85] Galassi J P, Schanberg R, Ware W B. "The Patient Reactions Assessment: A Brief Measure Of The Quality Of The Patient-Provider Relationship."[J]. Psychological Assessment, 1992, 4: 346-351.

[86] Street R L, Gordon H, Haidet P. "Physicians' Communication and Perceptions of Patients: Is It How They Look, How They Talk, Or Is It Just The Doctor?"[J]. Social Science & Medicine, 2007, 65(3): 586-598.

[87] Roter D L, Larson S. "The Roter Interaction Analysis System (RIAS): Utility and Flexibility for Analysis of Medical Interactions."[J]. Patient Education and Counseling, 2002, 46, 243-251.

[88] Street R L, Millay B. "Analyzing Patient Participation in Medical Encounters."[J]. Health Communication, 2001, 13(1): 61-73.

[89] Brown J B, Stewart M A, Ryan B L. Assessing Communication Between Patients and Physicians: The Measure of Patient-Centered Communication (MPCC)[J]. London, Ontario, Canada: Thames Valley Family Practice Research Unit and Centre for Studies in Family Medicine, 2001, 2: 95-97.

[90] Blanchard C G, Labrecque M S, Ruckdeschel J C, et al. "Information and Decision-Making Preferences of Hospitalized Adult Cancer Patients."[J]. Social Science &

Medicine, 1988, 27: 1139 - 1145.

[91] Cassileth B R, Zupkis R V, Sutton-Smith K, et al. "Information and Participation Preferences Among Cancer Patients." [J]. Annals of Internal Medicine, 1980, 92: 832 - 836.

[92] Street R L, Cauthen D, Buchwald E, et al. "Patients' Predispositions to Discuss Health Issues Affecting Quality of Life." [J]. Family Medicine, 1995, 27: 663 - 670.

[93] Detmar S B. "How Are You Feeling? Who Wants To Know? Patients' and Oncologists' Preferences For Discussing Health-Related Quality-Of-Life Issues." [J]. Journal of Clinical Oncology, 2000, 18: 3295 - 3301.

[94] Hagerty R G. "Cancer Patient Preferences for Communication of Prognosis in the Metastatic Setting." [J]. Journal of Clinical Oncology, 2004, 22: 1721 - 1730.

[95] Lerman C E. "Patients' Perceived Involvement in Care Scale: Relationship to Attitudes About Illness and Medical Care." [J]. Journal of General Internal Medicine, 1990, 5: 29 - 33.

[96] Krantz D S, Baum A, Wideman M. "Assessment of Preferences for Self-Treatment and Information in Health Care." [J]. Journal of Personality and Social Psychology, 1980, 39: 977 - 990.

[97] Gordon H S, Street R L, Sharf B F, et al. "Racial Differences in Doctors' InformationGiving and Patients' Participation." [J]. Cancer, 2006, 107: 1313 - 1320.

[98] Braddock C H. "Informed Decision Making in Outpatient Practice: Time to Get Back to Basics." [J]. Journal of the American Medical Association, 1999, 282: 2313 - 2320.

[99] Degner L F, Sloan J A, Venkatesh P. "The Control Preferences Scale." [J]. Canadian Journal of Nursing Research, 1997, 29: 21 - 43.

[100] Shields C G. "Rochester Participatory Decision-Making Scale (RPAD): Reliability and Validity." [J]. Annals of Family Medicine, 2005, 3: 436 - 442.

[101] Roter D L, Larson S. "The Roter Interaction Analysis System (RIAS): Utility and Flexibility for Analysis of Medical Interactions." [J]. Patient Education and Counseling, 2002, 46: 243 - 251.

[102] Hojat M. "Physician Empathy: Definition, Components, Measurement, and Relationship to Gender and Specialty." [J]. The American Journal of Psychiatry, 2002, 159: 1563 - 1569.

[103] Bylund C L, Makoul, G. "Empathic Communication and Gender in the Physician-Patient Encounter." [J]. Patient Education and Counseling, 2002, 48: 207 - 216.

[104] Mishel M H. "Uncertainty in Chronic Illness." [J]. Annual Review of Nursing Research, 1999, 17: 269 - 294.

[105] Williams G C. "Variation in Perceived Competence, Glycemic Control, and Patient Satisfaction: Relationship to Autonomy Support from Physicians." [J]. Patient Education and Counseling, 2005, 57: 39 - 45.

[106] Glasgow R E, Emont S, Miller D C. "Assessing Delivery of the Five 'As' for Patient-Centered Counseling."[J]. Health Promotion International, 2006, 21: 245-255.

[107] Ory M G. "Prevalence and Correlates of Doctor-Geriatric Patient Lifestyle Discussions: Analysis of ADEPT Videotapes."[J]. Preventive Medicine, 2006, 43: 494-497.

[108] Russell N K, Roter D L. "Health Promotion Counseling of Chronic-Disease Patients During Primary Care Visits."[J]. American Journal of Public Health, 1993, 83: 979-982.

[109] Tai-Seale M. "Two-Minute Mental Health Care for Elderly Patients: Inside Primary Care Visits."[J]. Journal of the American Geriatrics Society, 2007, 55: 1903-1911.

[110] Gordon H S. "Racial Differences in Trust and Lung Cancer Patients' Perceptions of Physician Communication."[J]. Journal of Clinical Oncology, 2006, 24: 904-909.

[111] Harris I B, Rich E C, Crowson T W. "Attitudes of Internal Medicine Residents and Staff Physicians Toward Various Patient Characteristics."[J]. Journal of Medical Education, 1985, 60: 192-195.

[112] Epstein R M. "Making Communication Research Matter: What Do Patients Notice, What Do Patients Want, and What Do Patients Need?"[J]. Patient Education and Counseling, 2006, 60: 272-278.

[113] McWilliam C L, Brown J B, Stewart M. "Breast Cancer Patients' Experiences of Patient-Doctor Communication: A Working Relationship."[J]. Patient Education and Counseling, 2000, 39: 191-204.

[114] Cabana M D, Jee S H. "Does Continuity of Care Improve Patient Outcomes?"[J]. Journal of Family Practice, 2004, 53: 974-980.

[115] Simon C M, Kodish E D. "Step into my Zapatos, Doc: Understanding and Reducing Communication Disparities in The Multicultural Informed Consent Setting." [J]. Perspectives in Biology and Medicine, 2005, 48: S123-S138.

[116] Cegala D J, Post D M, McClure L. "The Effects of Patient Communication Skills Training on the Discourse of Older Patients During a Primary Care Interview."[J]. Journal of the American Geriatrics Society, 2001, 49: 1505-1511.

[117] Zandbelt L C. "Patient Participation in the Medical Specialist Encounter: Does Physicians' Patient-Centered Communication Matter?" [J]. Patient Education and Counseling, 2007, 65: 396-406.

[118] Hagerty R G. "Communicating with Realism and Hope: Incurable Cancer Patients' Views on the Disclosure of Prognosis."[J]. Journal of Clinical Oncology, 2005, 23: 1278-1288.

[119] Luecken L J, Compas B E. "Stress, Coping, and Immune Function in Breast Cancer." [J]. Annals of Behavioral Medicine, 2002, 24: 336-344.

[120] Clayton M F, Mishel M H, Belyea M. "Testing a Model of Symptoms,

Communication, Uncertainty, and Well-Being, in Older Breast Cancer Survivors."[J]. Research in Nursing & Health, 2006, 29(1): 18 - 39.

[121] Sepucha K. "An Approach to Measuring the Quality of Breast Cancer Decisions."[J]. Patient Education and Counseling, 2007, 65: 261 - 269.

[122] Butow P N. "The Dynamics of Change: Cancer Patients' Preferences for Information, Involvement and Support."[J]. Annals of Oncology, 1997, 8: 857 - 863.

[123] Lantz P M. "Satisfaction with Surgery Outcomes and the Decision Process in a PopulationBased Sample of Women with Breast Cancer." [J]. Health Services Research, 2005, 40(3): 745 - 767.

[124] Charles C, Gafni A, Whelan T. "Decision-Making in the Physician-Patient Encounter: Revisiting the Shared Treatment Decision-Making Model." [J]. Social Science & Medicine, 1999, 49(5): 651 - 661.

[125] Peele P B, Siminoff L A, Xu Y, et al. "Decreased Use of Adjuvant Breast Cancer Therapy in a Randomized Controlled Trial of a Decision Aid with Individualized Risk Information."[J]. Medical Decision Making, 2005, 25: 301 - 307.

[126] Ward M M. "Participatory Patient-Physician Communication and Morbidity in Patients with Systemic Lupus Erythematosus." [J]. Arthritis and Rheumatism, 2003, 49: 810 - 818.

[127] Meyerhoff D J. "Health Risks of Chronic Moderate and Heavy Alcohol Consumption: How Much Is Too Much?" [J]. Alcoholism, Clinical and Experimental Research, 2005, 29: 1334 - 1340.

[128] Howie J G. "Quality at General Practice Consultations: Cross Sectional Survey."[J]. British Medical Journal, 1999, 319: 738 - 743.

[129] Williams G C. "Autonomous Regulation and Long-Term Medication Adherence in Adult Outpatients."[J]. Health Psychology, 1998, 17: 269 - 276.

[130] O'Hair D. "Cancer Survivorship and Agency Model: Implications for Patient Choice, Decision Making, and Influence."[J]. Health Communication, 2003, 15: 193 - 202.

[131] Street R L, Voigt B. "Patient Participation in Deciding Breast Cancer Treatment and Subsequent Quality of Life."[J]. Medical Decision Making, 1997, 17(3): 298 - 306.

[132] Lorig K R, Ritter P L, Jacquez A. "Outcomes of Border Health Spanish/English Chronic Disease Self-Management Programs." [J]. Diabetes Educator, 2005, 31: 401 - 409.

[133] Burgess D J, van Ryn M, Crowley-Matoka M, et al. "Understanding the Provider Contribution to Race/Ethnicity Disparities in Pain Treatment: Insights from Dual Process Models of Stereotyping."[J]. Pain Medicine, 2006, 7: 119 - 134.

[134] Krupat E. "Patient Assertiveness and Physician Decision-Making Among Older Breast Cancer Patients."[J]. Social Science & Medicine, 1999, 49: 449 - 457.

[135] Malat J R, van Ryn M, Purcell D. "Race, Socioeconomic Status, and the Perceived Importance of Positive Self-Presentation in Health Care." [J]. Social Science & Medicine, 2006, 62: 2479 - 2488.

[136] Wiltshire J, Cronin K, Sarto G E, et al. "Self-Advocacy During the Medical Encounter: Use of Health Information and Racial/Ethnic Differences." [J]. Medical Care, 2006, 44: 100 - 109.

[137] Degner L F. "Information Needs and Decisional Preferences in Women with Breast Cancer." [J]. Journal of the American Medical Association, 1997, 277: 1485 - 1492.

[138] Clarke S A, Booth L, Velikova G, et al. "Social Support: Gender Differences in Cancer Patients in the United Kingdom." [J]. Cancer Nursing, 2006, 29: 66 - 72.

[139] Passalacqua R. "Effects of Media Information on Cancer Patients' Opinions, Feelings, DecisionMaking Process and Physician-Patient Communication." [J]. Cancer, 2004, 100: 1077 - 1084.

[140] Kravitz R L. "Influence of Patients' Requests for Direct-to-Consumer Advertised Antidepressants: A Randomized Controlled Trial." [J]. Journal of the American Medical Association, 2005, 293: 1995 - 2002.

[141] Boyle F M, Robinson E, Heinrich P, et al. "Cancer: Communicating in the Team Game." [J]. ANZ Journal of Surgery, 2004, 74: 477 - 481.

[142] Street R L, Gordon H S. "The Clinical Context and Patient Participation in Post-Diagnostic Consultations." [J]. Patient Education and Counseling, 2006, 64(1 - 3): 217 - 224.

[143] Lindberg C, Lewis-Spruill C, Crownover R. "Barriers to Sexual and Reproductive Health Care: Urban Male Adolescents Speak Out." [J]. Issues in Comprehensive Pediatric Nursing, 2006, 29: 73 - 88.

[144] Fiore M C. Treating Tobacco Use and Dependence. Clinical Practice Guideline. Rockville, Md.: U. S. Department of Health and Human Services [J]. Public Health Service, 2000, 5: 206 - 208.

[145] Stewart M. "Towards a Global Definition of Patient Centred Care: The Patient Should Be the Judge of Patient Centred Care." [J]. British Medical Journal, 2001, 322: 444 - 445.

[146] Street R L, Gordon H, Haidet P. "Physicians' Communication and Perceptions of Patients: Is It How They Look, How They Talk, Or Is It Just The Doctor?" [J]. Social Science & Medicine, 2007, 65(3): 586 - 598.

[147] Gordon H S, Street R L, Sharf B F, et al. Racial Differences in Doctors' InformationGiving and Patients' Participation [J]. Cancer, 2006, 107: 1313 - 1320.

[148] Gordon H S. Racial Differences in Trust and Lung Cancer Patients' Perceptions of Physician Communication [J]. Journal of Clinical Oncology, 2006, 24: 904 - 909.

第 7 章　消费者健康信息利用

　　人们对于自己、身边的人以及所居住的社区在实现健康方面发挥着关键作用。除专业人士外，参与健康护理的非专业人士也可从信息化解决方案中受益，这使他们能够随时获得并应用健康信息。本章的研究主体聚焦于非专业人员中的病人和医疗服务的消费者，目的是调查他们在健康护理中扮演的角色，并探索消费者健康信息学是如何在被授权的消费者中进行利用，以及健康信息利用中的安全问题。

7.1　消费者健康信息利用权利

　　消费者健康信息学从将权力授予独立的群体或个人使其拥有自我决策能力这种赋权意识形态发展而来，并推动它在健康护理中的应用。消费者健康信息学创新为消费者提供有关健康问题的信息，帮助消费者找到与他们有同样担心的人，并为他们提供平台来传播以人为本而不是以行业为中心的健康问题。消费者健康信息学创新还帮助消费者梳理复杂的健康护理系统、获得疾病管理的专业建议和循证实践指南。消费者健康信息学创新有能力支持医疗实践中的知情参与。

　　在本节中，我们探讨了健康护理协作的核心思想，考察了非专业人员的角色，并评估了丰富且不断增长的信息学创新的范围。这些创新赋予了消费者对自己的健康负责并积极参与健康护理服务决策的权利。

7.1.1　从患者到消费者的概念转变

　　健康和健康护理的观点包括促进健康的生活方式、健康的社区、积极参与健康护理和明确个人价值。这必须考虑到无论是生病还是健康的人，他们在健康、健康护理和健康信息中拥有既得利益，因此是消费者健康信息学的组成部分。这些组成部分的关键特征，如他们的年龄、性别、种族和文化身份以及社会经济状况,都会影响他们的健康状况、获得健康护理的机会,以及他们可能使用消费者健康信息学创新的方式[1]。

所有愿意改善健康水平或积极地加入健康活动当中并希望能从中受益的人们都可以称为"消费者"。"消费者"并不是所有人的统一特征,相反,是由他们的多样性来区分的。一些消费者如父母和朋友等充当其他人的代理人,维护他们的需求来提供个人护理服务,并为他们寻找并解释信息。因此,"消费者"一词指的是丰富多样的个体,他们自定义所需的健康信息,并在确保实现自己或他人的健康目标方面发挥作用。

对大多数人来说,健康问题和对健康信息的需求产生于远离健康护理机构资源和支持的家中。在无法获得健康专业人员支持的情况下,问题可能会不期而至。因此,人们开始关注家庭生活环境中的疾病管理和护理装备,居家的消费者将其健康实践和受环境社区生活的社会规则和生活昼夜变化影响的健康护理经验整合在一起[2]。

当代消费者是"在线"消费者。所有年龄段的人,包括儿童和老年人,都可以在互联网上获取健康信息,不仅仅是生病的患者。女性比男性更可能在互联网上寻求健康信息,并且承诺保护隐私使得媒介对那些喜欢私下探讨健康问题的人尤其有用。虽然许多消费者需要有关特定医疗状况或健康问题的信息,但仍有其他消费者寻找有关健康保险、促进健康以及当地医院和临床医生评价的信息[3]。

自互联网出现以来,个体和其家庭照顾者就一直在寻求利用互联网的能力来实现健康和健康护理目标。20 世纪 90 年代见证了互联网系统的快速发展,这些系统旨在促进自我管理和教育消费者关于身体健康、身心健康、医疗护理选择和疾病管理策略[4,5]。互联网的广泛使用促进了与健康有关的互联网资源的创建(例如与健康有关的网站),确保消费者可以直接接触专业知识、生物医学研究文献以及商业健康信息管理提供者。网络访问临床记录系统的发展为健康护理系统提供了机会,使患者能够访问他们的临床记录,从而扩大了消费者健康信息学工具的组成。移动互联网的发展,使得消费者可以通过手机获取健康相关信息。微信公众号、健康类手机 APP、医学类或健康类电子书等都可以作为消费者选择的方式,均可方便快捷地给予消费者提供一定的帮助。移动互联网使用方便、方式多样化、内容全面等特点成为消费者医疗健康信息获取的重要途径,对于医学健康领域的发展有很大的帮助。

7.1.2　多主体健康合作

实现个人、大众的健康和健康护理服务目标需要众多主体积极参与,包括临床医生、研究学者、健康护理管理人员、政策制定者和金融家。非专业人员在健康和健康护理过程中发挥着核心作用。除了作为专业健康服务的对象,非专业人员也作为个人健康行为的发起者,积极参与组织和管理家庭健康等实践活动,比如推广适当的卫生设施等以确保社区的健康。伙伴关系和消费主义的理念恰当地描述了非专业人员加入健康专业人员来一起制定和实现健康护理目标时所承担的角色。

伙伴关系和消费主义的理念反映了健康专业人员、政策制定者以及非专业人员在参与健康和护理方面的意识形态转变。伙伴关系将病人的角色从被动顺从扩展到积极参与。将非专业人员视为健康护理提供者的合作伙伴,将决策和选择的权力从具有专业知识的专业人员的明确权限转变为以共同解决问题和共同决策为特征的临床联盟。精神卫生部门的经验表明,患者积极参与计划和实施治疗的结果远优于传统的由临床医生指导的护理下产生的结果[6],并且产生了患者从被动接收者到积极参与者的概念的重新定义。这种观念上的变化在整个健康护理部门传播开来,导致病人的概念从接收护理的人转变为积极参与护理决策的人。

本书将“患者”一词限定为健康专业人员对其进行护理的非专业人员。这种关系的特点是相互尊重,在治疗实施计划和责任上能够达成一致。“健康护理消费者”指所有根据个人偏好、生活状况和个人健康目标寻求信息和采取行动的人,并且包括与确定的健康护理提供者之间存在特定的关系。

将非专业人员从“患者”命名为“消费者”,反映了从专业的服务提供模式转变为合作的服务参与模式。护理服务从医院和诊所转移到家庭和社区,不仅是由于有证据表明基于社区的护理服务可能优于基于机构治疗,也是由于预期付款等资助激励措施的推动。护理场所的改变赋予了非专业人员更多的责任,让他们承担一些专业人员的工作,例如监测健康状况和提供临床治疗。因此,实现健康和护理目标不仅取决于健康专业人员的服务,还取决于医疗服务的消费者的积极参与。

由于遗传和健康行为所起的作用日益显著,人们意识到实现健康目标不仅仅依赖于专业人员的评判,也取决于个人日常生活中的选择。因此,消费者需要信息来维持健康。信息不仅需要解决与健康服务有关的问题,还需要解决每天如何行动以获得长期健康的问题。

人们对疾病的生物学基础的了解日益增加,同时个人偏好在选择治疗方案时亦变得越来越重要。例如,在选择癌症治疗方法时,考虑到患者是否愿意承受某些副作用,可能会干预选择,转向另一种同样有效但副作用小的方法。只有通过探索患者的价值观和偏好才能理解这些考虑因素,并将其应用于临床决策。因此,除了关于疾病病因和治疗选择的实际情况外,人们还需要一些策略来帮助他们思考疾病的意义以及在生活中管理疾病的结果。消费者健康信息学创新在这个领域提供了很大的帮助。在进行消费者健康信息学创新时,理解消费者的本质和背景是至关重要的。

7.1.3 技术促进消费者健康参与

赋权在概念上与消费主义密切相关,因其环境特性区分于其他事物。赋权不是凭空出现的,而是权力结构的重新排列,在这种结构中权力一旦归属于一个群体或个人,就会被其他人索要甚至共享。授权导致对关注的重新定义,将曾经占主导地位的思想范式与新群体或个人的价值观和观点注入其中。这些行动发生在公共健康(社区和群体的健康)和个人健康层面。

公共健康赋权可以通过自助团体和集体的行动体现,这些团体和集体主张有权根据最受其影响的人(如精神病患者或老年人)而不是寻求照顾者来确定健康问题。社区和集体作为政府和医疗行业的平等伙伴,参与确定健康优先事项并投资社区一级的健康企业。Melville引用了政治科学对赋权的观点,指出了赋权的五个关键维度:信息、获取途径、选择、代表和申诉救济[7]。因此,获得权力的社会群体拥有关于健康问题的信息、获得和选择资源的机会、在这些资源的结构和部署决定中的权力。消费者健康信息学创新提供关于健康问题的全方位信息,有助于增强公共卫生能力。

个人赋权的意识形态也为研究消费者健康信息学如何使消费者积极管理自身健康问题提供了起点。在个人层面上,赋权是"一种认识、促进和提高人们满足自己需要、解决自己的问题和调动必要资源以使自己能掌控生活能力的社会性过程"[8]。从这个意义上讲,赋权体现在患者和临床医生要拥有共同的期望、权利和对待护理的方式。授权代表着护理提供者和患者在思想体系上的变化,要求前者放弃曾经拥有的权威控制,后者在护理过程中能够更加主动地自我参与。

有充分的证据表明使用授权策略指导患者可以拓宽疾病的定义,并改善非专业人员的自我管理。然而如果没有护理提供系统和临床提供者本身的回应，授权的益处不太可能体现[9]。消费者要想在与临床医生的授权关系中做到公平和平等，就必须具备足够的知识、现实的目标、系统问题解决方法、压力管理工具、社会支持和自我激励。反过来，临床医生和护理提供系统必须关注个人的全面需要、保密制度以及个体护理的连续性。虽然赋权的某些维度仅出现在护理的人际环境中，但信息技术特别是消费者健康信息学的创新，可以确保社会和个体无处不在地获得支持赋权所需的工具和沟通渠道。

消费者健康信息学将医学信息技术应用于服务非专业人士的需要，它源于许多哲学理论[10,11]。无论创立者的动机是隐性的还是显性的，消费者健康信息学的创新都能够支持授权个体管理自身健康问题和获得必要的医疗资源以实现健康目标。支持赋权的信息技术要求包括四项关键职能：获得易理解、可靠和相关的健康信息；与同行和专业人士进行沟通；获得个人护理管理工具（包括自我监测和决策支持系统）；提供临床记录。

7.2　消费者健康信息利用动机

消费者健康信息的利用指的是消费者通过网络健康信息了解健康知识、解决健康问题、提高自身健康质量的过程。由于学科发展成熟度的不同，相比而言，国外在健康信息利用方面的研究更丰富、更微观。国内主要是针对网络健康信息的利用目的以及国外网络医学健康信息资源利用情况做研究。

一般而言，消费者利用健康信息的目的主要是获取疾病、健康保健、医生和健康饮食信息[12]，而不同群体利用健康信息的目的不同。医生利用相应的问答数据库快速找到答案[13]；患者利用网络在线咨询、网上预约挂号，大大节省了排队时间，优化门诊分诊，同时也利用从网络上获取的健康信息更好地理解医生的解释和说明，使得医患之间的交流更顺畅，减少不对称性[14]；健康或亚健康群体利用健康信息进行自我管理和自我保健[15]，从而达到对自身健康状况的监测以及疾病预防的目的，提高健康质量[16]。

消费者在利用健康信息时，受以下因素影响：① 消费者的年龄、性别、学历，以及以往接触电脑或医疗技术的经验限制其使用健康信息[17]；② 用户体验的好坏影响使用健康信息服务的频率，包括网站界面布局、内容、质量等；③ 信息素养的高低决定了信息利用的程度。国外医学领域已将信息素养教育纳入专业技能培训，比如哈佛大学医学院图书馆把信息素养技能融合到医学生的课程教学中,通过传授电脑和网络使用技巧、信息检索基本知识、推荐权威的卫生信息数据库等方式,提高学生和健康从业人员的信息素养[18];最后,对隐私问题的担忧也是阻碍消费者利用健康信息的重要原因[19]。

值得注意的是,越来越多的学者针对某类特殊人群的健康信息利用情况展开了研究。如高危病患者,通过对其利用健康信息行为的研究,提出提高弱势群体的信息素养、优化健康信息系统的相关建议[20]。另外,在利用健康信息服务时,安全和隐私问题逐渐成为人们关注的重点,用户储存和分享的电子健康信息一旦被泄露,将对个人造成极大困扰,因此,需要制定强有力的政策和标准加以控制。

7.3　消费者健康信息利用方式

消费者健康信息学包括以互联网为基础的计算机技术的各种应用,以满足患者、家庭成员和健康人士的信息获取、自我护理和健康服务参与的需求。消费者健康信息学工具用于提供建议和专业支持,包括与健康相关的网站和移动设备。它也帮助病人记录和分析相关的临床问题。一些消费者健康信息学应用程序能够帮助患者做出复杂的决策[21],而其他应用程序则提供指导和建议,指导患者的临床问题管理[22,23]。

交互式健康通信技术是由交互式通信技术科学小组使用的术语,能够涵盖各种基于互联网的消费者健康信息学创新[24]。交互式健康通信技术包括与健康相关的网络资源、特定网络的临床护理服务以及互联网支持的与护理提供者的通信和信息管理。交互式通信技术科学小组呼吁对这些创新进行严格的评估,以确定它们对消费者的影响和可能带来的利益。若干评估表明,多种类型的消费者都可以接收综合健康护理服务,而且确实具有明显益处,包括对其健康问题有更多的了解[25]、改善决策信心[26]、缓解症状[27],以及改变消费者获得和使用健康护理服务的方式。在此,我们总结了三种类型的医疗卫生服务,并研究它们对增强消费者能力和使他们参与健康护理活动的贡献:与健康相关的网站、基于网络的试验性医疗保健服务和集成的临床信息系统的访问等。

7.3.1　与健康相关网站

健康相关网站在内容上包含许多健康问题的通用健康门户网站和着重关注单一疾病或综合症状的网站。

公共健康社区即政府机构、公益协会和活动人士将 Web 用于各种用途。Web 站点成为小组共享信息的场所,允许信息不受限制地公开传播,并就相关事件公开辩论。超链接和讨论组等成熟工具实现了快速集成不同观点等信息。

其他与健康有关的网站提供与个人健康和护理经验有关的信息。健康护理提供者、临床医生甚至非专业人员都能自己创建网站,用以解决与特定疾病或情况相关的问题,并通过互联网向公众提供这些网站。

一些人质疑互联网上健康信息的价值,指出消费者可能会找到不准确的结果,甚至可能是错误的信息[28]。另一些人认为,消费者可能只是获得了有用的信息,但在将信息应用于自身的护理方面时并没有获得更大的权力[29]。一些证据表明,消费者难以选择适当的搜索词来定位相关的健康信息,处理外行语言和专业术语之间的差异给非专业人员带来了重大挑战[30]。然而,当面对不精确搜索的多个结果时,消费者表现出愿意在大量结果中进行筛选以找到感兴趣的信息[31],并显示出区分可信和不可信信息的能力。

7.3.2　互联网医疗服务

虽然与健康有关的网站为有类似问题的人提供了信息支持,但使用这些网站的人仍局限于具有查找和访问信息技术资源的个体。

基于互联网的试验性健康服务向代表关键人群的特定样本提供一组核心服务,例如特定情况或特定疾病的信息、与同行和专业人员的沟通以及自我管理工具。本节主要以国外互联网健康信息利用相关项目为例进行介绍,国内互联网医院的发展和应用在后续章节会展开介绍。

Brennan 的 ComputerLink 项目(1988—1992 年)和 HeartCare 倡议(1995—2003 年),Gustafson 的 CHESS 项目(1992 年至今)和 Safran 的 Baby CareLink 都是基于互联网的实验测试医疗服务的范例,这些服务旨在补充或增加可用的医疗资源。这些早期实验的结果在很大程度上是良好的,表明为非专业人员提供在家获得健康支持的资源可以改善自我护理并减少对传统健康服务的依赖。

1) ComputerLink 项目

20 世纪 80 年代末,Brennan 的团队设计了 ComputerLink。这是一种旨在促进家人和他们的家庭照顾者之间的自我护理和交流的计算机服务。以两组对象为目标,即艾滋病患者和阿尔茨海默病患者照顾者,这两种 ComputerLink 在设计方面(信息、通信和个人管理工具)是相似的[32]。ComputerLink 对消费者有不同的影响,其中最大的受益者是没有与被照顾者一起生活的女性照顾者[33]。

2) HeartCare 倡议

利用改进的技术,Brennan 的小组开发了 HeartCare。它是包括在手术后的前 6 个月指导患者定制和梳理信息,与其他患者和临床护理专家进行私人交流,以及充当公共公告板的专门网站。冠状动脉搭桥术康复的患者能够使用网络电视访问 HeartCare。当患者访问该网站时会启动一个定制程序并创建独特且个性化的界面,可以引导患者了解与其康复相关的信息。

3) CHESS 项目

Gustafson 及其同事开发了计算机增强与社会支持(Computer Enhancement and Social Support,CHESS)系统,为面临复杂健康问题的人提供具体援助。该系统包括可搜索的知识库、与相同处境的人进行文字和视频交流以及协助决策的工具。

4) Baby CareLink

为了支持低出生体重儿童的家庭,Safran 的团队创建了 Baby CareLink[34]。Baby CareLink 通过使用一个医院网站,在新生儿重症监护病房和家庭之间建立交互式视频连接,以提供有关婴儿的最新信息和早产儿护理的一些建议。家庭成员可以通过家里的视频连接看到住院的孩子,并与护士和其他护理提供者互动。在婴儿出院时,视频连接允许在家进行会议和指导,支持家庭从住院护理过渡到家庭管理。研究的主要发现包括父母对护理的满意度提高,家庭和医院护理团队之间的沟通和协调增强,婴儿的住院时间缩短。

基于互联网的试验性健康服务为科技赋能患者的概念提供了强有力的支持,更重要的是它们在家中长期提供各种信息、同伴支持和技能培养工具以加强非专业人员参与健康护理的能力。

7.3.3 综合存取的临床记录

除了 Baby CareLink 外,大多数消费者健康信息学干预措施与个人使用的专业护理提供资源共存,但没有直接结合。医疗系统和医院目前正在试验为患者提供访问临床记录、医院筛选的信息资源以及健康管理功能,如与临床医生的沟通或预约安排[35]。

哥伦比亚长老会医学中心(Columbia Presbyterian Medical Center,CPMC)开发了 PatCIS,这是一种患者可访问的临床记录视图[36]。PatCIS 可通过具有适当加密和安全功能的标准 Web 浏览器访问,使患者能够查看临床试验并报告自我监测信息。PatCIS 还包含相关健康信息资源的链接,帮助患者理解和解释临床信息。

由非专业人员直接查阅其临床记录的优点体现在以下几个方面。首先,它确保患者和临床医生获得相同的信息,促使患者和临床医生之间达到权力平衡。其次,它允许患者在更有利于理解的环境下自己查阅临床相关信息。最后,通过患者对临床记录的可获得性实现了护理机构和临床医生在临床决策中将患者作为合作伙伴的承诺。

7.4 健康信息利用的安全问题

美国 1996 年通过的《健康保险可携性与责任法案》(Health Insurance Portability & Accountability Act,HIPAA)为如今健康护理领域采用的隐私和安全措施奠定了许多基础。其最初的意图是指导如何使用患者数据,以及在患者更换医生或保险公司时如何提供这些数据。其中包括两项涉及数据隐私和安全的主要规则。2009 年的美国《经济复苏和再投资法案》以及随之而来的《经济与临床健康信息技术法案》都带来了旨在改善现代技术所要求的隐私和安全措施的变化,并修复了原有法律中的漏洞。由于保护健康信息的需要是可验证的,因此有必要涵盖信息安全方面的内容。如何保护健康数据不被暴露? 一个越来越有针对性的行业如何扭转形势,对抗新闻报道、黑客、犯罪分子和身份窃贼? 更重要的是,在阻止袭击的战斗中,医疗专业人员可能目睹哪些机制?

本节介绍了信息隐私和安全的一般概念,并解释了安全专业人员使用的技术和方法。主要主题包括健康保险可携性与责任法案审查、隐私和安全破坏的主要案例、基本安全概念、认证和身份基础、可能导致破坏的风险场景描述以及医学上采用的合规性和法律标准。

7.4.1 健康信息安全原则

向电子健康记录、个人健康记录、健康信息交换和基于 Web 的健康应用程序的转变带来了一个前所未有的安全挑战。如何为上亿人保护最隐私的个人信息、健康数据? 2013 年的一些调查结果表明,超过 12％的参与者出于安全考虑,拒绝向健康护理提供者提供信息[37]。这种缺乏沟通可能会对提供者/患者关系以及患者整体健康造成严重后果。但如果供应商、保险公司和医疗机构没有更好的保证和解决方案,可能很难赢得和保持公众的信任。

根据国际信息系统安全认证联合会(Information Security Conference,ISC)的研究,信息安全有三大支柱:机密性、可用性和完整性。这是保护信息技术解决方案如健康信息技术的基础[38]。安全措施是为了达到这些主要目标中的一个或多个而共同制定的,其最终结果是机密性、可用性和完整性都得到了保障。

(1)机密性是指防止数据丢失,是健康护理环境中最容易识别的健康保险可携性与责任法案隐私和安全性类别。用户名、密码和加密是确保机密性的常用措施。

(2)可用性是指系统和网络的可访问性,通常集中在断电或网络连接中断上。可用性损失可归因于自然灾害或意外灾害,如龙卷风、地震、飓风或火灾,但也涉及人为情况,如服务攻击或危害网络并阻止系统使用的恶意感染。为了解决这些问题,应使用备用发电机、运行连续性规划和外围网络安全设备来保持可用性。

(3)完整性描述了数据的可信性和持久性,保证了患者的实验室结果或个人病史不会被未经授权的实体修改或被设计不良的流程破坏。实现了数据库最佳实践、数据丢失解决方案以及数据备份和归档工具,以防止数据操作、损坏或丢失,从而维护患者数据的完整性。

7.4.2 云和传统客户端/服务器解决方案中的数据安全

最近在技术和产品模型上的变化给组织带来了额外的挑战,即选择哪种类型的解决方案。传统的实践管理或电子健康记录解决方案基于运行在本地网络基础设施上的软件,并通过使用终端服务的客户机终端交付或加载在工作站上。医院和实践机构在本地维护系统和设备,并与供应商合作解决故障、软件变更请求和升级。后来出现的软件即服务(Software as a Service,SaaS),用于通过Web浏览器交付解决方案。通常,SaaS解决方案依赖于另一种新技术云计算来存储数据,并提供传统上由服务器和网络存储设备处理的后台计算能力。在这种类型的解决方案中,医院与供应商签订合同,以提供交付最终用户的所有服务。每一种解决方案类型都有安全风险和漏洞需要维护人员应对,无论它是一台被盗的笔记本电脑、丢失的备份,还是一个服务方案产生的问题。

决定哪种解决方案适合组织是由许多需要仔细考虑和计划的因素决定的。来自医疗卫生信息和管理系统协会(Healthcare Information and Management

Systems Society，HIMSS)的应用程序安全问卷等产品可以帮助组织执行它们自己的针对健康信息技术解决方案的研究和计划。应用程序安全问卷是一个与供应商无关的功能清单,医院、实践机构或医疗组织可以要求软件或服务供应商完成该清单,以便稍后对所审查的各种选项进行比较分析[39]。我们创建了表7-1来比较软件即服务/云和客户端/服务器模型,并指出每种模型的一些优缺点。虽然这份清单并不是包罗万象的,但它提供了需要考虑哪些标准和潜在风险的入门指南。

表 7-1 云和客户端/服务器模型

功能和属性	软件即服务/云	客户端/服务器
与现在系统的整合	基于 Web 的解决方案用于减少客户端集成问题,但可能有使用中的其他解决方案的互操作性问题	客户端软件可能存在基于客户端配置的集成问题,也可能存在与其他解决方案的互操作性问题
软件更新和升级	软件升级和更新通常是无缝的,因为它们在交付给客户端的浏览器之前在云中进行	软件升级和更新需要测试,可能需要停机时间,如果某些系统在更新窗口中无法使用,则可能会出现问题
成　本	基础设施成本往往较低,而软件即服务解决方案依赖于较少的共享软件,但带宽可用性和服务合同的成本可以抵消部分节省	与服务器、存储、解决方案产品和支持相关的基础设施成本,以及解决方案所依赖的新功能所依赖的硬件和软件的生命周期成本
可靠性	可靠性取决于产品供应商以及与供应商的互联网连接的质量和可用性	可靠性取决于产品供应商和信息技术人员的能力
可获得性	24/7 取决于因特网服务的可用性	24/7 可用性
可伸缩性	易于扩展,但高度依赖于带宽和信号延迟,这是性能瓶颈	可伸缩性取决于服务器、存储和网络基础设施的能力。有较少的网络延迟影响性能
安全性	云中的安全性仍然是主要的症结所在,因为数据是在共享基础设施上的,而在虚拟安全方法和技术上则是可靠的	组织拥有设备和控制网络安全,安全依赖于员工和防御措施
定制化	由于日常的操作环境,定制可能是昂贵的或有限的	定制的成本可能很高,但一旦完成,组织就会控制实施

功能和属性	软件即服务/云	客户端/服务器
所有权	没有所有权的解决方案,数据不是定位在网站上。数据可能很难在合同结束、供应商被吸收或破产后获得	组织拥有数据。在供应商破产的情况下,软件仍然是可用的
基础设施	除非额外的带宽需求要求,否则不需要对基础设施进行任何更改来支持	需要更多硬件;应用服务器和网络存储。用于冗余的 Coop 解决方案仍然需要更多的设备
支　持	支持几乎完全依赖供应商和服务级别协议	在需要时,支持取决于当地信息技术人员和供应商

7.4.3　安全标准和法律

除了避免攻击和数据泄露带来的负面影响和财务影响之外,组织经常有额外的动机来维持或增加他们的安全态势,这通常源于法律和合规性要求。美国《健康保险可携性与责任法案》和随之产生的法律对涉及的实体和业务单位提出了违规通知报告的要求。随后的指南规定了 60 天的违规报告时间,但是应该鼓励负责任的组织访问由美国卫生与公众服务部管理的指导页面[40]。如果不符合要求、不承认责任、不向美国卫生与公众服务部和新闻媒体通报影响 500 人或以上的违规行为,可能会受到严重罚款和处罚。

《健康保险可携性与责任法案》《高科技法案》和《有意义使用》在许多医疗保健组织的合规性计划中发挥着重要作用。但是,根据公司的规模、复杂性以及公共或私人地位,存在其他合规举措和法律,这些举措和法律对数据的保护、报告甚至审计方式有直接影响。表 7-2 用简单的描述列出了这些主题,而不是深入介绍这些主题。每个标准、法规、最佳实践或治理都太过复杂,无法在这里详细介绍。

表 7-2　安全标准和法律

安全标准和法律	简　要　描　述
ISO 20000/27000	国际信息技术治理和信息技术安全标准
信息及相关技术的控制目标	信息技术治理框架
信息技术基础架构库	信息技术基础设施图书馆,信息技术服务管理

续　表

安全标准和法律	简　要　描　述
NIST SP 800 - 53	国家标准和技术机构,信息技术安全控制
萨班斯-奥克斯利法案	萨班斯-奥克斯利法案(Sarbanes-Oxley Act); 上市公司会计法
健康保险可携性与责任法案	1996 年健康保险可携性与责任法案
有意义的使用 (健康信息技术促进经济和临床健康法案)	确定认证的电子健康记录技术所需的技术能力,并给满足这些技术能力的组织奖励资格
第三方支付行业数据安全标准	支付卡行业数据安全标准
联邦信息安全管理法案	保护政府信息免受网络安全攻击和自然灾害

7.4.4　美国健康隐私数据泄露案例

由于涉及大量患者和健康记录的敏感性,医疗数据泄露事件是能引起广泛关注的新闻。

1) 退休军事医疗系统(TRICARE)(2011)

美国历史上最大的数据失窃发生在 2011 年。据报道,在 Tricare 医疗系统中,490 万到 510 万现役军人、退休人员及其家庭受到影响[41,42]。此次泄露是以未加密的备份磁带的形式,从 Tricare 的承包商科学应用国际公司一名雇员的车辆中窃取的[43]。其数据很广泛,涵盖了 1992 年至 2011 年 9 月在军事设施中接收护理的人。磁带上的信息包括姓名、地址、出生日期、社会安全号码和个人健康数据。磁带上没有诸如信用卡或银行账户信息等财务数据,然而受影响的患者报告了根据获得的个人信息的水平而受到的财务后果[44]。2011 年,四人最初向 TRICARE 提出了一项 49 亿美元的联邦诉讼。但到 2012 年年底,诉讼增加到八起,并被合并成一起,由华盛顿特区的美国地方法院审理和处理。

2) 倡导者医疗集团(Advocate Medical Group)(2013)

2013 年 7 月,倡导者报告说,400 万患者的健康和身份数据因被盗而处于危险之中。这些数据来自从公司行政大楼偷来的 4 台未加密的公司电脑,包括姓名、地址、出生日期和个人健康数据。虽然这是美国历史上第二大数据失窃,但最值得注意的是,这是他们的第二次泄露(超过 500 名患者)[45]。这次泄密事件宣布后不到一个月,有两起集体诉讼是针对倡导者的,"未能采取必要的预防措施维护病人受保护的健康信息",并声称电脑是从一个"无监控"并且"几乎没有安全性"的房间里被盗的[46],网站疏忽、侵犯隐私、消费欺诈、故意造成情绪困扰[47]。

3) 慈善健康计划(Affinity Health Plan，Inc.)(2010)

这次入侵发生在2009年,但直到2010年才被报告,涉及30多万份患者记录。尽管记录的时效性或数量不是最重要的问题,但此次入侵的不同之处是数据如何遭到入侵。Affinity归还了他们长期租用的七台影印机。不幸的是,这台复印机作为一份数据安全风险调查报告的一部分,后来被卖给了媒体巨头哥伦比亚广播公司。这些单元在返回之前没有被清除,而机密的病人信息仍保存在他们的存储硬盘上。一台复印机的300页文件包含个人可识别信息,包括敏感的医学测试结果、癌症诊断和处方药信息[48]。2013年8月,美国卫生与公众服务部宣布了一项和解协议,其中包括120多万美元的罚款和纠正行动计划,要求Affinity公司尽最大努力获取以前租用的所有机器硬盘驱动器,并采取具体措施保护其患者的健康信息[49]。这个案例强调了理解病人健康数据存储的综合性和探索可能发生破坏的非传统途径的重要性。

以上这些和其他引人注目的违规行为说明了保护记录系统及其中数据的重要性。数据安全是赢得公众信任的关键,是电子健康数据管理系统获得长期成功的重要组成部分。

本 章 小 结

健康护理从诊所向社区的迁移,加上商业电子技术的迅速普及促进了现在被称为消费者健康信息学的电子医疗或以病人为中心的计算机领域的发展。因此,为非专业人员精心设计的创新可以加强健康专业人员和非专业人员的信息利用。

本章主要讲述了消费者健康信息利用权利如何被赋予,以及消费者健康信息学的实验系统和创新利用表明普通人也能够通过使用计算机工具来达到健康目的。健康护理人员短缺等问题的出现需要复杂的信息解决方案代替世界卫生组织提出的健康信息会改进疾病管理和健康行为的简单观点。要让知情的、有能力的消费者充分参与到医疗专业人员和医疗服务系统中,就需要在新的临床护理方法中进行消费者健康信息学创新,用创新来扩大和补充健康服务模式。

此外还提到健康信息利用中的安全问题,重点介绍了身份验证和其他基本安全概念。在采取适当的安全措施之前,健康护理组织将面临各种旧的和新的破坏。最终的结果将是昂贵的法律诉讼和罚款,而且病人对任何存储着受保护病人信息的新技术的信心将会削弱。因此,对于那些未能采取和执行适当的医疗数据安全措施的人,可能会有新的安全法和新的惩罚措施。

本章参考文献

[1] Weiner M, Callahan CM, Tierney W, et al. Using information technology to improve the health care of older adults. Annals of Internal Medicine, 2003, 139 (5 Pt 2): 430 - 436.

[2] Venkatesh A. Computers and other interactive technologies for the home [J]. Communications of the ACM, 1996, 12: 47 - 54.

[3] Brennan P F, Kwiatkowski K. How do lay people manage health information in the home? In: Marques E, ed. Proceedings of the Eighth International Congress in Nursing Informatics 2003[C]. Philadelphia: Elsevier, 2003.

[4] Morris TA, Guard JR, Marine SA, et al. Approaching equity in consumer health information delivery: Net Wellness[J]. Journal of the American Medical Informatics Association, 1997, 4: 6 - 13.

[5] Simmons JC. Creating portals to quality: how the Internet is changing health care delivery to consumers[J]. Quality Letter for Healthcare Leaders, 2001, 13: 2 - 10.

[6] Corrigan PW, Garman AN. Considerations for research on consumer empowerment and psychosocial interventions[J]. Psychiatr Serv 1997, 48: 347 - 352.

[7] Melville M. Consumerism: do patients have power in health care? [J]. British Journal of Nursing, 1997, 6: 337 - 340.

[8] Gibson CH. A concept analysis of empowerment[J]. Journal of Advanced Nursing, 1991, 16: 354 - 361.

[9] Segal L. The importance of patient empowerment in health system reform[J]. Health Policy 1998, 44: 31 - 44.

[10] Kaplan B, Brennan PF. Consumer informatics supporting patients as co-producers of quality[J]. Journal of the American Medical Informatics Association Jamia, 2001, 8: 309 - 316.

[11] Gustafson DH, Hawkins R, Boberg E, et al. Impact of a patient-centered, computer-based health information/support system[J]. American Journal of Preventive Medicine, 1999, 16: 1 - 9.

[12] 陈旭,卢珊,向菲.基于用户体验的健康信息服务[J].中华医学图书情报杂志,2013,22(10): 23 - 27.

[13] 付爽,乔欢.国外网络医学健康信息资源利用行为综述[J].中华医学图书情报杂志,

2013,22(12)：1－8.

[14] 戴菲菲,刘玉秀,苏义等.网络环境下患者健康信息获取和医疗服务利用调查研究[J].医学研究生学报,2014,27(5)：517－520.

[15] MARCEGLIA S, FONTELO P, ACKERMAN M J. Transforming consumer health informatics：connecting CHI applications to the health-IT ecosystem[J].Journal of the American medical informatics association, 2015, 22(e1)：e210－e212.

[16] DEMIRIS G. Consumer health informatics：past, present, and future of a rapidly evolving domain[J]. Yearbook of medical informatics, 2016, 25(S1)：S42－S47.

[17] AKESSON K M, SAVEMAN B I, Nilsson G. Health care consumers' experiences of information communication technology-a summary of literature[J]. International journal of medical informatics, 2007, 76(9)：633－645.

[18] ADAMS S A. Blog-based applications and health information：two case studies that illustrate important questions for consumer health informatics research[J]. International journal of medical informatics, 2010, 79(6)：E89－E96.

[19] DHOPESHWARKAR R V, KERN L M, O'DONNELL H C, et al. Health care consumers' preferences around health information exchange [J]. Annals of family medicine, 2012, 10(5)：428－434.

[20] GUSTAFSON D, HAWKINS R P, BOBERG E W, et al. CHESS：10 years of research and development in consumer health informatics for broad populations, including the underserved[J]. International journal of medical informatics, 2002, 65(3)：169－177.

[21] Balas EA, Jaffrey F, Kuperman GJ, et al. Electronic communication with patients. Evaluation of distance medicine technology[J]. JAMA 1997, 278：152－159.

[22] Bennett SJ, Hays LM, Embree JL, et al. Heart Messages：a tailored message intervention for improving heart failure outcomes[J]. Journal of Cardiovascular Nursing, 2000, 14：94－105.

[23] Brennan PF, Moore SM, Bjornsdottir G, et al. HeartCare：an Internet-based information and support system for patient home recovery after coronary artery bypass graft (CABG) surgery[J]. Journal of Advanced Nursing, 2001, 35：699－708.

[24] Gustafson D H, Robinson T N, Ansley D, et al. Consumers and evaluation of interactive health communication applications [J]. American Journal of Preventive Medicine, 1999, 16：23－29.

[25] Anderson M, Jiang J. Teens, social media and technology 2018[EB/OL].[2018－05－31]. https://www.pewinternet.org/2018/05/31/teens-social-media-technology-2018/.

[26] Brennan PF. Computer network home care demonstration：a randomized trial in persons living with AIDS[J]. Computers in Biology and Medicine, 1998, 28：489－508.

[27] Brennan P F, Moore S M, Smyth K A. The effects of a special computer network on caregivers of persons with Alzheimer's disease [J]. Nursing Research, 1995, 44：

166 - 172.

[28] Impicciatore P, Pandolfini C, Casella N, et al. Reliability of health information for the public on the World Wide Web: systematic survey of advice on managing fever in children at home[J]. British Medical Journal, 1997, 314: 1875 - 1879.

[29] Wilkins S T, Navarro F H. Has the Web really empowered health care consumers? The truth is customers may not have changed as much as we think[J]. Marketing Health Services, 2001, 21: 5 - 9.

[30] McCray A T, Dorfman E, Ripple A, et al. Usability issues in developing a Web-based consumer health site[J]. Proceedings AMIA Annual Symposium, 2000, 5: 556 - 560.

[31] Zeng Q, Kogan S, Ash N, et al. Characteristics of consumer terminology for health information retrieval[J]. Methods of Information in Medicine, 2002, 41: 289 - 298.

[32] Brennan P F. The ComputerLink projects: a decade of experience[J]. Studies in Health Technology and Informatics, 1997, 46: 521 - 526.

[33] Bass D M, McClendon M J, Brennan P F, et al. The buffering effect of a computer support network on caregiver strain[J]. Journal of Aging&Health, 1998, 10: 20 - 43.

[34] Gray J E, Safran C, Davis R B, et al. Baby CareLink: using the internet and telemedicine to improve care for high-risk infants[J]. Pediatrics 2000, 106: 1318 - 1324.

[35] Sands D, Halamka J. Consumer Informatics: Applications and Strategies in Cyber Health Care[M]. New York: Springer-Verlag, 2004.

[36] Cimino J J, Patel V L, Kushniruk A W. The patient clinical information system (PatCIS): technical solutions for and experience with giving patients access to their electronic medical records[J]. International Journal of Medical Informatics, 2002, 68: 113 - 127.

[37] Agaku I T, Adisa A O, Ayo-Yusuf O A, et al. Concern about security and privacy, and perceived control over collection and use of health information are related to withholding of health information from healthcare providers[J]. Journal of the American Medical Informatics Association Jamia, 1990(2): 374 - 378.

[38] Tipton H, Henry K. Official (ISC)2 Guide to the CISSP CBK[M]. Boca Raton, Fl: Auerbach Publication, 2007.

[39] Health Information and Management Systems Society. Application security questionnaire[EB/OL].[2021 - 12 - 15].http://www.himss.org/content/files/ApplicationSecurityv2.3.pdf.

[40] U.S Department of Health & Human Services. Instructions for submitting notice of a breach to the secretary[EB/OL].[2021 - 08 - 16]. http://www.hhs.gov/ocr/privacy/hipaa/administrative/breachnotificationrule/brinstruction.html.

[41] U.S. Department of Health and Human Services. Breaches affecting 500 or more individuals [EB/OL]. [2021 - 08 - 30]. http://www.hhs.gov/ocr/privacy/hipaa/administrative/breachnotificationrule/breachtool.html.

[42] Privacy Rights Clearinghouse. Data breaches: a year in review[EB/OL]. [2011 - 12 - 16]. https://www.privacyrights.org/data-breach-year-review-2011.

[43] Vockley M. Safe and secure? Healthcare in the cyberworld [J]. Biomedical Instrumentation & Technology. 2012, 46(3): 164 - 173.

[44] Ihealthbeat. Data breach could affect up to 4.9M beneficiaries of TRICARE[EB/OL]. [2011 - 09 - 29]. http://www. ihealthbeat. org/articles/2011/9/29/databreach-could-affect-up-to-49m-beneficiaries-of-tricare.

[45] McCann E. Behemoth breach sounds alarm for 4M[EB/OL]. [2021 - 10 - 26]. http://www. healthcareitnews.com/news/behemoth-hipaa-breachsounds-alarms.

[46] McCann E. Advocate health slapped with lawsuit after massive data breach[EB/OL]. [2021 - 10 - 29]. http://www. healthcareitnews. com/news/AdvocateHealthslapped-with-lawsuit-after-massive-data-breach.

[47] Conn J. Advocate health care sued following massive data breach[EB/OL]. [2013 - 09 - 06]. http://www.modernhealthcare.com/article/20130906/NEWS/309069953.

[48] Conn J. HHS wants photocopy machines examined as part of data security[EB/OL]. [2013 - 08 - 15]. http://www.modernhealthcare.com/article/20130815/NEWS/308159953.

[49] Office of Civil Rights. HHS settles with health plan in photocopier breach case[EB/OL]. [2013 - 08 - 14]. http://www.hhs.gov/news/press/2013pres/08/20130814a.html.

第8章 消费者健康信息质量评价

本章通过介绍医疗健康信息质量及改进、健康信息质量评价研究基础、网络健康信息质量评价等方面深入研究信息质量问题，重点介绍了网络信息质量评价的工具、方法及指标体系，为研究者奠定了理论基础。

8.1 医疗健康信息质量及改进

医疗健康信息质量改进策略，如以病人为中心的医疗之家和负责任的护理组织模式等需要可靠的信息技术来记录。医疗健康信息质量及改进在提升消费者健康信息质量方面有着重大影响。

8.1.1 医疗健康信息质量

美国的医疗费用与其他发达国家相比是昂贵的，约占国民生产总值（Gross National Product，GNP）的 16%，但却并未显著延长国民寿命[1]。Nolte 和 McKee 在 2011 年做了一项研究，通过调查 16 个发达国家的可预防死亡率，发现几乎所有国家的死亡率都有所改善，但美国却收效甚微[2]。

医学中最常见的一些词常常是最难定义的，而"质量"就是最难描述的术语之一。一种对质量的描述是社会中医生实施的护理标准。换句话说，低质量的护理是不符合当前护理标准的。显然，这一定义依赖于我们对当前护理标准的了解。目前的护理标准是循证医学的实践，在没有可靠证据的情况下由最有经验的医生提供。

归根结底，参与健康护理的政府机构一直非常关注健康护理的高成本、提供的健康护理不够理想以及病人的安全不够理想。美国医疗保险和医疗补助服务中心（Centers for Medicare and Medicaid Services，CMS）的质量改进路线图就是一个例子，该机构奉行一个简单愿景："每次都为每个人提供正确的护理。"该路线图列出了六条健康护理标准：安全、有效、有效率、以病人为中心、及时、公平。

虽然这一设想源于美国医学研究所,但它已被大多数联邦、州和民间医疗组织接纳。为了实现这一愿景,各组织制定了多种质量改进战略(例如按绩效付费、护理协作、患者安全措施、电子处方、电子健康记录、质量绩效报告和临床实践指南)。

2011 年初,美国卫生与公众服务部宣布了可负担医疗法案授权的提高健康护理质量的国家战略(国家质量战略)。个人和公共伙伴(例如健康护理研究和质量机构)将执行该战略。300 多个组织参与了战略的制定。其中进一步的策略细节,如试点计划等可供参考。国家质量战略的三大目标为:

(1) 通过提高医疗质量,让健康护理更加以病人为中心,可靠、可获得且安全地来改善护理。

(2) 通过改进称呼行为、社会和环境健康决定因素的干预措施,使人们和社区变得健康。

(3) 通过降低个人、家庭、雇主和政府的健康护理成本,提供可负担的医疗服务。

8.1.2 医疗健康信息质量改进

医疗质量是医院生存和发展的生命线,持续改进医疗质量,保障医疗安全,为群众提供安全、优质的医疗服务是核心任务,也是深入推进医疗健康信息高质量发展的重要工作内容。

1) 绩效工资激励

医疗行业正处于更新支付和交付模式的过程中,目前可供分析的数据很少。一种被称为绩效薪酬的策略吸引了人们的关注。医疗保险和医疗补助服务中心将绩效薪酬定义为"旨在改变当前支付结构的质量改进和偿付方法,目前的支付结构主要根据提供的服务数量进行偿付,而不考虑结果"。绩效薪酬试图引入市场和竞争,以促进有质量、有效率和有效果的支付。

已有大量研究证实美国的健康护理系统并没有使得金钱发挥应有效用。例如,联邦基金的一项研究表明,向医疗保险接收者提供的护理质量与花费的金额无关[3]。医学研究所一直对医疗服务和效果的差异以及严重的患者安全问题持批评态度。因此,他们一再呼吁增加提供高质量护理的临床医生的报酬。美国每年的医疗护理费用高达 2.3 万亿美元,而且每年都在持续上涨,这进一步加剧了人们对"基于价值的医疗"的担忧。医学研究所在 2006 年发布了《奖励提供者绩效：调整医疗保险的激励机制》，该报告呼吁改变偿付方式以提高医疗服务的质量[4]。

医学研究所等组织也发表声明支持这一观点，即医学领域需要进行重大变革，包括如何确定医疗费用。绩效薪酬短时间内在美国得到关注。美国联邦医疗保险和医疗补助服务中心主管 Mark McClellan 在 2004 年《华尔街日报》上发表了相关声明："在接下来的 5 到 10 年里，基于绩效的薪酬将占到联邦计划支付给供应商薪酬的 20％～30％。"[5]

另外一个绩效薪酬兴起的例子是 Rosenthal 等人在 2006 年发表的一篇文章，提及他们调查了 252 家健康维护组织中绩效薪酬项目的发生率。他们确定超过一半的绩效薪酬项目中，90％的项目是针对医生的，38％是针对医院的[6]。

为了使绩效薪酬被广泛接受，需要一套能够被临床医生接受的门诊临床表现指标[7,8]。许多早期的绩效薪酬项目实际上是按报告付费，着眼于过程，而不是专注于临床结果。绩效薪酬是一个较为宏观的倡议，实现绩效薪酬的程序必须庞大而且非常复杂。

2) 电子记录使用

采用电子健康记录对许多领域的医疗改革和质量提高至关重要，所以电子健康记录应该被有意义地使用。为了共享和分析，健康护理数据必须是电子的，因此对于纸质记录来说是不可能的。有意义地使用的 5 个首要目标中有 3 个具有以下含义：① 提高质量、安全、效率和缩小健康差距；② 提高护理协作；③ 改善人口和公共健康。这些目标是通过电子健康记录工具实现的，如电子处方、疾病登记、医生医嘱录入系统、临床决策支持、质量报告、健康信息交换等。

2014 年，美国符合条件的专业人员需要通过电子方式向医疗保险和医疗补助服务中心报告 64 项质量指标中的 9 项。质量措施包括：患者及其家庭的参与、患者安全、护理协作、个体或公共卫生、医疗资源的有效利用和临床程序及有效性[9]。

3) 集成网络交付

一些健康护理系统已取得了成功，其中一部分成功是因为早期在公司结构中采用并集成了电子医疗记录和其他技术。排名靠前的组织包括美国退伍军人管理局（Veterans Administration）、美国凯撒永久医疗机构（Kaiser-Permanente）、盖辛格医疗中心（Geisinger Clinic）和梅奥医学中心（Mayo Clinic）。

美国凯撒永久医疗机构（Kaiser-Permanente）是医疗服务提供模式的成功范例之一。成功的原因包含多方面：卓越的领导力、充足的资源（人员和资金）、前沿技术以及对医疗质量的重视。凯撒医院 2014 年大约有 800 万病人,在过去 10 年中他们花费了大约 40 亿美元来实施 KP 健康连接,即综合电子健康记录。以下是该医疗机构所取得的一些成就。

(1) 医疗护理。降低了败血症死亡率、医院整体死亡率、艾滋病死亡率、医院获得性压疮死亡率,改善了乳房 X 光检查、衣原体检出率、中风死亡率、髋部骨折率、流感疫苗注射合规性、肾病早期干预、高血压控制和胆固醇控制等。

(2) 研究项目。收集 40 万份 DNA 样本以用于未来研究和与当前医学信息的整合。每年发表几百篇医学文章。

(3) 信息技术。构建了联合注册中心、MyChart 患者门户、智能手机应用程序、在线临床库、数据挖掘等。

4) 以人为本护理

这一模式旨在健康护理质量和传递、支付改革、慢性病管理和实践创新等方面实现改进,是基于病人和他们的初级护理医师之间的关系进行的。这取决于初级护理医师和其团队通过增加途径并使得患者在家也能以健康为目标来管理慢性病。该团队设定个人目标,鼓励病人更加积极主动,并持续调整他们的护理方案。病人的教育和预防护理是这种医学模式的主要目标。虽然这一概念早在 1967 年就在儿科出现了,但主要的医学协会在 2007 年才推广这一概念。从那时起,这个概念已被私人保险公司[10]、医疗保险[11]和美国国防部[12]所接收。以病人为中心的医疗之家是使用疾病登记、电子病历、个人健康记录、电子处方、患者门户、安全信息、电子访问、家庭和远程家庭服务等技术进行支持的。医疗保险和医疗补助服务中心在 8 个州有示范项目,早期证据表明它对成本和质量有积极影响[13]。Rittenhouse 等人认为,中小型医疗实践(大多数美国初级护理)很少使用以病人为中心的医疗之家,这可能是由于技术支持有限导致的[14]。

5) 责任医疗组织

责任医疗组织(Accountable Care Organization,ACO)是一个提供健康护理的组织,它对特定的患者承担临床和财务责任。责任医疗组织于 2010 年根据《患者保护与平价医疗法案》(Patient Protection and Affordable Care Act,PPACA)成立。这项法案的基本原理是通过将健康护理提供系统的许多功能整合到一个功能单元中,从而提高医疗效率、减少系统浪费并增加病人数量,借此提高医疗质量,降低医疗成本,提高患者安全性。

电子健康档案的使用是自愿的。但作为质量衡量标准也有双重作用。第一年和第二年按报告付费,到了第三年按业绩付费。这些措施与其他医疗保险和医疗补助服务中心质量计划相一致。评分系统已经被开发出来,它将明确与基线相比业绩改进的报酬。实践需要创新,以证据为基础,以病人为中心,护理协调至关重要。此外,责任医疗组织必须更注重团队合作,更便捷地交换数据。在美国,民间保险公司和医疗保险公司正在进行各种各样的责任医疗组织试点项目[15]。截至 2013 年初,已经建立了 400 多个责任医疗组织。在与医疗保险和医疗补助服务中心相关的责任医疗组织中,约有一半是由医生领导的,而不是由医院领导的组织。在第一批 32 个医疗保险责任医疗组织(被称为先锋责任医疗组织)中,有很多成功的案例,也有很多失败的案例[16]。在不止一个例子中可以看到财务上的成功是由于数据分析为高风险患者制定了一个全面的对策[17]。

电子健康记录是平价医疗法案的一个关键要素,因为没有它健康护理提供系统的组件就不能集成到一个功能单元中。电子病历对医学的影响目前还不清楚。例如,它预计节省的费用可能被高估了,它在改善健康护理方面的临床影响尚未得到明确的证明[18]。

健康信息技术将成为责任医疗组织的一个组成部分,以促进基于证据的医学(电子健康记录命令集和临床实践指南)和患者参与(患者门户、患者健康记录和安全信息)、质量和成本报告(电子健康记录生成)以及护理协调(健康信息交换、护理文件的连续性、远程医疗和远程患者监控)的发展。健康信息技术认证委员会(Certification Commission for Healthcare Information Technology, CCHIT)开发了一个框架,用于理解大多数责任医疗组织的基础设施需要哪些技术[19]。图 8-1 演示了健康信息技术对于责任医疗组织是不可或缺的。

6) 用药失误减少

减少用药错误是受医疗护理信息技术影响的一个突出的患者安全焦点领域。安全用药实践研究所倡导用药安全的"五项权利":正确的药物、正确的病人、正确的剂量、正确的途径和正确的时间。已有证据表明,药物不良事件占住院人数的 3.3%[21]。而国际移民组织引证的一项研究称,1993 年有 7 000 人死于药物错误,一位作者认为死亡中 31% 实际上是药物过量造成的[22]。幸运的是,99% 的用药错误不会造成伤害。大约 30% 的不良反应被认为是可以预防的[23]。值得注意的是,医师医嘱计算机化录入并不能防止错误的人(如错误的病人)或时机(如错误的时间)[24]。

技术在减少用药失误方面可以发挥很大的作用,但仍有许多未解决的问题。研究技术减少用药失误往往只在一些选定的大学开展,而缺乏应用于患者的结果[25]。2006 年《健康事务》的一篇文章报告了 2006 年 4 561 家非联邦医院采用

临床信息	数据管理 & 整合	健康信息交换
• 综合门诊和住院记录 • 中央临床数据仓库	• 人口管理存储库 • 患者主索引 • 主供应商指数	• 数据交换 • 异构系统的推拉能力集成

患者参与	护理管理 & 协作	业绩管理

• 安全的消息
• 在线访问和电话访问
• 社交媒体
• 病人门户
• 患者保持健康记录
• 患者健康记录(PHR)
• 远程医疗和监护
• 移动健康应用程序
	• 转介及请求追踪
	• 闭环订单处理
	• 提供者-提供者沟通
	• 药物和解
	• 个案及疾病管理申请
	• 排放规划及管理申请
		• 供应商水平
		  ■ 质量和效率数据
		  ■ 综合商业智能和分析
		  ■ 综合临床智能与分析
		• 实时报告和警报
		• 企业绩效报告解决方案

图 8-1　责任医疗组织技术基础设施（改编自 Battani[20]）

与药物安全有关的健康信息技术。研究的信息技术应用有电子病历、临床决策支持、医师医嘱计算机化录入、条形码药物配药、药物配药机器人、自动配药机、电子药物管理记录和条形码在药物管理中的使用。

2013 年兰德公司一份由健康护理研究和质量机构支持的报告列出了多种患者安全策略，但除了医师医嘱计算机化录入和药物治疗协调外，大多数不涉及健康信息技术[26]。

（1）医师医嘱计算机化录入系统和药物错误。医师医嘱计算机化录入与基于纸张的系统相比，具有缩短到达药房的时间、与相似药品名称相关的错误更少、更容易与其他 IT 系统集成等多个潜在优势[27]，这也是医师医嘱计算机化录入被一些学者认为对患者安全至关重要的原因。

第一，住院医师医嘱计算机化录入（Inpatient CPOE）。这一功能是由美国医学研究所在 1991 年提出的。1998 年 Bates 及其同事的一项研究表明，医师医嘱计算机化录入可以减少 55％的住院病人严重用药错误[28]。近年来，研究人员越发关注衡量住院医师医嘱计算机化录入系统对减少处方错误和不良反应的影响。相关学者也发表了几篇对该领域文献结果进行比较研究的综述。虽然在一些研究中发现医师医嘱计算机化录入在减少用药失误和不良反应方面有效，但研究人员认为许多研究在设计上存在缺陷。与组织、技术和设计因素相关的问题也被提出。

　　第二,门诊医师医嘱计算机化录入(Outpatient CPOE)。由于门诊处方数量庞大,所以给门诊病人开药出错的概率更大。然而住院处方更危险,尤其是静脉注射血液稀释剂和化疗。Kuo 等人报告了初级护理机构的用药错误。70％的用药错误与处方有关,10％是服药错误,10％是文件错误,7％是配药错误,3％是监控错误。在他们的判断中,57％的错误本可以通过电子处方避免[29]。

　　第三,临床决策支持。需要注意的是,临床决策支持可能嵌入在医师医嘱计算机化录入(住院或门诊)、电子健康记录、移动和聚合技术或独立支持中。临床决策支持作为将研究转化为实践的支柱帮助临床医生更好地诊断和治疗患者。计算机化的药物警报在减少药物错误方面具有明显的潜力,但它们仍在不断改进。Kuperman 将药物警报划分为基本的和高级的,如表 8-1 所示[30]。

表 8-1　基本药物警报和高级药物警报

基 本 警 报	高 级 警 报
药物过敏	肾脏疾病的剂量调整
剂量指导	老年剂量
规定的决策支持	与实验室检测相关的药物
重复药物订单	疾病药物的禁忌症
药物之间的相互作用	药物妊娠检查

　　虽然药物警报在减少用药失误方面有很大的潜力,但其负面影响是它们将导致“警报疲劳”。对于药物—药物相互作用尤其如此,药物—药物相互作用的覆盖率约为 90％。一项研究确定了 15 个非常重要的相互作用值得报告,并建议将其作为每个临床决策支持系统的一部分。该小组建议创建一个高度交互的中央存储库[31]。同一组调查人员后来报告说只有少数的药物—药物相互作用是严重的或显著的,因此对于忙碌的医生而言,不应让警报成为干扰物[32]。

　　(2) 健康信息交换。正如 John Halamka 所指出的,健康信息交换有通过促进不同医疗护理参与者之间更好的交流来改善患者安全的潜力。健康信息交换完成的有意义使用应该提供有价值的信息：在护理过渡期间,通过建立免疫登记和个人健康记录,并向公共卫生部门报告与症状监测有关的数据[33]。未来在提高病人安全方面使用健康信息交换的实质性进展应继续推广。

（3）自动配药柜。这些设备就像自动取款机一样放在护理单位里，与药房的计算机通信连接，分发药房里的药品。有密码保护的设备可以保存药物记录，但不幸的是证明这些系统减少错误或影响结果的证据有限[34]。有证据表明，也许由于临床工作流程和相关问题，这些设备可能会给患者的安全带来挑战。

（4）家庭电子药品管理系统。至少有一家公司正在研发一种类似自动取款机的机器，用于为家中的老年人提供药物。药物以 6×9 英寸的吸塑包装装入机器，可同时存放多达 10 种药物长达一个月。该设备通过互联网与药房相连，这样他们就可以监测病人是否遵循医嘱并调整剂量。当需要服药时，这种设备会发出视觉和听觉警告[35]。

（5）药房配药机器人。研究表明机器人系统可以节省空间、减少人力、提高配药速度并减少错误。当药剂师或员工短缺时，机器人非常有用。技术允许药剂师发挥更大的监督作用。理想情况下，系统将从门诊部和住院部接收电子处方，然后由电子健康记录和药剂师进行检查，再打印标签并填写处方。机器人有不同的型号，可以处理各种各样的药物（50 到 200 种），这给了药店财务带来了灵活性[36,37]。

（6）电子药物管理记录。这项技术消除了易读性问题，因为当药物改变或停用时，不需要重写药物管理记录。该系统提供可以随时访问的患者图表，以了解患者正在服用什么药物，并提供过敏反应和定时警报。这适用于通常分开查房的护士和医生。该程序可以是基于网络的，也可以是无线的。许多电子药物管理记录与电子健康记录、条形码和药物调节集成来提供闭环药物管理系统[38]。

（7）"智能"静脉输液泵。静脉注射镇静剂、胰岛素、抗凝剂和麻醉剂有很大风险造成药物错误的危害。早期的静脉泵允许恒定的输液速度，没有可编程警报。新型的智能泵可以通过编程来提供正确的静脉注射药物数量，并与药物库相关联，同时当与医院指南不同的剂量出现时会发生警报。这一特性被称为"剂量误差减少系统"，如果存在小数点误差或给药单位不正确，如 mg/h，这一特性就特别重要。最终结果是在差异被纠正之前，注射将不会开始。另一个好处是，一些泵还可以无线传输数据，以便捕捉和研究特定的事件。

智能泵可以连接电子药物管理记录、医师医嘱计算机化录入和药房信息技术系统。迄今为止的证据表明，智能输液泵阻止了严重的静脉输液错误。重要的是要认识到哪怕小小的静脉注射药物错误的减少都是一个重要的进步[39]。2005 年的一项研究发现,与对照组相比,严重的用药错误没有发生变化。这被认为是由于默认的数据输入接口绕过了减少错误系统,导致许多护士不去查阅药物库。对于医院来说,将药物库设置为程序的默认值是很重要的。这个计划的意外收获是输液泵的记忆系统是一个信息宝库,指出未来的培训领域和护理协议的变化[40]。内置条形码的智能泵是可用的[41]。将智能泵和其他医院设备、电子健康记录、其他医院信息系统集成是一个明确的趋势[42]。

(8)计算器。约翰·霍普金斯大学创建了一个基于网络的儿童全胃肠外营养计算器,结果减少了一半的用药错误,预计每年节省 6 万到 8 万美元。输注计算器的错误减少了 83%[43]。还有其他基于网络的医疗计算器,但它们对患者安全的影响尚不清楚。嵌入到电子健康记录和构成临床决策支持的计算器可能对病人的安全有最大的影响。

(9)条形码配药。条形码配药涉及多种要素:条形码打印机、扫描仪、连接到服务器的网络(有线或无线)、带有条形码软件的服务器以及与药房信息系统和任何医师医嘱计算机化录入系统的集成。典型的线性条形码是最常见的,但较新的二维条形码也是存在的。它可以在更小的空间编码更多的信息,可以从不同的角度读取,包括图像,如病人的照片和彩色编码的警告部分(图 8-2 和图 8-3)。

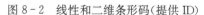

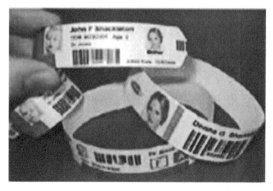

图 8-2　线性和二维条形码(提供 ID)　　图 8-3　条形码手环

条形码配药系统是如何工作的? 一个标准的方案是,护士扫描病人的身份条形码、病人的病历条形码和药物的条形码。这些信息可以通过软件无线传输到程序服务器,以确定正确的药物在正确的时间送到患者手中。一般来说,系统会生成一个警告或批准。研究表明,大约 35％的用药错误发生在给药阶段。更多可能被条形码配药预防的错误包括剂量遗漏(21％)、患者错误(4％)、时间错误(4％)、路线错误(1％)[44]。

二维条形码可以存储 3 000 个字符的病人信息。条形码可以放在病人的标识带、药物、血液和输血袋上。美国食品药品监督管理局(Food and Drug Administration,FDA)要求制药公司在单位剂量药物和血液成分上使用条形码,条形码必须包含国家药品编码用于识别药物。

Poon 等人研究了布里格姆妇女医院药房实施条形码配药前后的配药错误。他们证明了物品分配错误率从 0.25％下降到 0.018％(相对风险降低了 93％)[45]。2010 年,同一作者根据在同一家医院进行的一项后续研究得出结论,条形码与电子药物管理记录结合可以减少转录和给药阶段的药物错误。此外,潜在的药物错误事件也减少了[46]。2009 年,一个成人重症监护病房使用条形码配药的新闻被报道。该系统有潜力改善药物管理的几个方面,但在实施条形码配药系统后仅在给药时间错误方面有所改善[47]。自 1999 年以来,美国退伍军人事务医院在其 161 家医院中安装了条形码。通过扫描软件确认正确的药物以正确的剂量和频率给了正确的病人。它还可以更新电子药物记录。由于这项技术,退伍军人事务医院能够在五年内减少 66％的药物错误[48]。

条形码不只用于药物管理。它已用于外科海绵计数和实验室标本标记[49]。例如,扫描住院病人的 ID 手环,确认该病人需要进行某种血液检测。一台移动打印机打印贴在床边血管上的标签[50]。一项来自儿科肿瘤医院的研究表明,该措施实施一年后,标签错误从 0.03％下降到 0.005％。手环的弯曲会出现一些误读,但使用二维码就可避免这种误读[51]。

(10) 射频识别。射频识别是一种相对较新的技术,它与条形码有一些相似之处,但也有显著区别。与条形码不同,射频识别可以是只读或读写的,而且射频识别标签可以在潮湿情况下或覆盖衣物时读取,因此,它们用于血液袋和静脉袋更好。标签可以是主动的(需要更大的电池、更大的内存、更长的范围并且更昂贵)或被动的(更小、更便宜、范围小和无电池)(图 8-4)。射频识别标签可以是低、中或高频率。扫描器必须与已建立的数据库连接,以识别使用射频识别标签的对象。

射频识别在健康护理中主要用于定位和跟踪病人、员工和存货。射频识别系统可以通过一个主动的标签来跟踪医院内的病人,这个标签就像一个发射器一样工作,提供位置和时间。此外,还可以通过医院的无线网络进行操作。射频

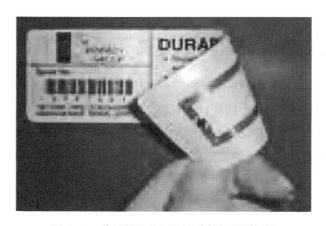

图 8-4　药品标签背部的被动射频识别标签

识别跟踪还将导致更好的业务和时间分析。

（11）协同用药。众所周知，当病人从一家医院转到另一家医院、从医生转到医生或从一层转到另一层时更容易发生药物错误。家庭用药有时会被遗忘或记录不完整。联合委员会规定医院必须对病人在入院、转院和出院时使用的药物进行核对。一份关于"转移错误"的报告总结如下：66％的转移错误发生在转移到另一个护理级别（如 ICU）时，22％的转移错误发生在入院时，12％的转移错误发生在出院时[52]。如果所有的医疗办公室、药房和医院都有相同的电子健康记录，或者连接到一个共享的健康信息组织，那么答案就会更简单和电子化。反之则会发现无法互相操作完全不同的系统。患者可能会因为使用多个药房、服用替代药物和不做记录而使问题复杂化。多种信息技术解决方案可以使用，但由于流程不同，没有一个是全面的。以下是与协同用药相关的举措。

事先掌握处方信息的重要性在开处方的时候不应被低估。研究人员报告了一项研究，在该研究中，给了临床医生 6 个月的处方数据，而对照组则没有这些信息。有额外信息的医生更有可能改变剂量（21％：7％）、增加用药（42％：14％）和停止用药（15％：4％）。同时，有用药史的医生在三分之一的患者中发现了不遵医嘱，而在对照组中没有[53]。关于减少用药错误的另一个重要事项是病人入院时协调所有门诊药物的能力。在许多情况下，病人提供的信息是不全面的。Lau 报告说 61％的患者在初次入院面谈时至少缺失一种药物，33％的患者有两种或更多的药物缺失[54]。电子健康记录、健康信息组织和药房数据都提供了看额外的患者用药史的机会。

8.2　健康信息质量评价研究意义

所谓评价,就是按照一定的标准,采用科学的方法,对评价对象的价值进行测度、评判和估计的过程。因此,网络信息质量评价就关系到评价什么样的网络信息、使用什么样的评价标准、采用什么样的评价方法等问题。通过阅读大量关于网络健康信息质量评估的文献可以发现阐述健康信息质量评价工作的必要性是至关重要的,本节从其研究意义着手进行介绍。

1) 健康信息质量评价研究的理论意义

(1) 健康信息学在国外已经是一个较为成熟的学科,相关研究数量比较多,范围也比较广,可丰富国内网络健康信息学和网络健康信息质量评价的研究内容。

(2) 以往网络健康信息质量评价的相关研究,研究对象多为专业的医疗健康网站,所形成的指标体系是针对网站评价的且评价主体视角多为专家角度,而此处关注的是如今越来越多网络用户使用的信息,评价视角为用户角度。信息创作的主体是普通网络用户,使用者也是网络用户,因此更能体现用户的需求。

2) 健康信息质量评价研究的现实意义

(1) 对于网络健康信息创作者来说,可以帮助了解网络用户对网络健康信息质量评价时所关注的指标,增加创作者对阅读者的认知程度,提高创作内容的信息质量,为用户提供更多高质量信息。

(2) 对于网站来说,了解网络用户对网络健康信息质量评价时所关注的指标,可以为其网站建设、质量控制机制设计提供参考,为创作者提供更好的创作指导,从整体上提高信息质量。

(3) 对于国家医疗卫生机构来说,可以帮助了解我国公民对互联网上非医学专业机构发布的信息质量的判断,进而进行相应的指导和宣传,提高我国公民的健康信息素养,增强我国公民获取和理解基本健康信息和服务,并运用这些信息和服务做出正确决策,维护和促进自身健康的能力。

8.3　健康信息质量评价研究工具

有关网络健康信息质量评价的研究,国外开始得比较早,也已经形成了一些权威性的评价工具。而我国的网络健康信息质量评价研究还停留在对国外的评

价工具、评价体系的总结和评述,以及借鉴一些国外已有的指标体系和工具进行
实证评价研究等。下面将首先介绍国外典型的网络健康信息质量评价工具,然
后从不同的研究角度介绍国内外网络健康信息质量评价的相关研究。

8.3.1　国外常用健康信息评价工具

本节对国外已有的健康信息评价工具进行全面梳理和分析比较,以期为国
内学者进行该领域的研究提供依据,促进我国健康信息评价工具的开发和应用。

1) HONcode

健康在线基金会是一个非政府组织,以其在健康信息道德规范领域中的先锋
作用,尤其以其所制定的道德行为准则(HONcode)而闻名。HONcode 是关于网
上医学健康信息历史最悠久、使用最广泛、最值得信赖的一套准则。HONcode
的服务对象主要包括两大类:普通大众和网站发布者(包括认证过程中网站的
所有者)。HONcode 是被医学健康网站的发布者所最普遍采用的参考标准。目
前,有 102 个国家的 7 300 多个认证合格的网站使用 HONcode[55]。HONcode
八大原则包括权威性、补充性、保密性、归因性、合理性、联系网站人员、赞助商、
广告及编辑政策的诚信性。

2) DISCERN

DISCERN 由英国国家卫生服务体系(National Health Service,NHS)资
助,1999 年由英国牛津大学医学研究所公众健康和初级卫生保健部研发,是首
个由用户评价网络健康信息的工具。共设有 16 个问题,涉及健康信息的可靠
性、与治疗方案有关的信息质量,以及对健康信息的总体评价。评分采用 5 级量
表("1~5 级别")。DISCERN 作为一项专门评价疾病治疗方案选择的工具,主
要强调信息的可靠性,注重健康信息的内部特征且关注的层面更加具体,要求网
站描述所有治疗的作用机制、疗效和风险,清楚地说明可能有的其他治疗选择、
不治疗会发生什么、治疗选择对生活质量的影响等[56]。

3) LIDA

由英国卫生保健领域 Minervation 咨询公司 2007 年开发。由 41 个问题构
成,每个问题由 4 级量表评价(0~3,0 表示 Never,3 表示 Always)。问题 1~6
评价的是"可访问性",包括评价网站是否满足 WorldWideWebConsortium 的标
准;问题 7~24 评价的是"易用性",包括信息表达的清晰度、网站设计的一致性、
是否设有有效的浏览和检索功能、是否有互动媒介等问题;问题 25~41 评价的
是可靠性,包括网站的更新频率、利益突出、内容编辑的方法以及内容的准

确性[57]。

4）美国医学会评估项目

美国医学会评估项目创建于 2000 年，是美国医学会为管理下属网站而制定的工作准则。该评估指南主要包括四个方面的指标：上网内容原则、广告和赞助原则、保密性原则和机密性原则、电子商务原则。其中，上网内容原则为该评估项目的核心原则。医学会下属的网站都要遵循这些指标要求。用户也可以依据这些指标对相关网站或其他医学网站进行评估和评价。

5）MedCIRCLE

MedCIRCLE 是由欧盟资助的一项对网络医疗卫生信息进行评级、认证、标签和评估的项目。其前身是 MedCERTAIN。MedCIRCLE 和 MedCERTAIN 这两个项目是相辅相成的语义 Web 项目，总体目标是能够引导消费者寻找值得信赖的互联网健康信息，建立值得信赖的全球性的健康信息网络，增强消费者识别互联网中的高质量信息的能力[58]。

8.3.2　网络健康信息质量评价评述研究

我国网络健康信息质量评价的相关工作和研究相较于国外比较晚，我国的研究者首先对国外的相对成熟的评价工具和研究进行了总结和评述。

张玢等介绍了 10 个国外互联网医学信息质量评价工具，并从关键机理、评价标准、运营成本、影响与效益四个方面进行了比较，指出了国外互联网医学信息质量评价工作存在的不足[59]；张馨遥等参考了 4 种经典顾客满意度评价模型，提出了网络健康信息服务满意度评价模型[60]；孙丽等介绍了国外健康信息质量评价系统的应用现状以及其评价机制、评价指标等，对我国的健康信息质量评价研究提出了一些建议[61]；朱雷等人介绍了国外网络健康信息质量评价方法和标准，并阐述了医疗网站信息服务评价现状[62]；彭安芳等人总结了公共卫生网站信息资源评价的主要方法，筛选出 30 个国内外网站信息资源评价典型指标，构建了公共卫生网站信息资源评价模型并进行了应用评估[63]。

国外的研究者也对已有的一些评价体系和工具进行了比较和总结。Kim P 等评述了 29 个公开发表的评价工具和其中涉及的 165 个评价指标[64]；Eysenbach G 等总结了很多现有指标体系，发现最常用的指标为准确性、完整性、可读性、设计、参考文献[65]；Harland J 对现有的评价工具的真实性和可信性进行了评估[66]；Bernstam E 等评估了两百多个面向消费者的医学信息评价工具的可用性、可理解性等[67]。

8.4　网络健康信息质量评价方法及指标

对用户来说,学会对网络健康信息作判断可以选择正确可靠的信息来辅助健康决策;对于互联网医疗来说,对信息评价有助于提升网络健康信息质量,增加网络医疗保健辅助治疗的效果,为互联网医疗进一步发展提供了良好的环境。因此如何对网络健康信息质量进行正确的评价具有重大的价值。

8.4.1　网络健康信息质量评价相关研究

目前很多研究中,对数据质量、信息质量、网络信息资源评价和网络信息质量评价等概念没有进行辨析和区分,有些定义比较模糊,目前很多的研究将这些概念混淆。

自 20 世纪 40 年代开始,以计算机为代表的新兴信息技术逐渐应用于数据管理中,数据量不断增长,人们生产与处理数据的能力大幅提升,数据质量问题开始受到重视。信息质量是数据质量的必然延伸,是信息管理技术依赖的升华[68]。Orr K 等从数据本身出发,认为信息质量是基于数据角度来测量信息满足的规范性或需求性程度[69]。Rieh 将信息质量(Information Quality,IQ)定义为一个用户标准,信息具有卓越性或者在某些情况下具备真实性的特征[70]。在操作层面上,信息质量被标识为"用户认为信息是有用的、好的、及时的和准确的"。刘冰针对信息质量提出了"fit to use"这一概念[71]。这一概念不仅体现了信息质量有用的特性,还将有用性当作衡量信息质量的标准。马费成也强调了满足用户需求的特性,并指出高质量的信息是能满足用户需求的信息,他认为信息资源质量是指反映信息资源满足用户的社会现实或潜在信息需求能力的特征的总和[72]。曹瑞昌认为信息质量包括信息内容质量、信息集合质量、信息表达质量和信息效用质量[73]。

综上所述,网络信息资源评价与网络信息质量评价并不同义,两者间不是等同的关系,虽然其中有重合的部分,但并不是包含与被包含的关系,而是对信息资源这一研究对象从不同的立场和角度来认识的。信息资源评价的目的是了解信息机构的信息资源体系的状况、功能、效益、质量及其作用的发挥情况,评价的主要内容应该包括对信息资源数量、结构、利用、组织加工水平、使用成本、信息资源质量和信息本身的评价。而信息质量评价的目的是站在信息用户的立场审视信息,以期以用户的满意度和需求为导向更好地使信息为用户服务,是一种带有明显主观价值取向的对信息好坏、优劣的测度与评价[74]。

利用一定的评价指标或工具,国内外学者对不同信息来源和不同健康领域的信息进行了一系列的实证评价工作。

刘艳丽开发了网络用户健康信息质量评价模型,并以糖尿病为例,对68个糖尿病网站进行了信息质量评价,发现我国糖尿病健康信息网站存在诸多质量问题[75];高琴等参考了国外的医疗健康信息质量评价的相关研究,对39健康网、飞华健康网、搜狐健康频道、新华网健康频道、人民网健康、华宇健康网、健康报网等16个健康信息网站进行信息质量评价并对结果进行分析[76];钟乐等运用了评估工具Discern对中文网站中儿童注意缺陷多动障碍信息质量进行评估[77];刘鹏程自制评估标准,对国内有关儿童发热的网络健康信息质量进行了评估[78];许卫卫等参考以往研究提出一套评价指标体系,以心理健康信息网站为例,采用综合评价法,对39健康心理、心理网健康863、放心医苑心理频道等8个网站进行了评价[79]。

魏萌萌建立了糖尿病网络健康信息质量评估指标体系,并运用层次分析法,对中国糖尿网、糖友网、中国糖尿病网等24个网站进行了评估[80]。张会会等参考HONcode中评价网络健康信息的权威性、目的性、可信性、合理性4个原则对20家健康类网站信息质量进行评估[81];杨山石借鉴了经典的网站评价框架,采用问卷调查和层次分析法,运用此评价指标体系,对国内外牙科专题网站进行了评价、比较和分析[82];唐再丽调查研究了医学健康博客的主题分类,建立了可信度和影响力指标,对39健康博客进行了可信度和影响力的评估[83]。

Eyombo等请100人对糖尿病网站进行评价,观察和分析他们对于互联网中的糖尿病信息质量评价时的选择[84];Impicciatore P调查了互联网中关于儿童发烧的家庭护理信息,41个网页中,只有4个网页里的内容比较可靠,指出网络健康信息的质量可信度不高,影响人们健康和安全[85];Kaicker J等对300个介绍有关疼痛信息的网站进行了评估,解释了各网站之间所提供信息在质量和可读性方面的差异[86];Biermann J S等从准确性、可用性、可获取性等方面对互联网中肿瘤相关信息进行了评估[87]。Berk L对双相障碍护理者使用的一个网站(http://www.bipolarcaregivers.org)的可接受性和可用性进行了在线调查[88]。

综上所述,目前国内外网络健康信息质量评价的研究存在以下问题。

(1)目前网络健康信息质量评价对象主要为专业医学健康类网站的网页信息,大多数是网站评价,对如今应用率越来越大的消费者健康信息缺乏关注。

(2)目前研究中的指标体系的构建和实证研究多为专家视角,缺乏对用户实际应用的关注和探讨。

（3）评价指标体系存在过于宽泛、庞大、复杂等情况，部分指标难以界定，可操作性差。

8.4.2　网络健康信息质量评价方法

本节主要介绍德尔菲法、层次分析法、模糊综合评价法、线性回归分析法等四种网络健康信息质量评价方法。

1）德尔菲法

德尔菲法采用背对背的通信方式征询专家小组成员的预测意见，经过几轮征询，使专家小组的预测意见趋于集中，最后做出符合市场未来发展趋势的预测结论。德尔菲法依据系统的程序，采用匿名发表意见的方式，即团队成员之间不得互相讨论，不发生横向联系，只能与调查人员发生关系，以反复的填写问卷，以集结问卷填写人的共识及搜集各方意见，经过几次反复征询和反馈，专家组成员的意见逐步趋于集中，最后获得具有很高准确率的集体判断结果[89]。

2）层次分析法

层次分析法是指将一个复杂的多目标决策问题作为一个系统，将目标分解为多个目标或准则，进而分解为多指标（或准则、约束）的若干层次，通过定性定量相结合的方法算出层次单排序和总排序，最终得出决策方案的系统方法。

层次分析法是将决策问题按总目标、各层子目标、评价准则直至具体的方案的顺序分解为不同的层次结构，然后用求解判断矩阵特征向量的办法，求得每一层次的各元素对上一层某元素的优先权重，最后再加权和的方法递阶归并各备择方案对总目标的最终权重，此最终权重最大者即为最优方案。这里所谓"优先权重"是一种相对的量度，它表明各备择方案在某一特点的评价准则或子目标，标下优越程度的相对量度，以及各子目标对上一层目标而言重要程度的相对量度。层次分析法比较适合于具有分层交错评价指标的目标系统，而且目标值又难以定量描述的决策问题。其用法是构造判断矩阵，求出其最大特征值。及其所对应的特征向量 W，归一化后，即为某一层次指标对于上一层次某相关指标的相对重要性权值[90]。

层次分析法充分利用人的分析、判断和综合能力，还允许以合乎逻辑的方式运用经验、洞察力和直觉，对问题本质、问题包含的因素及其内在关系分析较清楚，适用于结构较为复杂的非程序化决策问题；将定性分析和定量分析相结合，具有较高的有效性、可靠性；最重要的是其分析结果以数值的形式呈现，简单明了。但层次分析法同时也存在以下缺陷：由于客观事物的复杂性以及人思维的模糊性，用准确的数值来描述相对重要性有一定的困难，虽然经过了误差控制，但人的主观判断对于结果的影响较大；组成目标的各要素之间存在着相互影响和相互作用的关系，用层次分析法对其进行笼统的层次划分，易使得其结果与实际情况不符。

3）模糊综合评价法

模糊综合评价法是一种基于模糊数学的综合评标方法。该综合评价法根据模糊数学的隶属度理论把定性评价转化为定量评价，即用模糊数学对受到多种因素制约的事物或对象做出一个总体的评价。它具有结果清晰、系统性强的特点，能较好地解决模糊的、难以量化的问题，适合各种非确定性问题的解决。具体评价时，需要借助以模糊数学中模糊变换和综合评判方法为基础的模糊综合评价法。该方法以模糊数学为基础，应用模糊关系合成原理，通过构造等级模糊子集，量化评估对象的模糊指标，将一些边界不清、不易定量的因素定量化而进行综合评估。利用模糊综合评价法评估信息资源质量，就是对信息资源质量的多个模糊参数进行评估，首先通过建立因素（指标）集、评语集、权重集和评估矩阵进行单因素评价，在此基础上，从低层次到高层次（自下而上）把每层的评估结果作为上一层的输入，逐层计算，直到最终得到总的模糊评估结果[91]。该方法突破了精确数学的逻辑和语言限制，强调了各种信息资源质量要素的模糊性和真实性，能客观地考察信息资源质量的真实值[92]。

4）线性回归分析法

线性回归分析主要通过分析大量的样本数据，确定变量之间的数学关系式，对所确定的数学关系式的可信程度进行各种统计检验；并区分出对某一特定变量影响较为显著的变量和影响不显著的变量，利用所确定的数学关系式，根据一个或几个变量的值来预测或控制另一个特定变量的取值，并给出这种预测或控制的精确度。如选取的变量较少，容易丢失信息选取的变量较多，直接用各项指标作为回归的变量，回归模型易产生多重共线性。为此，先用主成分分析法把评价指标加以综合，使综合后的指标个数减少，再以主成分分析法得到的综合指标为回归模型得出关于综合指标的线性评价模型，以消除由于较多的变量和变量之间的相互影响而产生的多重共线性，提高模型评价的精度[93]。

8.4.3 网络健康信息质量评价指标

进行网络健康信息质量评价，首先要有科学的评价指标体系。国内外研究者针对不同的信息类型提出了很多不同的评价指标体系。

郝丽芸等提出应从网站主办者、文献作者、参考资料来源、内容的范围准确性时效性、网站链接质量等方面对医学网站进行质量评价[94];蔡筱英提出从三个方面构建医药卫生信息质量评价指标,包括内容质量、信息的表现质量和信息的效用质量[95];张玢等建立了中文互联网医学信息资源质量评价指标体系(可信度、相关性、准确性、新颖性、易用性),提出中文互联网医学信息资源的二级模糊综合评判模型,并进行了实例分析[96];唐小利等借鉴国外权威的健康信息网站评价工具、评价方法与指标体系,设计了适合中文语言和网络环境特点的中文健康信息网站评价体系[97]。

Seidman J 等认为现有的大多数评估互联网健康信息质量的工具几乎都将重点集中在信息质量结构标准上,而不是评价信息质量的准确性和综合性,他们试图开发一种新的评价信息质量的工具[98];Stvilia B 等构建了一个包含五个维度的消费者网络健康信息质量评价模型,包括准确性、完整性、权威性、有用性、可获取性[99];Griffiths K 等人认为手动评价工具效率低,试图开发一种对互联网上有关抑郁症的信息质量进行自动化评价的工具[100];Civan 结合已有的网络健康信息质量评价工具,开发了一个从多个维度表示网络健康信息质量特性的新模型,从内容、使用、著作和出版质量 4 个维度为用户提供一个可以满足多种需求、目标和特性的评价框架——多维质量评价框架[101]。

多年来,国内外学者对网络信息质量进行了许多研究,形成了很多质量评价指标体系。表 8-2 为国内外典型的网络健康信息质量评价指标体系。

表 8-2 网络健康信息质量评价指标

研究者及年份	指 标 体 系
Wang&Strong(1996)[102]	正确性、明确性、完整性和重要性
Jim Kapoun(1998)[103]	准确性、权威性、客观性、传播性、覆盖面
ThanhTruc T. Nguyen(2000)[104]	OASIS 标准:客观性、准确性、信息来源、信息内容和信息范围
Yang W L, Strong D M[105]	内在质量(Intrinsic IQ)、情景质量(Contextual IQ)、表达质量(Representational IQ)和获取质量(Accessibility IQ)
Zhu Z M 等(2009)[106]	相关性、信息量、完整性、客观性、专业性、简洁性、易读性、细节性、说服力、原创性、创新性、实用性、文明性

续 表

研究者及年份	指 标 体 系
马小闳(2006)[107]	真实性、时效性、易理解性、安全性、通用性、完整性、实用性
刘雁书(2002)[108]	设计与美感、权威性、新颖性、针对性、准确性、切题性、客观性、覆盖面

本 章 小 结

根据中国互联网络信息中心发布的第 48 次《中国互联网络发展状况统计报告》显示,截至 2022 年 12 月,中国在线医疗用户规模达 3.63 亿。在 5G 技术赋能之下,互联网医疗会进一步发展,未来通过网络获取医疗信息的消费者数量占比巨大。然而在互联网门槛低、审核不严格的情况下,网络健康信息的质量引起了大众的重视网络健康信息质量对人们做出与健康相关的决策至关重要。

健康护理专家和联邦政府的假设是,从长远来看高质量的基于证据的健康护理将更便宜,并与提高患者安全有关。新的质量改进策略,如以病人为中心的医疗之家和负责任的护理组织模式,将需要可靠的信息技术来记录和传递质量措施。本章通过介绍网络健康信息质量及改进、健康信息质量评价研究价值和研究工具及方法指称等方面深入研究信息质量问题。

本章参考文献

［1］World Health Organization[EB/OL].［2021 - 11 - 04］. http：//www.who.int.

［2］Nolte E，McKee M. Variations in Amenable Mortality — Trends in 16 High-Income Nations[J]. Health Policy, 2011, 103(1)：47 - 52.

［3］Leatherman S，McCarthy D. Quality of Health Care for Medicare Beneficiaries: A Chartbook[J]. The Commonwealth Fund, 2005. http：//www.cmwf.org/publications/ publications_show.htm? doc_id＝275195.

［4］IOM.Rewarding Provider Performance：Aligning Incentives in Medicare[EB/OL].［2020 - 10 - 22］. www.iom.edu.

［5］Landro L. Pay for Performance Rewards Preventive, Follow-Up Care[N]. Wall Street Journal September 17, 2004. http：//www.asa.siuc.edu/isberner/HCM385/readings/ WSJ_Landro.htm.

［6］Rosenthal M B，Landon B E，Normand S L T, et al. Pay for performance in commercial

HMOs[J]. NEJM 2006，355：1895 – 902.

［7］ Agency for Healthcare Research and Quality. Recommended Starter Set[EB/OL]. [2020 –
06 – 30]. http：//www.ahrq.gov/qual/aqastart.htm.

［8］ Trisolini M, Aggarwal J, Leung M, et al. Medicare Physician Group Practice Demonstration
[EB/OL]. [2020 – 09 – 20]. http：//www. cms. hhs.gov/DemoProjectsEvalRpts/downloads/
PGP_Fact_Sheet.pdf.

［9］ Kalyvas J R. CMS Releases Final Stage 2 "Meaningful Use" Regulations for the
Medicare and Medicaid Electronic Health Records Incentive Programs[EB/OL]. [2020 –
12 – 16]. http：//www.cms. gov/RegulationsandGuidance/Legislation/EHRIncentivePrograms/
Stage_2.html

［10］ iHealthbeat. North Dakota Health Plan to Use Health IT in Medical Home Initiative
[EB/OL]. [2020 – 10 – 16]. http：//www.ihealthbeat.org.

［11］ Medicare Medical Home Demonstration Project[EB/OL]. [2020 – 09 – 20]. http：//www.
cms. gov/Medicare/DemonstrationProjects/DemoProjectsEvalRpts/Medicare-Demonstrations-
Items/CMS1199247.html.

［12］ The Military Health System Blog[EB/OL]. [2020 – 12 – 28]. http：//www.health.mil.

［13］ Reid R J, Coleman K, Johnson E A, et al. The Group Health medical home at year
two：cost savings, higher patient satisfaction and less burnout for providers[J]. Health
Aff, 2010, 29(5)：835 – 843

［14］ Rittenhouse D R, Casolino L P, Shortell S M, et al. Small and Medium-Size Physician
Practices Use Few Patient-Centered Medical Home Processes. Health Affairs, 2011, 30
(8)：1575 – 1584.

［15］ Accountable Care Organizations. Centers for Medicare and Medicaid[EB/OL]. [2021 –
09 – 22]. https：//www.cms.gov/ACO/.

［16］ Muhlestein D. Continued Growth of Public and Private Accountable Care Organizations
[EB/OL]. [2020 – 08 – 10]. Health Affairs Blog. www.healthaffairs.org/blog.

［17］ Zigmond J. Why One Medicare Pioneer ACO succeeded in saving money. ModernHealthcare
[EB/OL]. [2021 – 03 – 11]. www.modernhealthcare.com.

［18］ Kellermann A L, Jones S S. What it will take to achieve the as-yetunfulfilled promises of
health information technology[J]. Health Aff, 2013, 32(1)：63 – 68.

［19］ CCHIT. A HIT Framework for Accountable Care[EB/OL]. [2021 – 10 – 15]. https：//
www.cchit. org/c/document_library/get_file? uuid = 47dd2a86 – 2872 – 41c7 – 8fbd-
Adbc260eddf5d&groupId=18.

［20］ Battani A J. Preparing for Accountable Care：The Role of Health IT in Building
Capability[EB/OL]. [2021 – 12 – 20]. http：//www.csc.com.

［21］ Vanderveen T, Pharmd M. Medication Safety：Averting Highest Risk Errors Is First
Priority[J]. Patient Safety & Quality Healthcare, 2005(5)：28 – 30.

[22] Rooney C. Increase in US medication-error deaths[J]. Lancet，1998，351：1656 – 1657.

[23] Bates D W，Cullen D J，Laird N，et al. Incidence of Adverse Drug Events and Potential Adverse Drug events：Implications for Prevention[J]. JAMA 1995，274：29 – 34.

[24] Fitzhenry F，Peterson J F，Arrieta M，et al. Medication Administration Discrepancies Persist Despite Electronic Ordering[J]. JAMIA 2007，14：756 – 764.

[25] Chaudhry，Basit. Systematic Review：Impact of Health Information Technology on Quality，Efficiency and Costs of Medical Care[J]. Annals of Internal Medicine，2006，144：E12 – E22.

[26] Shekelle PG，Pronovost PJ，Wachter RM，et al. The Top Patient Safety Strategies That Can Be Encouraged for Adoption Now[J]. NEJM 2013，158：365 – 368.

[27] Koppel R，Metlay J P，Cohen A，et al. Role of Computerized Physician Order Entry Systems in Facilitating Medication Errors[J]. JAMA，2005，293(10)：1197 – 1203.

[28] Bates D W，Leape L L，Cullen D J，et al. Effect of computerized physician order entry and a team intervention on prevention of serious medication errors[J]. JAMA 1998，280：1311 – 1316.

[29] Kuo G M，Phillips R L，Graham D，et al. Medication errors reported by US family physicians and their office staff[J]. Quality and Safety In Health Care 2008，17(4)：286 – 290.

[30] Kuperman G J，Bobb A，Payne T H，et al. Medication-related clinical decision support in computerized provider order entry systems：A review[J]. Journal of the American Medical Informatics Association，2007，14 (1)：29 – 40.

[31] Phansalkar S，Desai A A，Bell D，et al. High-priority drugdrug interactions for use in electronic health records[J]. Journal of the American Medical Informatics Association Jamia. 2012，19(5)：735 – 743.

[32] Phansalkar S，van der Sijs H，Tucker AD，et al. Drug-drug interactions that should be non-interruptive in order to reduce alert fatigue in electronic health records[J]. Journal of the American Medical Informatics Association Jamia. 2013，20(3)：489 – 493.

[33] Halamka J. The Safety of HIT-Assisted Care[EB/OL].[2020 – 11 – 28]. Life as a Healthcare CIO. http：//www.geekdoctor.blogspot.com.

[34] Murray M. Automated Medication Dispensing Devices[EB/OL].[2021 – 9 – 28]. http：//www.ahrq.gov/legacy/clinic/ptsafety/chap11.htm.

[35] In Range Systems. EMMA[EB/OL].[2021 – 9 – 28]. www.inrangesystems.com.

[36] ScriptPro[EB/OL].[2020 – 12 – 20]. www.scriptpro.com.

[37] Ascend eMAR[EB/OL].[2020 – 12 – 20]. www.hosinc.com.

[38] Winterstein AG，Hatton RC，Gonzalez-Rothi R. Identifying clinically significant preventable adverse drug events through a hospital's database of adverse drug reaction reports[J]. American Journal of Health System Pharmacy，2002，59：1742 – 1749.

[39] Vanderveen T. Smart Pumps：Advanced and continuous capability[J]. Patient Safety & Quality Healthcare，2007(2)：40 - 48.

[40] Rothschild JM, Keohane CA, Cook EF. A Controlled Trial of Smart Infusion Pumps to Improve Medication Safety in Critically Ill Patients[J]. Critical Care Medicine 2005，33 (3)：533 - 540.

[41] Vanderveen T. IVs First, a New Barcode Implementation Strategy[J]. Patient Safety & Quality Healthcare，2006(5)：280 - 284.

[42] iSirona[EB/OL].[2021 - 08 - 18]. http://www.isirona.com/

[43] Ball MJ, Merryman T, Lehmann CU. Patient Safety：A tale of two institutions[J]. Journal of Healthcare Information Management，2006，20：26 - 34.

[44] Cummings J, Bush P, Smith D, et al. Bar-coding medication administration overview and consensus recommendations[J]. American Journal of Health-System Pharmacy, 2005：260 - 262.

[45] Poon EG. Medication Dispensing Errors and Potential Adverse Drug Events before and after Implementing Bar Code Technology in the Pharmacy[J]. Annals of Internal Medicine, 2006, 145：426 - 434.

[46] Poon E G, Keohane C A, Yoon C S, et al. Effect of Bar Code Technology on the Safety of Medication Administration[J]. NEJM 2010，362 (18)：1698 - 1707.

[47] DeYoung J L, Vanderkooi M E, Barlfletta J F. Effect of bar code assisted medication administration on medication error rates in an adult medical intensive care unit[J]. American Journal of Health System Pharmacy，2009，66(12)：1110 - 1115.

[48] Coyle G A, Heinen M. Evolution of BCMA within the Department of Veterans Affairs [J]. Nursing Administration Quarterly，2005，29：32 - 38.

[49] SurgiCount Safety Sponge System[EB/OL].[2021 - 05 - 30]. www.surgicountmedical.com.

[50] Murphy D. Barcode basics[J]. Patient Safety & Quality Healthcare，2007(7)：40 - 44.

[51] Hayden R T, Patterson D J, Jay D W, et al. Computer-Assisted Bar-Coding System Significantly Reduces Clinical Laboratory Specimen Identification Errors in a Pediatric Oncology Hospital[J]. Journal of Pediatrics，2008，152：219 - 224.

[52] Clancy, C. Medication Reconciliation：Progress Realized, Challenge Ahead[J]. Patient Safety & Quality Healthcare.2006，8：35 - 38.

[53] Bieszk N, Rosalie P, Andrea H, et al. Detection of medication non-adherence through review of pharmacy claims data[J]. American Journal of Health System Pharmacy, 2003，60：360 - 366.

[54] Lau, Hong, Sang. The completeness of medication histories in hospital medical records of patients admitted to general internal medicine wards[J]. British Journal of Clinical Pharmacology，2000，49：597 - 603.

[55] 医学和健康网站的质量和可信性[EB/OL].[2020 - 04 - 20]. http://www. hon. ch/

HONcode/Patients/Visitor/visitor_cn.html

［56］ Deborah C, Sasha S. Learning to DISCERN online：applying an appraisal tool to health websites in a workshop setting.［J］. Health Education Research，2004，19（4）：440－446.

［57］ Minervation.［EB/OL］.［2019－04－20］.http：//www.minervation.com/

［58］ Collaboration for Internet Rating, Certification, Labeling and Evaluation of Health Information.［EB/OL］.［2016－04－20］.http：//www.medcircle.org/about.php

［59］ 张玢,许培扬,刘颖.国外互联网医学信息评价工作的进展［J］.医学信息学杂志,2003,24（6）：477－480.

［60］ 张馨遥.健康网站信息服务满意度评价指标体系研究［J］.情报杂志,2010,29（10）：99－102.

［61］ 孙丽,曹锦丹.国外网络健康信息质量评价系统的应用现状及启示［J］.医学与社会,2011,24（7）：15－17.

［62］ 朱雷,熊军.医疗网站信息服务质量评价标准［J］.中华医学图书情报杂志,2012,21（6）：1－7.

［63］ 彭安芳,车丽,裴雷.公共卫生网站信息资源评价模型设计与应用［J］.医学信息学杂志,2013,34（7）：7－13.

［64］ Kim P, Eng T R, Deering M J, et al. Published criteria for evaluating health related web sites：review.［J］. Bmj Clinical Research, 1999, 318（7184）：647－649.

［65］ Eysenbach G, Powell J, Kuss O, et al. Empirical studies assessing the quality of health information for consumers on the world wide web：a systematic review.［J］. Jama the Journal of the American Medical Association，2002，287（20）：2691－2700.

［66］ Harland J, Bath P. Assessing the quality of websites providing information on multiple sclerosis：evaluating tools and comparing sites［J］. Health Informatics Journal，2007，13（3）：207－211.

［67］ Bernstam E V, Shelton D M, Walji M, et al. Instruments to assess the quality of health information on the World Wide Web：what can our patients actually use？［J］. International Journal of Medical Informatics，2005，74（1）：13－19.

［68］ 宋立荣,李经思.从数据质量到信息质量的发展［J］.情报科学.2010.28（2）：182－186.

［69］ Orr K. Orr K. Data Quality and Systems Theory.［J］. Cacm, 1998, 41（2）：66－71.

［70］ Rieh S Y. Judgment of information quality and cognitive authority in the Web［J］. Journal of the American Society for Information Science & Technology, 1984, 53（11）：2507－2514.

［71］ 刘冰.基于用户体验视角的信息质量反思与阐释［J］.图书情报工作,2012,56（6）：74－78.

［72］ 马费城,赖茂生等.信息资源管理.［M］.北京.高等教育出版社,2014：315－316.

［73］ 曹瑞昌,吴建明.信息质量及其评价指标体系［J］.情报探索,2002（4）：6－9.

［74］周旖.试析"信息资源评估"与"信息资源质量评估"［J］.图书馆建设,2006(3)：40-43

［75］刘艳丽.网络用户健康信息质量评价模型研究——糖尿病网站实证研究［D］.中南大学,2008.

［76］高琴.中文健康信息网站的评价［J］.中华医学图书情报杂志,2010,19(2)：40-44.

［77］钟乐,刘威,尹飞.中文网站中儿童注意缺陷多动障碍相关信息的质量评估［J］.中国心理卫生杂志,2010,24(10)：780-784.

［78］刘鹏程,王德斌,洪倩,等.国内有关儿童发热的网络信息质量评价初探［J］.中华疾病控制杂志,2010,14(5)：436-439.

［79］张士靖,刘小利.网络医疗卫生信息资源评价研究——以心理健康网站为例［C］//中华医学会第十七次全国医学信息学术会议.2011.

［80］魏萌萌.糖尿病网络健康信息的质量评估指标体系构建与实证研究［D］.武汉：华中科技大学,2012.

［81］张会会,马敬东,蒋春红等.健康类网站信息质量的评估研究［J］.医学信息学杂志,2013,34(07)：2-6.

［82］杨山石.疾病专题网站评价指标体系的构建与应用［D］.南京：南京大学,2013.

［83］唐再丽.医学健康博客的可信度和影响力评估研究［D］.长沙：中南大学,2013.

［84］Eyombo, Leo Bachi. An evaluation of the diabetes healthcare website: An Internet intervention and survey of relationships with perceived risk for diabetes complications, preferred venues for learning［J］. Dissertations & Theses-Gradworks, 2008.

［85］Impicciatore P, Pandolfini C. Reliability of health information for the public on the World Wide Web: Systematic survey of［J］. Bmj British Medical Journal, 1997.

［86］Kaicker J, Debono V B, Dang W, et al. Assessment of the quality and variability of health information on chronic pain websites using the DISCERN instrument［J］. Bmc Medicine, 2010, 8(6): 59-60.

［87］Biermann J S, Golladay G J, Greenfield M L, et al. Evaluation of cancer information on the Internet.［J］. Cancer, 1999, 86(3): 381-390.

［88］Berk L, Berk M, Dodd S, et al. Evaluation of the acceptability and usefulness of an information website for caregivers of people with bipolar disorder［J］. Bmc Medicine, 2013, 11(9887): 162-163.

［89］张秀梅,刘俊丽,周晓英.网络信息资源评价综述［J］.图书馆学研究,2013(24)：9-14.

［90］赵伟.基于改进的层次分析法的网络信息资源评价体系［J］.鲁东大学学报：自然科学版,2006,22(4)：293-296.

［91］查先进.信息分析与预测［M］.武汉：武汉大学出版,2000：233-236.

［92］查先进,陈明红.信息资源质量评估研究［J］.中国图书馆学报,2010,36(2)：46-55.

［93］张东华.基于线性回归分析法的网络信息资源评价模型研究［D］.郑州：郑州大学,2005.

［94］郝丽芸,王连纪,赵建平,等.因特网上医学信息质量评价和控制的初步探讨［J］.医学信息学杂志,2002,23(4)：216-217.

［95］蔡筱英,彭琰.论信息时代医药卫生信息质量[J].Chinese Journal of Medical Library and Informationence，2004，13(6)：20－23.

［96］张玢,许培扬.互联网医学信息资源模糊综合评判模型的构建和应用[J].医学信息学杂志,2005,26(1)：22－25.

［97］唐小利,杜建,李姣,等.国外健康信息网站评价工具及我国相关网站质量评价体系框架设计[J].中国健康教育,2015(3)：297－301.

［98］Seidman J J，Donald S，Rubin H R. Design and testing of a tool for evaluating the quality of diabetes consumer-information Web sites.［J］. Journal of Medical Internet Research，2003，5(4)：382－383.

［99］Stvilia B，Mon L，Yi Y J. A model for online consumer health information quality[J]. Journal of the American Society for Information Science & Technology，2009，60(9)：1781－1791.

［100］Griffiths K M，Thanh Tin T，David H，et al. Automated assessment of the quality of depression websites.［J］. Journal of Medical Internet Research，2005，7(5)：80－90.

［101］Civan A，Pratt W. Supporting Consumers by Characterizing the Quality of Online Health Information：A Multidimensional Framework［C］//2014 47th Hawaii International Conference on System Sciences. IEEE Computer Society，2006：88a－89a.

［102］Wang R Y，Strong D M. Beyond Accuracy：What Data Quality Means to Data Consumers[J]. Journal of Management Information Systems，1996，12(4)：5－33.

［103］Kapoun J. Teaching undergrads web evaluation：A guide for library instruction[J]. College and Research Libraries News，1998(7)：522－523.

［104］Nguyen T T. OASIS：Student evaluation methods for world wide web resources.［EB/OL］.［2019－11－09］. http://www2.awaii.edu/～nguyen/web/.

［105］Yang W L，Strong D M，Kahn B K，et al. AIMQ：a methodology for information quality assessment[J].Information & Management，2002，40(2)：133－146.

［106］Zhu Z M，Bernhard D，Gurevych I.A multi-dimensional model for assessing the quality of answers in social Q&A［EB/OL］.［2014－01－20］. http://www.informatik.tu-darmstadt.de/fileamin/user_upload/Group_UKP/publikationen/2009/TR_dimension_model.pdf

［107］马小闳,龚国伟.信息质量评估研究[J].情报杂志,2006,25(5)：19－21.

［108］刘雁书,方平.网络信息质量评价指标体系及可获取性研究[J].情报杂志,2002,21(6)：10－12.

第9章　融合线上线下的健康信息服务

健康信息的发展离不开人的参与，健康信息服务的提供也离不开人的支持。无论是线上还是线下的健康信息服务，社区均是主要的参与和受众群体。并且随着互联网的发展，虚拟社区逐渐壮大，成为提供健康信息服务的又一重要阵地，使用户与用户、患者与医生的沟通和交流不受时间和地域的限制，为社会带来许多健康红利。在深入探讨社区对健康影响之前，首先要阐明社区是什么。它是一个很广泛的名词，内涵丰富，且社会学相关理论丰富。本章选取的社会网络和社会支持是研究社区对健康的影响的关键术语。社会网络是指人们赖以生存的关系网，社会支持是他们通过这些关系网提供和接受的有形和无形资源[1]，以上阐述为后续研究作理论铺垫。

健康信息服务首先在线下的实体社区展开，进而延伸到线上虚拟社区。为了向用户提供更优质、更高效的服务，融合线上线下的健康信息服务应运而生。第三节将简要介绍融合线上线下健康信息服务的优势以及作为典型代表的互联网医院的发展，来探索对消费者健康的影响。

9.1　实体社区的健康信息服务

实体社区是当前提高人民健康水平，满足社区居民日益增长的健康信息需求的重要保障。尤其在应对新型冠状病毒感染等重大公共卫生事件时，居民亟须了解更多的健康保健信息，社区肩负起为居民提供健康信息服务的责任，提供优质的健康信息来源，加深人们对健康的认识，提高健康信息素养。本节将详细解读社区及相关概念，探讨实体社区对健康的影响和如何支持健康信息服务。

9.1.1　社区的相关概念

本节主要对社区及社区研究中的其他重要概念展开讨论。

1) 社区概念界定

任何关于社区组织的讨论都离不开社区的概念。虽然很多人认为社区是一个地理术语,但也可以从共同兴趣或特征的角度,如种族、性取向或职业来界定社区[2]。Hunter 学者[3]从三方面定义社区:① 满足基本生存需求的功能性空间单位;② 模式化的社会互动单位;③ 集体认同的象征性单位。Eng 和 Parker[4]为社区增加了第四个定义,即人们在政治上聚在一起进行变革的社会单位。

接下来,将从生态系统理论和社会系统理论两组视角进一步了解社区的概念。生态系统理论关注人口特征,如规模、密度和异质性、自然环境、群落的社会组织或结构,以及影响群落的技术力量,促使学者从自治地理群落方面研究社区。而社会系统理论聚焦在社区内运行的正式组织,探索社区子系统(经济、政治等)之间的交互作用,包括社区内的水平和垂直子系统,因为它们与其他社区外系统相关[5]。Warren[6]从社会系统理论出发,将社区视为能够根据社会、政治和经济发展而改变其结构和功能的实体。类似的观点还有 Alinsky[7]认为社区反映了城市的社会问题和进程。此外,利用互联网建立跨越时间和距离的虚拟社区,这也为理解社区的意义和力量提供了一个新的维度。

2) 社区研究中的其他重要概念

社会网络和社会支持,尤其是社会支持是研究社区与健康服务的关键概念,但也有一些重要概念在二者的研究中有举足轻重的作用,包括授权、批判意识、社区能力、社会资本、议题选择、参与和相关性,并在表 9-1 中进行总结。其中,六个概念中更为重要的是授权和社会资本,接下来将详细阐述这两个概念。

表 9-1　社区研究中的一些重要概念

概　念	定　义	应　用
授　权	人们掌握自己的生活和社区生活的社会行动过程	社区成员承担更大的权力或从内部扩大他们的权力,以创造所需的变化
批判意识	一种基于反思和行动的意识	让人们参与对话,将根本原因与社区行动联系起来
社区能力	社区特征影响其识别、动员和解决问题的能力	社区成员积极参与识别和解决他们的问题,并能够更好地协作解决未来的问题

续　表

概　念	定　义	应　用
社会资本	社区成员之间的关系,包括信任、互惠和公民参与	社区成员共同改善领导能力、社交网络和社区生活质量
议题选择	确定统一和建立社区力量的切实可行的具体变革目标	通过社区参与确定问题、确定目标是更大战略的一部分
参与和相关性	社区组织应"以人为本",并平等地吸引社区成员	社区成员根据感觉到的需求、共享的权力和对资源的了解来创建自己的议程

（1）授权是一个面向行动的概念,也是社区组织和社区建设实践的核心原则,其重点是改变社区、机构和政府之间的权力关系。该概念已被心理学、公共卫生和社区发展等领域的学者应用[8],作为社区心理学的一个组成部分,赋权被视为一种机制。通过这种机制,人们和组织一是获得对自己生活的控制和掌握;二是在社区内保持自治,从而能够代表自己的利益。在公共卫生领域,授权(或社区赋权)的定义多种多样,包括实现公平的社区[9],具备发现问题和解决方案的能力,参与社区政治生活的能力[10],以及"增强人们参与、谈判、影响、控制和追究影响其生活的机构的资产和能力"[11]。当人们参与社区组织工作越多,越能够增强社区意识,增强社区能力,同时还能降低一些社会指标,如酗酒、离婚、自杀和其他社会问题的比率可能开始下降。

（2）健康授权,Perkins 和 Zimmerman 认为它是一种将个人福祉和广泛的社会和政治环境联系起来的干预措施[12],也有学者提出健康授权是一种将个人优势和积极行为与健康文化和社会变革联系起来的结构[13]。健康授权还意味着患者和寻求健康生活方式的人可以通过参与式医疗获得福祉——移动医疗技术提供远程自我监测,减少对实体医疗保健的依赖。当然,这对医生来说是一场重大的范式革命,其中权力和对患者健康的控制权转移到个人及其社区或健康网络。

（3）社会资本,此概念引起了公众对卫生健康的关注。在政治学中,社会资本被定义为促进协调与合作以实现互利的社会组织特征[14];在社会学中,它被视为一种源于社会关系结构的资源,有助于实现特定目标;在流行病学中,社会资本主要是邻里或社区成员之间的横向关系,具有信任、互惠和公民参与等变量,如志愿组织、足球联盟和家长教师组织等。缺乏社会资本与健康状况不佳、高死亡率和其他发病率以及与健康有关的生活质量有关,并可能在收入不平等和健康之间起到中介作用。研究表明,在以种族/族裔异质性为特征的社区中,社会资本较低[15],要实现跨文化理解和信任仍任重道远。在线健康社区中,结构性社会资本,即嵌入社会互动关系中的潜在资源,允许人们通过加入社区获得健康利益,如在讨论板上阅读、发布和接收信息以及获得情感支持,寻找有类似问题的同伴。

9.1.2　社会网络与社会支持

本节主要从社会网络与社会支持的定义术语、概念背景、对健康的影响展开。

1) 定义和术语

"社会网络"一词指人们之间的关系,提供社会支持是社会关系的重要功能之一。这些关系可能提供也可能不提供社会支持,还可能具有提供支持以外的功能。2007 年,社会资本一词被用来描述来源于社会网络的某些资源和规范[16]。

社会网络的结构可以用二元特征(即焦点个体与网络中其他个体之间的特定关系特征)和整个网络的特征来描述。二元特征的例子包括在关系中给予、接收资源和支持的程度(互惠性,reciprocity),关系中的情感亲密程度(紧密度或强度,intensity or strength),关系嵌入正式组织或制度结构的程度(正式性,formality),以及关系发挥多种功能的程度(复杂度,complexity)。描述整个网络特征的例子包括网络成员在人口统计特征方面的相似程度,例如年龄、种族和社会经济地位(同质性,homogeneity);网络成员与焦点个体的聚集程度(地理分散度,geographic dispersion),以及网络成员相互了解和互动的程度(密度,density)。表 9 - 2 总结了关键概念及其定义。

表 9 - 2　社交网络的特点和功能

概　　念	定　　义
社会网络的结构特征	
互惠性(Reciprocity)	关系中给予和接受资源和支持的程度
紧密度或强度(Intensity or Strength)	社会关系中情感亲密的程度
复杂度(Complexity)	社会关系发挥多种功能的程度

续　表

概　　念	定　　义
正式性(Formality)	在组织或机构角色背景下社会关系存在的程度
密度(Density)	网络成员之间了解和互动的程度
同质性(Homogeneity)	网络成员在人口统计学上相似的程度
地理分散度(Geographic dispersion)	网络成员与焦点个体的聚集程度
主导性(Directionality)	两个人分享同等权力和影响的程度
社会网络的功能	
社会资本(Social capital)	以互惠和社会信任为特征的资源
社会影响(Social influence)	自己的思想和行为受到其他人影响的过程
社会损害(Social undermining)	他人表达负面情绪、批评以至于阻碍自己实现目标的过程
伙伴关系(Companionship)	与网络成员共享休闲时光或其他活动
社会支持(Social support)	通过社会关系和人际交往,成员间互相提供帮助和支持
社会支持的类型	
情感支持(Emotional support)	表达同情、爱、信任和关心
物质支持(Instrumental support)	有形帮助及服务
信息支持(Informational support)	建议、咨询和信息
评价支持(Appraisal support)	对自我评价有用的信息

社会网络产生了各种社会功能：社会影响(social influence)、社会控制(social control)、社会损害(social undermining)、社会比较(social comparison)、伙伴关系(companionship)和社会支持(social support)等。

社会支持这个术语已经被用许多方法定义和衡量。根据 House[17] 的研究,社会支持是关系的功能性内容,可分为四大类支持行为,具体如下。

(1)情感支持包括表达同情、爱、信任和关心。

（2）物质支持包括提供有形的援助和服务，直接帮助有需要的人。

（3）信息支持是指提供建议和信息，供人们用于解决问题。

（4）评价支持包括提供对自我评估有用的信息，换句话说，就是建设性的反馈和肯定。

虽然这四种类型的支持可以在概念上加以区分，但提供一种类型的关系时通常也会同时提供其他类型的支持，因此很难将它们作为单独的结构进行实证研究。

社会支持可以区别于社会关系的其他功能。社会支持总是有意（由支持的提供者）提供帮助，从而将其与有意的负面互动（例如愤怒的批评和争吵等社会破坏性行为）区分开来。预期的支持是否被接收者认为或体验到是有益的，这是一个经验问题。事实上，已经有研究人员发现了良好人际交往的负面看法和后果[18]。此外，社会支持是在人有意识的情况下提供帮助，这将社会支持与通过简单观察他人行为施加的社会影响或由接收者发起的社会比较过程区分开来。最后，尽管提供社会支持特别是信息支持，可能会影响接收者的思想和行为，但这种信息支持是在关心、信任和尊重个人选择权的人际关系背景下提供的。这种特质将社会支持与其他类型的社会影响区分开来，这些社会影响源于提供或拒绝所需资源或认可的能力。

虽然许多关于社会关系对健康影响的调查都只局限于提供社会支持，但广泛的社会网络方法有几个优点。首先，社会网络方法可以包含社会支持以外的社会关系的功能或特征。例如，越来越多的证据表明，消极的人际交往，例如那些以不信任、麻烦、批评和支配为特征的人际交往，与消极情绪、抑郁、如药物滥用等危险的健康行为[19]等因素有更密切的关系；与易感染的传染病相比，消极的人际交往更缺乏社会支持。其次，社会支持方法通常一次只关注一种关系，而社会网络方法则允许研究一段社会关系的变化如何影响其他关系。再次，社会网络方法有助于调查结构性网络特征如何影响交换的社会支持的数量和质量。这些信息对于制定有效的强化支持的干预措施非常重要。

2）概念背景

Barnes[20]在挪威一个村庄进行开创性研究，首次提出了社会网络的概念来描述社会关系的模式，这种模式很难用传统的社会单位（如大家庭或工作小组）来解释。早期关于社交网络的研究大多是探索性和描述性的。这些研究的结果提供了一个有助于识别网络特征的知识库。一般而言，紧密联系的网络会交换更多的情感和工具支持，也会对成员施加更多的社会影响以遵从网络规范。同质网络、具有更多相互联系的网络和地理位置更接近的网络在提供情感和工具支持方面也更有效[21]。

社会支持的研究在很大程度上归功于社会流行病学家 John Cassel[22]。从大量的动物和人类研究中，Cassel 认为社会支持是一个关键的心理社会"保护"因素，可以降低个人对压力有害健康影响的脆弱性。他还特别指出，社会支持等社会心理因素可能在疾病的病因中起非特异性作用。因此，社会支持可能会影响一系列健康结果的发生率和流行率。

从前面的讨论可以清楚看出，社会网络和社会支持这两个术语本身并不包含理论。相反，它们是描述社会关系的结构、过程和功能的概念。各种社会学和社会心理学理论（如交换理论、依恋理论和符号互动论）已被用来解释社会关系与健康之间联系的基本人际关系过程[23]。

3）社会网络与社会支持对健康的影响

社会网络是人们赖以生存的关系网，社会支持是人们通过这些网络提供和接收的有形和无形资源，在社区能力建设的背景下必须加以考虑。社会网络技术可以用来识别社区内的助手或领导者以及高危群体，并且可让网络成员参与社区评估和加强社区网络所需的行动。领导力是增强社区能力的另一个关键方面，也是建立团体能力和有效性的关键。有学者提出，在有色人种社区，更要注重领导力的培养，在该社区中，"单向外联方法"通常将这样的社区视为"变革的目标，而不是积极的参与者和合作者"。

图 9-1 总结了社会网络和社会支持对身体、心理和社会健康产生积极影响的机制。该模型将社会网络和社会支持描述为通向健康结果的因果流的起点或发起者。实际上，图 9-1 中的许多关系都是相互影响；例如，健康状况将影响一个人维持和调动社会网络的能力。

在图 9-1 中，路径 1 表示社会网络和社会支持对健康的直接影响。通过满足人类对友谊、亲密关系、归属感和保证个人存在的价值基本需求，即使有压力，支持性关系也可以增强幸福感和健康[24]。路径 2 和路径 4 分别表示社会网络和社会支持对个体应对资源和社区资源的影响。例如，社交网络和社会支持可以提高个人获得新的联系方式和信息以及发现和解决问题的能力。如果所提供的支持有助于减少不确定性和不可预测性，或者有助于产生预期的结果，那么个人对特定情况和生活领域的控制感就会增强。此外，符号互动论的理论认为，人类行为的基础是人们赋予事件的意义。这一含义在很大程度上源于他们的社会交往[25]。因此，人们的社会网络联系可以帮助他们从更积极和有建设性的角度

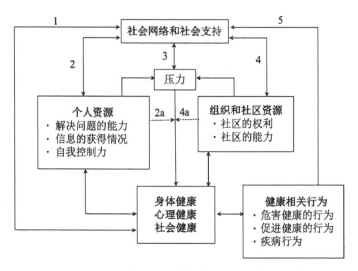

图 9-1 社会网络和社会支持与健康关系的概念模型

重新解释事件或问题。

社会网络和社会支持对组织和社区能力的潜在影响研究较少。然而,加强社会网络和增强社会支持的交流可能会提高社区获取资源和解决问题的能力。一些社区层面的干预措施表明,有意识地在社区内建立网络和加强社会支持与增强社区能力和控制有关[26]。事实上,这些都是建立社会资本的策略——为社会关系投资,以便在社区内增强社会信任和互惠规范[27]。

个人和社区两级的资源可能对增进健康产生直接影响,还可能减少因暴露于压力源而对健康造成的负面影响。当人们遇到压力源时,个人或社区资源的增加会增大处理压力源的可能性,从而减少短期和长期的不良健康后果。这种效应被称为"缓冲效应",在路径 2a 和 4a 中反映。对经历重大人生转变(如失业或生孩子)的人进行研究,了解社会网络和社会支持如何影响应对过程,并缓冲压力源对健康的影响。

路径 3 表明,社会网络和社会支持可能会影响暴露于压力源的频率和持续时间。例如,一个支持型主管可能会确保员工不会被分配超出其可完成时间的工作。同样,拥有一个提供新工作信息的社交网络可能会降低一个人长期失业的可能性。减少对压力源的接触,反过来又与增强身心健康有关。

路径 5 反映了社会网络和社会支持对健康行为的潜在影响。通过社会网络中的人际交流,个人会受到以下健康行为的影响和支持:坚持医疗方案、寻求帮助行为、戒烟和减肥。通过对预防健康行为、疾病行为和疾病角色行为的研究,路径 5 明确了社会网络和社会支持可能影响疾病的发生和康复。

许多实证研究都涉及社会关系对健康的影响[28,29]。尽管这一研究体系存在一些不一致的地方,但今天很少有人会不同意 House30 年前的总结性陈述:"尽管个别研究的结果通常可以做其他解读,但所有研究的结果模式都强烈地表明,所谓的社会关系、社会网络和社会支持对健康、压力暴露以及压力与健康之间的关系具有重要的因果影响。"[30]

学者通常使用社会整合的方法进行前瞻性流行病学研究,一致发现缺乏社会关系与全因死亡率(allcause mortality)之间的关系[31]。许多研究证明,亲密关系及其提供的情感支持提高了严重心血管疾病患者的存活率[32]。缓冲效应的证据没有那么确凿,但研究确实表明,动员社会支持帮助一个人应对压力源可以减少压力源对健康的负面影响[33]。虽然社会网络和社会支持的直接影响和缓冲效应最初是作为非此即彼的关系进行研究的,但有证据表明,社会支持和社会网络都有这两种效应,而且一种效应优于另一种效应取决于目标人群、所研究的情况以及衡量社会关系概念的方式[34]。

社会关系对全因死亡率的影响支持了由 Cassel[35]首先提出的假说,即社会关系对健康的影响并非特定于任何一种疾病过程。这种非特异性的作用可以解释为什么社会关系对特定疾病的影响的研究还没有定论。随着对社会支持对心血管、神经内分泌和免疫系统影响的理解加深,我们也许能够更好地理解结果的模式。尽管社会网络和社会支持与特定疾病发病率之间联系的证据不一致,但情感支持在应对严重疾病和从严重疾病中恢复过程中的积极作用一直被记录在案[36]。

社会关系与健康之间的关系并不遵循线性剂量—反应曲线。相反,非常低的社会整合水平(即没有牢固的社会联系)是最有害的,一旦达到临界值,较高的社会整合水平也不那么有利。至少拥有一段亲密关系是健康的重要预测因素。例如,在一项对非洲裔美国老年妇女的研究中,严重的社会隔离(social isolation)(即独居,在过去两周内没有与家人或朋友接触)与五年随访期中死亡率增加三倍有关[37]。

社会网络特征对社会支持、健康行为和健康状况的影响的研究比社会支持与健康之间的关系的研究要少。然而,早期文献回顾的结果表明,社交网络的互惠性和紧密度在一定程度上与积极的心理健康相关[38]。此外,以关系少、关系紧、密度高、地理位置接近为特征的人际网络能够维持社会认同和情感支持的交流。因此,当需要这些社会网络功能时,这些网络最能促进健康。然而,在过渡和变革时期,规模更大、更分散、联系不那么紧密的网络可能更具适应性,因为它们更善于促进社会外展和交流新信息[39]。此外,研究证明,支持风险承担规范的社交网络的规模和密度与较高水平的风险行为有关,例如静脉注射吸毒[40]。

人口统计学定义的子群体与其他群体的社会网络有着本质上的不同,并从这些网络中体验到健康益处。Shumaker 和 Hill[41]回顾了社会支持和身体健康之间联系的性别差异。他们认为,调查社会关系对死亡率影响的前瞻性流行病学研究发现,女性对健康的保护作用弱于男性。此外,在特定年龄组(通常超过50 岁)的妇女群体中,研究发现她们高水平的社会支持和死亡率之间呈正相关关系。并注意到与男性相比,女性倾向于投出"更广泛的关注网"(即保持更紧密的联系),更可能既是社会支持的提供者又是接收者,对他人生活事件的反应也更灵敏。作者建议,需要进一步研究这些差异对妇女社会网络的健康保护潜力的影响。

9.1.3　实体社区健康信息服务要素

上一节已详细从社会网络和社会支持的社会学理论角度探究社区影响健康的途径。本节则从实体社区的健康信息服务的实践出发,归纳其服务要素,包括健康信息服务的组织及个人、受众、内容和方式四大要素,使读者能更进一步了解实体社区开展的健康信息服务。此处的实体社区健康信息服务主要是指实体社区利用各种技术处理、整合和使用健康信息资源,以满足人们健康信息需求,从而提升人们的健康意识,以及改变其健康行为[42],最终目标是改善人们的健康状况。

1) 实体社区健康信息服务的主体

实体社区健康信息服务的主体是指向居民提供健康信息的组织机构和个人,主要包括政府机构、图书馆、企业、卫生医疗机构、健康信息专业人士和亲朋好友,它们通常兼具健康信息的生产、组织、管理和传播等职能[43]。此外鉴于主体的特性,不同主体肩负不同的责任,提供健康信息的内容和形式亦不相同,以下会详细说明。

政府机构承担着从宏观把握社会健康状况的责任,因此主要措施是发布健康相关的卫生政策、提供健康资讯和卫生动态等。该主体的特征是权威性强和影响力大,能够极大影响其他主体的健康信息服务。

图书馆在提供健康信息服务方面具有独特优势。一是图书馆的资源免费性,图书馆提供一种便捷、免费和友好的方式协助公众浏览健康信息资源,满足人们的健康信息需求;二是图书馆能为用户提供分享交流以及学习健康信息的舒适空间;三是一些图书馆会设有健康信息方面的馆员,相关知识能力过硬,能满足人们健康信息方面的需求;四是图书馆拥有丰富馆藏资源,且是值得信赖的健康信息渠道。目前图书馆主要是通过借阅健康信息相关资料、制定与分发医疗保健知识手册、开办健康知识讲座以及健康咨询服务实现健康信息服务。

企业亦承担着维护其麾下员工身心健康的职责,需充分了解每一位员工的身体健康状况和企业高发病症,从而通过开设健康讲座、公告栏加强健康宣传等方式提供健康信息服务。

卫生医疗机构主要包括医院、基层医疗卫生机构和专业卫生机构(疾病预防控制中心、妇幼保健机构)。卫生医疗机构的特点是拥有专业的医务人员,其所提供的健康信息权威性强,主要面向就诊患者及家属系统而准确地提供健康信息。此外,通常卫生医疗机构会与其他组织合作,以专业知识和技能助力健康信息服务。

健康信息专业人士是指受过系统的医疗培训,对健康信息具备充分的理解、分析和处理能力,并具有健康信息道德和法律意识的人群。他们有能力帮助人们识别、解读和分析健康信息,满足人们的健康信息需求,提升健康信息素养。

亲朋好友亦是人们健康信息的重要来源。人们会在聊天交谈中不自觉地透露自己的健康状况,而亲朋好友会根据已有知识和经验提供健康信息。但往往这种健康信息的权威性不强,甚至出错率很高。

2) 实体社区健康信息服务的受众

健康信息的受众即健康信息的使用者。不同特征人群的健康信息需求有较大差异,应根据差异进而提供有针对性的信息服务。夏虹将社区服务对象归纳为社区一般居民、社区单位工作人员、社区卫生工作人员,以及妇女、儿童、青少年、老年人、残障人士等弱势群体。针对社区一般居民、社区单位工作人员,普通群众的健康信息主要与健康促进、健康跟踪、养生保健、求医问药等有关[44],因此可开展常见疾病和健康促进的健康信息服务,宣传疾病预防知识,增强全民健康意识。针对社区卫生工作人员,该群体的健康需求的特征是具体化和专业化,对健康信息的质量要求较高,因此通常只有医疗健康方面的专业人士才能满足他们的信息需求。针对妇女群体,可开展与妇科疾病、生育和育儿相关的健康知识培训并提供读物,关注她们的身心健康。针对青少年儿童群体,可为该群体提供健康励志类尤其是心理健康类读物,组织开展各种有益健康的阅读活动。针对老年人群体,该群体更关注中医养生原理与方法、生活方式调整与改变、疾病防治与应对老化、食品营养价值与功效类型等健康信息,青睐线下健康科普讲座和互动交流的方式。针对残障群体,可开展医疗康复服务,重点关注他们的心理健康,多提供心理健康相关读物、心理咨询和心理辅导服务[45]。

此外,不同疾病的患者的健康信息需求亦不相同。如糖尿病患者的日常核心信息需求主要涉及症状、饮食、运动、中医、中药、并发症等[46],抑郁症群体的健康信息需求主要有病理病因、症状、管理、预防、社会生活等方面[47]。因此有条件的健康信息主体可以细细划分患者群体,调查不同疾病群体的健康需求,从而为其提供个性化的健康信息服务。

3) 实体社区健康信息服务的内容

广泛而言,实体社区需要向居民提供与健康相关的一切信息。卫劲杰将其归纳为八大类。一是健康养生常识,包括营养搭配、生殖健康、食物特点等。二是特定疾病的相关知识,实体社区需聚焦一些如糖尿病、高血压、心脏病、突发流行性疾病、艾滋病等高发疾病或严重疾病开展健康信息服务,一方面是敲醒尚未患病居民的警钟,做好疾病预防工作;另一方面强化患者对疾病的认识。三是药品方面信息,包括药品功效、价格、服用方法及用量等重要信息。四是心理健康方面的认识,引导居民正确看待心理健康,并提供抑郁、焦虑等心理问题的咨询和疏导服务。五是医院和医生信息以及治疗方案相关信息。许多健康信息需求调查结果显示医院和医生信息亦是居民关注的重要信息[48],人们需要参考这些信息选择就诊的医院和医生;提供治疗方案信息有助于增进患者对疾病的认识,以及让非患者了解目前医疗手段进步情况。六是医疗政策、卫生法规、医疗保险等知识。七是瘦身美容、身体塑形等相关知识。随着社会进步,不论男女都越发关注自己的身材与外貌,这方面的需求亦随之增加,因此实体社区有必要向居民提供相关健康信息,教导居民如何健康地塑形身材以及追求美丽。八是生育咨询、指导和婚前保健服务[49]。

4) 实体社区健康信息服务的方式

随着信息技术发展,人们逐渐将互联网作为获取健康信息的重要途径,但该方式存在信息数量过多、质量参差不齐、居民信息素养差异较大等问题,因此实体社区的线下信息服务仍是许多居民的首要之选。实体社区提供健康信息服务的主要方式包括健康讲座、展览、提供健康手册和相关读物、健康咨询、健康保健体验活动。皆是寻常活动,因此不做赘述。

9.1.4 实体社区健康信息服务实例

接下来介绍两个具体项目,分别是冠心病患者康复促进研究和西雅图金县健康家庭项目,说明社区及相关概念是如何应用于健康领域的实践的。

1) 冠心病患者康复促进研究(Enhancing Recovery in Coronary Heart Disease Patients Study, ENRICHD)

观察性研究一致表明,社会支持不足的冠心病患者与有支持性社会网络的冠心病患者相比,前者的心脏死亡率和发病率更高[50]。鉴于冠心病已成为美国人死亡主要的原因,因此有必要加强对冠心病患者的社会支持。

冠心病患者康复促进研究(ENRICHD)是一项多中心的随机试验,旨在评估对冠心病患者增加社会支持的有效性。参与这项研究的患者必须近期有过心肌梗死(心脏病发作)的经历以及患有抑郁症或缺乏社会支持。对于缺乏社会支持的患者,医生会对患者的社交网络、社交技能和解决问题的技能进行详细评估,然后讨论他们的具体需求[51]。

根据认知行为治疗的原则而开展干预措施。干预的重点是改变患者的认知和行为,以提高他们对社会支持的感知。其目的不是让医生成为社会支持的长期提供者,而是让他们引导患者努力增强自己的社交网络。大多数情况下,医生鼓励患者加强现有的关系,而不是寻求新的社会关系。除个别治疗外,一些患者(少于三分之一)会与其他 5 至 8 名患者一起参加小组治疗,这些小组会为患者提供相互交流和社会支持的机会,并提供信息和情感支持。试验要求患者需连续 6 个月参与个人和团体治疗,或直到患者报告自己已经处于支持性的社会关系中,并在感知社会支持的测量中达到了阈值得分。

2 481 名患者被随机分为对照组(即常规护理组)和干预组,其中有 39% 的患者有抑郁症,26% 的患者感知社会支持感较低,34% 的患者既有抑郁症又感知社会支持感较低。在为期 6 个月的随访中,社会支持水平低于基准线的人群里,干预组参与者的社会支持水平显著高于常规护理组参与者。随着时间的推移,这种影响逐渐减弱,但有一些益处在试验后三年仍存在。不幸的是,在四年的随访期内,干预组的复发性非致命心肌梗死和心脏性死亡的发生率较常规护理组并没有明显降低[52]。

此外,后续的事后分析还表明,与有伴侣的参与者相比,那些没有结婚并且没有伴侣的参与者会从干预措施中获益更多。没有伴侣但获得中等水平社会支持(而不是很低水平)的参与者从干预措施中受益最大[53]。因此研究人员认为,治疗师可能是那些没有伴侣的人的代理伴侣,夫妻治疗方法(couples therapy)可能有助于增进现有的伴侣关系。此外,对于那些没有伴侣且支持水平较低的人而言,他们可能需要更多机会发展新的支持关系(例如在支持小组中),以实现和维持较高水平的社会支持水平[54]。因此,在试验以及其他实践中要事先对参与者的社交网络进行评估,然后将其与适当的干预模式相匹配,这会让参与者感知到更强更持久的社会支持。最后,ENRICHD 的研究人员承认,试验中增加的幅度或持续时间可能根本不足以防止随后的发病率和死亡率。

2) 西雅图金县健康家庭项目

哮喘是儿童期最常见的慢性疾病,对低收入家庭的儿童和有色人种儿童的影响尤其严重。室内空气质量是哮喘发作和恶化的主要因素[55]。西雅图金县健康家庭项目(SKCHHP)的目标是通过减少低收入家庭中的过敏原和刺激物,改善儿童与哮喘有关的健康状况。该项目是在西雅图健康社区合作伙伴(Seattle Partners for Healthy Communities)的赞助下制定的,它严格遵循社区与研究人员合作的原则[56]。

社区卫生服务人员是从该项目所服务的社区招募的。该项目雇用的 6 名社区卫生服务人员都居住在目标地区内,他们或个人患有哮喘,或有一名近亲患有哮喘。鉴于社区卫生服务人员是从本社区选取出来的,所以会有一种"内部视角"——对社区文化和工作方式的理解[57]。因此,研究认为社区卫生服务人员会对社区参与者有更多的共情理解[58],是可靠的信息和建议来源。通常,社区卫生服务人员受雇于服务不足的低收入地区,在那里他们可以在社区和医疗系统或其他服务提供者之间提供适当的人文联系[59]。

在西雅图金县健康家庭项目中,首先社区卫生服务人员要完成一项 40 小时的培训,培训的重点是学习减少接触哮喘诱因的相关知识和技能以评估和改变家庭环境。而后社会卫生服务人员需要在一年内访问参与者家庭 5 至 9 次,每次访问平均 45 至 50 分钟[60],评估家庭环境,采取关爱和共情的方式,根据评估结果和家庭合作制订减少接触哮喘诱因的行动计划,为家庭提供物质、信息和情感支持。他们教导家庭成员了解家中引发哮喘的各种因素以及如何更好地减少这些因素,并协助家庭完成行动计划要求的一些清洁和维修任务,以及确定有助于满足家庭需求的社区资源。总的来说,参与者对社区卫生服务人员的服务印象深刻,其中 84% 的人认为他们的服务优秀或非常好[61]。

研究人员通过随机试验来评估该项目的有效性,随机试验的随访期为一年。家庭(n=274)被随机分配到高强度干预(如前所述的方案)或低强度干预(由社区卫生服务人员进行一次家访,评估家庭环境,制订行动计划,并提供有限的教育和资源)。一年后,高强度组的儿童受哮喘影响而无法参与活动的天数和紧急医疗服务使用次数上比低强度组的儿童减少更多。此外,与低强度组相比,高强度组的儿童看护者称他们的生活质量得到明显改善。此外,在高强度组的家庭中,减少家中哮喘诱因的行为也增加得更多。还有一些有限的数据表明,在第一次随访后,这些健康结果和行为的改善至少还持续了 6 个月[62]。

9.2　虚拟社区的健康信息服务

互联网的迅速发展与普及,使在线健康社区等此类虚拟社区日渐成为人们获取信息资源的重要平台。虚拟社区为人们提供医疗健康信息服务,同时患者还可以通过社区互动等方式获取信息支持和情感支持,具有诸多优势,有利于改善居民健康。

9.2.1　虚拟社区概念

1993 年,Howard Rheingold 首次提出虚拟社区(Virtual Community)这一概念。他将其定义为:"一群主要借由计算机网络彼此沟通的人们,他们彼此有某种程度的认识,分享某种程度的知识和信息,在很大程度上如同对待朋友般彼此关怀,从而所形成的团体。"因此,虚拟社区可以看作通过数字媒体形成或促成的社交网络[63]。尽管虚拟社区已经存在于互联网之前的时代(例如在公告栏系统中),但虚拟社区的主要媒介现在是互联网。互联网上社区建设的"公共讨论"在邮件列表、新闻组或具有网络界面的论坛中进行。除了这些异步场所外,还存在同步(实时)社区场所。例如,诸如 Cancerpage.com 等电子支持小组在指定时间于聊天室举行会议。

虚拟社区是一种完全由消费者驱动、由消费者开发的健康信息学应用,只有少数社区是由健康专业人员建立和运行,其中不包括医院系统、医师诊所或医学组织网站上的社区建设功能。由于大多数组织担心虚拟社区会带来诸如负面评论、诽谤、侵犯隐私等消极影响,以及这些社区中发布错误信息可能导致的后果,因此,建立和管理社区的任务主要由消费者完成。此外,虚拟社区还是一种低成本的干预措施,能够有效改善消费者的心理状况,因此许多健康研究人员认为虚拟社区是用户了解健康信息服务的优质途径,积极推进虚拟社区的建立与研究。

以上阐述也许有些理论化,接下来,本节结合实践描述虚拟健康社区是什么。随着互联网的发展,eHealth(电子健康)在健康领域迅速发展,提供多种健康服务,如远程医疗、mHealth(移动健康)、电子处方等。mHealth 也被称为在线医生咨询服务,患者可以使用移动设备通过互联网咨询医疗专业人士,即在线咨询医生,同时医生在另一端直接为患者诊断症状并提供药物处方。根据eHealth 报告,2017 年 eHealth 用户数量达到 930 万,2018 年 eHealth 市场收入达到 476 亿美元,2023 年可达到 1.323 5 亿美元左右[64]。

9.2.2　虚拟社区健康信息服务优劣势分析

在健康领域,虚拟社区通常具有自我支持小组(self-support group)的功能和特征,因此被称为电子支持小组(electronic support groups,ESGs)。具有共同健康兴趣的消费者、患者、医护人员都可以在其中交流信息和经验。具有电子支持小组功能的虚拟社区与其他种类社区不同。它不仅能扩充信息交流渠道,还能提供情感支持。接下来举例说明二者的区别。"信息共享社区"中,以 remedyfind.com 为例,消费者可以在其中交流关于药物、饮食和治疗的经验,并从有效性、副作用、易用性、长期使用后的有效性和成本效益等方面评估这些药物的质量;而在"健康社区"中,人们不仅可以在该平台上交流有关健康和健康生活方式的信息,还能给予用户鼓励和情感上的支持。大多数与健康相关的虚拟社区不受监管,主要由消费者驱动,但也有一些社区是由医学专业人员推动建设的。

与社区线下面对面式自我支持小组相比,虚拟社区的优势在于没有地域和交通障碍,能够匿名处理污名、尴尬或敏感问题,且在虚拟社区中人们主动展示自己和分享信息,与其他用户建立良好、融洽的互动关系的意愿会更大,因此即使是罕见疾病患者也能在虚拟社区找到同伴。此外,在传统的面对面式支持小组中,女性用户比男性用户多四分之一[65],其中一部分原因是很多男性用户在现实生活中主动寻求帮助和支持的意愿较低;而虚拟社区的匿名性(更准确地说,是人们经常在虚拟社区中使用网名)能够激发男性用户的兴趣,有效提升其参与度,因此电子支持小组比传统的面对面式支持小组更吸引男性用户。

接下来,从医患互动的角度阐释虚拟社区的优势。医患互动是医疗保健的主要组成部分,是以医生为主的交流方式。线下医患互动的过程中还存在以下不足,如完成医院就诊后,患者将难以与医生保持联系,且线下医患互动的成本较高,这些因素将导致医患关系紧张。而在线健康社区(Online Health Community,OHC)能够缓解这个问题。作为一种新型医疗服务模式,为医生和患者之间提供一种在线互动咨询模式。通过在线健康社区,医生能为患者提供多层次、多元化、个性化的健康管理等更精准的服务,且这种方式能够节省患者的时间、精力和金钱,也是患者获取健康信息的有效途径,还能缩小乡村和城市社区之间健康能力的差距[66]。未来,在线医患互动还将促进患者对健康知识的学习以及社会医疗保健的治疗,还有助于缓解因医疗资源短缺和分布不均而造成的医患互动不畅问题,由此进一步改善医患关系。

当然虚拟社区也并非全无缺点,仍有许多地方需要改进,如虚拟社区中存在大量的垃圾信息和负面情绪("火上浇油"、骚扰不同意多数意见的参与者,以及匿名掩饰)[67]。此外,虚拟社区中信息的质量参差不齐,其中存在许多非循证信息,但实际上有害信息的占比并不高。已经有学者对虚拟社区中信息的质量进行评估,如 Desai 等学者评估了一个药品信息新闻组的信息,结果显示,该新闻组中约有一半的药品信息是正确的,以及其中 68% 的药物信息无害,有 19.4% 的信息被归类为有害[68]。

与此同时,健康领域的虚拟社区中还存在大量医学类产品的营销信息,而且营销手段并非大众普遍认为的制药公司潜入到这些社区中推销他们的产品,而是点对点式的消费者向消费者推销产品。即使是像减肥皂这样有问题的健康产品,也有消费者在金钱吸引下去做广告:网络上有很多"联盟"计划向推广者支付佣金(回扣),且产品越迷惑难懂,佣金似乎就越高,很多生产此种问题产品的企业会滥用健康社区来推销这些产品。目前我们无法杜绝这种情况发生,只能采取差别化的审查来避免。在某些情况下,工作人员必须在发布消息之前审查消息;而在其他情况下,工作人员只过滤内容,并处理一些不合适的消息或删除。

9.2.3　虚拟社区对健康结果的影响

虽然目前尚无有力证据说明虚拟社区的有效性,但在作者看来,虚拟社区很可能是对健康结果影响最大的一个互联网应用领域(除了互联网的其他两个领域,通信和内容)。虚拟社区通过促进社会网络、减少孤独和抑郁、改善心理状况和社会支持从而影响健康结果[69]。此外,虚拟社区不仅具有(情感)支持功能,而且在信息交流中发挥着至关重要的作用,能够帮助消费者评估在互联网中发布的内容,并且在虚拟社区中的讨论有助于消费者在咨询健康专业人士之前能对健康问题产生一定的认识。

此外,Yan 等学者提出患者通过线上活动给予和接受各种形式的社会支持、参与讨论板活动会对健康结果产生积极影响,并且情感支持在帮助患者改善健康状况方面具有更大的影响力[70]。Greene 等学者[71]研究糖尿病患者及其家人和朋友使用 Facebook 分享个人临床信息,寻求关于疾病的指导和反馈,并获得情感支持,发现这些患者在线上互动过程中可以获得更多的信息和情感支持,且这种支持有助于他们的康复和健康管理。但也有学者并不赞同情感支持是更重要的社会支持。Sharma 从多个与慢性疾病管理相关的在线社区健康支持小组收集回复,结果表明信息支持是人们从在线社区健康支持小组寻求的主要支持类型,而非情感支持,且患者赋权和社区意识将对他们继续使用在线健康社区的意愿产生积极影响。

虚拟社区还为消费者寻求专业医疗服务提供途径,解决一些健康问题,这些问题以前可能不被认为是健康问题,或者可能依赖于同伴的帮助而没有得到专业的医疗护理。Powell 等学者对一个欧洲健康网站 Netdoktor(一个由多个国家合作建立的网站)中的抑郁症社区进行剖面分析,调查结果显示,一方面,大多数受访者患有重度抑郁症(按国家/地区,人数占比从 40％至 64％不等),但是有几乎一半(49％)符合抑郁症标准的用户没有接收治疗,35％的人在过去一年中没有寻求专业的医疗建议;另一方面,在过去一年中有寻求专业医疗意见的受访者中,有 36％的人认为虚拟社区已成为影响用户是否寻求专业医疗帮助的重要因素[72]。

接下来,从医患互动方面阐述虚拟社区对健康结果的影响。在线医患互动过程中,医生对患者提供的社会支持会影响患者的满意度和健康状况,信息支持和情感支持是在线医患互动的主要社会支持类型。Chen[73]收集了 2015 年 1 月至 2016 年 12 月中国一个大型在线健康社区(好大夫,http://haodf.com)的在线医患互动文本数据,利用文本挖掘和计量经济学方法分析,研究结果表明医生的信息支持和情感支持对患者的满意度呈积极影响,其中情感支持较信息支持的影响更为明显,同时患者的疾病严重程度会调节医生给予的社会支持和患者满意度之间的关系,疾病更为严重的患者更渴望改善自己的健康状况,因此对医生的诊断和治疗有更高期待,但这也导致病情较重的患者一般对医生的满意度较低。

9.3 健康信息服务的线上线下融合趋势

2018 年 4 月 28 日,《国务院办公厅关于促进"互联网＋医疗健康"发展的意见》中明确指出:"鼓励医疗机构应用互联网等信息技术拓展医疗服务空间和内容,构建覆盖诊前、诊中、诊后的线上线下一体化医疗服务模式。"融合线上线下的健康信息服务,能够缓解互联网医疗所具备的风险,如由于互联网"开放性"造成的主体难以监管控制的风险,"虚拟性"带来的医疗损害责任风险,"不对称"带来的医患矛盾风险,以及因互联网的"透明性"带来的医疗信息泄露风险[74]。

9.3.1　线上线下服务融合

目前,一些电子医疗平台开始整合线上和线下渠道的医疗服务,通过线上线下服务一体化,不仅可以为患者提供在线咨询,还能安排患者线下就诊,并同步相关病历,在线随时解答关于治疗和随访的咨询,一站式解决问题。

线上线下服务整合指平台将现有的线下运营整合到线上渠道,反之亦然的现象[75]。此概念多用于电子商务领域,尤其在销售和供应链管理中运用较多。有学者提出渠道整合会蚕食线下渠道的销售,但不会侵占线上渠道,且从长远看,渠道整合对线上和线下渠道都有好处[76]。电子医疗中的线上线下服务整合具有提供持续服务和同步病历的特点。

电子商务领域探讨线上线下渠道整合的研究有许多,但并不直接适用于电子医疗保健[77]。因为电子商务领域主要涉及通过线上或线下渠道进行不同商品交易,而电子医疗保健需要医生和患者之间重复互动和跨渠道地持续通信。举例说明:电子商务中消费者可以线上下单,线下取货,交易即被视为完成[78];然而,电子医疗保健中患者往往需要在线咨询医生,线下访问就诊,然后再在线上与医生沟通进行后续治疗[79]。因此线上线下渠道整合可能在电子医疗保健领域发挥的作用与在电子商务领域有差异。

9.3.2　融合线上线下的健康信息服务的优势

随着虚拟社区的出现,越来越多的医生加入在线健康社区。一方面,线上渠道可以帮助患者获取有关医生的信息,扩大医生的知名度;另一方面,通过电话互动或书面咨询等方式,患者可以在去医院前与医生进行接触,有助于促进患者对医生的了解,降低不确定性和风险,增强对医生的信任,由此可以提高线上线下融合的健康信息服务的利用率。

Xing 等学者[80]从在线医患互动的角度探讨影响患者线下就诊的意愿,将线上医患互动结合正义理论、SERVQUAL 和光环效应,建立了一个基于绩效—评价—结果框架的研究模型。结果表明感知正义和服务质量对患者满意呈积极影响,满意度和在线问诊意向对线下就诊有积极影响,即如果患者愿意在线咨询医生,他们会更有意向去线下与医生进行面对面咨询,而改善患者的在线体验又有助于增强他们咨询在线医生和面对面咨询的意愿。

Huang 等学者研究发现,在电子医疗保健领域,融合线上线下服务能够增加在线咨询的次数和总咨询次数,但减少了线下咨询的次数,可能的解释是随着服务集成,如病历同步,一些传统的线下访问可能已被在线咨询服务替代。在线咨询增加沟通,减少不必要的线下就诊,促进线下医疗资源的节约利用。此外,这种从线下到线上咨询的转变似乎更受患者欢迎,因为平台在整合线上线下健康信息服务后,提供在线咨询的医生的专业声誉有所提高。此外,该研究还发现线上与线下健康信息服务整合对于职称较低的医生的需求和专业声誉影响较小;对治疗慢性疾病的医生的线上需求和专业声誉有较大提升,而线下需求变化不大。总而言之,线上和线下健康信息服务有助于平台发展,增加总需求量,且有利于提升医生的专业声誉[81]。

9.3.3 互联网医院

互联网医院作为融合线上线下医疗健康服务的典型代表,有必要对此展开讨论。上述章节对互联网医疗服务的国外案例展开了介绍,故本节主要聚焦国内互联网医院的相关研究和应用,从互联网医院背景与概念、互联网医院业务功能、互联网医院发展趋势展开。

1) 互联网医院背景与概念

在"互联网＋医疗"高速发展的大背景下,率先横空出世的是以"丁香园""好大夫在线""春雨医生"等为代表的互联网医疗平台,其早期职能主要是开展健康咨询,或提供单项医疗服务。而后,随着互联网技术不断发展及其在医疗领域的广泛应用,互联网医院这一新兴医疗服务模式应运而生。2014年10月,全国首家拿到批文的网络医院——广东省第二人民医院网络医院正式上线。目前我国互联网医院呈现"三多"局面:一是国家出台政策多,支持推进互联网医院建设,此处需重点提及2018年7月,国家卫生健康委员会出台了《互联网医院管理办法(试行)》,其中对互联网医院准入、执业规则、监督管理等作了相关规定;二是互联网数量增多,全国目前已有超过2 700家互联网医院;三是互联网医院的用户量和业务量变多[82]。互联网医院不仅是医患沟通媒介在技术上的创新,还是对传统实体医院就医方式的概念性突破和延伸[83],将以"院内"为主的诊疗服务延伸至"院外",改造就医流程和模式,既体现了以"患者"为中心的服务理念,又有助于平衡优质医疗资源的供需矛盾[84]。互联网医院已成为融合线上线下医疗健康服务的典型代表。

学界鲜少定义互联网医院这一概念。为了进一步探究互联网医院的运行模式和服务,有必要申明一下互联网医院的概念。互联网医院是指通过互联网远程为用户提供导诊、预约挂号、在线问诊，并开具处方和配送药物的医疗服务平台[85]。王政等学者认为互联网医院普遍具有三大特征：一是具有医疗机构资质，能够从事诊疗活动；二是具有线上线下协同特质；三是具有专业医疗人员和诊疗规范。此外，目前互联网医院包括三种形式：一是实体医疗机构第二名称的互联网医院，即实体医疗机构独立申请互联网医院作为第二名称，据《互联网医院管理办法（试行）》，该类互联网医院名称应当包括"本机构名称＋互联网医院"；二是实体医疗机构与第三方机构合作联合开设的互联网医院，即第三方机构申请举办互联网医院，依托实体医疗机构，企业提供资金和技术，搭建互联网诊疗平台，双方通过签署合同明确双方的权利和义务，形成伙伴式合作关系[86]；三是不依靠线下医院而建立的互联网医院，主要完成远程医疗常见病与慢性病的复诊、家庭医生签约服务等业务[87,88]。

2）互联网医院业务功能

互联网医院业务贯穿诊前、诊中和诊后，但目前应用主要集中在诊前环节，该环节主要包括在线咨询和挂号服务；诊中和诊后环节涉及康复医疗和药物流通，此类业务仍在试点阶段[89]。

结合互联网医院实践和部分学者研究，本文认为互联网医院业务服务主要由六部分构成。一是在线健康咨询。这是互联网医院使用率最高的业务之一，人们可以通过互联网医院平台询问一些健康相关问题，获取健康信息；或是咨询不紧急的疾病信息，加深对病情的了解。二是智能导诊服务。目前门诊系统已经从传统的人工方式逐渐向互联网化和智能化方向发展，人工方式不但耗时耗力，且工作效率极低，而互联网医院平台嵌入的智能导诊服务，能够极大地提高导诊效率。一方面，它支持院内地点和功能科室导航；另一方面，可以根据患者的症状对患者进行科室挂号指导。三是在线挂号。曾几何时"挂号难"成为患者到院看病的一大难题，而在线挂号能够极大缓解该问题。患者提前知悉医生的开诊时间，并根据安排预约挂号。四是在线问诊。这是互联网医院优越于早期互联网医疗的一大功能，患者通过互联网医疗平台描述病情，与医生进行线上就医交流和咨询，是患者及家属初步了解病情的一种途径，但限于科技等原因，目前的在线问诊仍难以代替线下就诊。五是慢病管理。慢病作为终身疾病，需要定期检查，连续监测。传统的慢病管理主要依赖患者定期到院就诊，这对于许多患者而言是一笔不小的开支，还会受到时间和路途限制。如今，不少互联网医院都将慢病管理作为重点发展业务，开设慢病护理指导、远程监测和患者诊后随访等。六是医疗服务评价，主要指对医生服务态度、服务质量、业务水平等进行评价,可成为患者选择医生的重要标准。

3）互联网医院发展趋势

互联网医院如火如荼地发展,已成为实体医院医疗模式的有效补充,能够有效降低看病附加成本,给予用户更好的就医体验[90]。然而互联网医院也并非十全十美,仍存在很多问题,包括互联网医院的规章制度尚不完善、难以触及医疗核心业务、尚未接通医保系统、信息安全风险较大等,种种问题有待解决。本文认为,接下来互联网医院的发展趋势有二:一是推进线上与线下医疗进一步融合,试图考虑提供远程监测类、健康管理类等设备的接口,如穿戴式监测设备,或是利用实体社区的健康监测设备,进行疾病数据的跟踪与监测,深度融合线下居民日常个人健康医疗数据与线上就诊信息,完善患者病历信息,有利于提升线上问诊的准确性;二是强化互联网医院的技术支撑,大力发展大数据、移动互联网、物联网、云计算、人工智能和区块链等技术,利用人工智能技术开展智能医学影像识别、病理分析等,提高医疗服务效率,通过可穿戴设备随时随地采集人体生理指标数据并及时传送到云端存储和处理,实现个人健康的实时监测和评估,而区块链以其匿名公钥加密、去中心化、智能合约等特征,多角度保护用户信息。

本 章 小 结

随着经济发展和人均寿命的延长,人们的健康意识更强,对健康信息的需求不断提高。人们开始寻求多种渠道获取健康信息,而社区便是其中一种。本章从实体社区、虚拟社区和融合线上线下三种方式讨论它们对健康的影响。

在实体社区方面,以社会网络和社会支持两组概念探讨社区影响健康的途径,二者之间具有复杂的关系。总体而言,积极的社会支持有助于提高人们的健康状况,如通过满足人们对友谊、亲密关系、归属感和保证个人存在的价值基本需求,能够增强人们幸福感和健康;社会网络的一些特征与积极的健康状况联系紧密,如互惠性和紧密度在一定程度上与积极的心理健康相关。同时还深入实践,从主体、受众、内容以及形式四个方面归纳实体社区健康信息服务的要素。

互联网的高速发展,带动虚拟社区蓬勃发展,成为目前人们寻求健康信息的主要途径之一。虚拟社区大约是对健康结果影响最大的一个互联网应用领域,不仅能扩充信息交流渠道,还能提供情感支持,通过促进社会网络、减少孤独和抑郁,改善心理状况和社会支持从而影响健康结果,还为消费者寻求专业医疗服务提供途径。

但仅有虚拟服务的在线健康社区将无法成大器,只有实现线上线下健康信息服务融合方可走得更远。融合线上线下的健康信息服务有助于提升就医效率,降低看病成本,缓解医疗资源紧张等问题,同时还能促进患者对医生的了解和信任,扩大医生的知名度。其中近年来发展得如火如荼的互联网医院便是融合线上线下的健康信息服务的典范。但就目前实践而言,仍存在很多问题亟须解决,需进一步推进线上线下深度融合,强化互联网医院的技术支撑。

本章参考文献

［1］Cohen S E, Syme S I. Social support and health［M］. New York：Academic Press, 1985.

［2］Hannay L B. The community and the social worker (3rd ed.)［M］. Itasca, IL：F. E. Peacock, 2001.

［3］Hunter A. The Loss of Community：An Empirical Test throughReplication［J］. American Sociological Review.1975,（40）：537 - 552.

［4］Eng E, Parker E. Measuring community competence in the Mississippi Delta：the interface between program evaluation and empowerment［J］. Health education quarterly, 1994, 21(2)：199 - 220. https://doi.org/10.1177/109019819402100206.

［5］Hannay L B. The community and the social worker (3rd ed.)［M］. Itasca, IL：F. E. Peacock, 2001.

［6］Warren R. The Community in America［M］. Chicago, Ill：Rand McNally, 1963.

［7］Alinsky S D. Rules for Radicals［M］. New York：Random House, 1972.

［8］Simon B L. The Empowerment Tradition in American Social Work：a History［M］. New York：Columbia University Press, 1994.

［9］Katz R. "Empowerment and Synergy：Expanding the Community's Healing Resources."［J］. Prevention in Human Services, 1984, 3：201 - 226.

［10］Wandersman A, Florin P. "Citizen Participation and Community Organizing." In J. Rappaport and E. Seidman (eds.), Handbook of Community Psychology［M］. New York：Plenum, 2000.

［11］Narayan D. Empowerment and Poverty Reduction：A Sourcebook［M］. Washington, D. C：World Bank, 2002.

［12］Perkins D D, Zimmerman M A. Empowerment theory, research, and application［J］. American Journal of Community Psychology, 1995, 23(5)：569 - 579.

［13］Rappaport J. In praise of paradox：a social policy of empowerment over prevention［J］. American Journal of Community Psychology, 1981, 9(1)：1 - 25.

［14］Putnam R D. "E Pluribus Unum：Diversity and Community in the Twenty-fifirst Century." The 2006 Johan Skytte Prize Lecture［J］. Scandinavian Political Studies, 2010, 30(2)：137 - 174.

[15] Putnam R D. "E Pluribus Unum: Diversity and Community in the Twenty-fifirst Century." The 2006 Johan Skytte Prize Lecture[J]. Scandinavian Political Studies, 2010, 30(2): 137 - 174.

[16] Ferlander, S. "The Importance of Different Forms of Social Capital for Health"[J]. Acta Sociologica, 2007, 50: 115 - 128.

[17] House, J. S. Work Stress and Social Support [M]. Reading, Mass: Addison-Wesley, 1981.

[18] Wortman C B, Lehman D R. "Reactions to Victims of Life Crises: Support Attempts that Fail."[M]. Dordrecht, The Netherlands: Martinus Nijhoff, 1985.

[19] Oetzel J, Duran B, Jiang Y, et al. "Social Support and Social Undermining as Correlates for Alcohol, Drug, and Mental Disorders in American Indian Women Presenting for Primary Care at an Indian Health Service Hospital." [J]. Journal of Health Communication, 2007, 12: 187 - 206.

[20] Barnes J A. "Class and Committees in a Norwegian Island Parish." [J]. Human Relations, 1954, 7: 39 - 58.

[21] Berkman L F, Glass T. "Social Integration, Social Networks, Social Support, and Health."[M]. New York: Oxford University Press, 2000.

[22] Cassel J. "The Contribution of the Social Environment to Host Resistance." [J]. American Journal of Epidemiology, 1976, 104: 107 - 123.

[23] Berkman L F, Glass T, Brissette I, et al. "From Social Integration to Health: Durkheim in the New Millennium." [J]. Social Science and Medicine, 2000, 51: 843 - 857.

[24] Berkman L F, Glass T. "Social Integration, Social Networks, Social Support, and Health."[M]. New York: Oxford University Press, 2000.

[25] Berkman L F, Glass T, Brissette I, et al. "From Social Integration to Health: Durkheim in the New Millennium." [J]. Social Science and Medicine, 2000, 51: 843 - 857.

[26] Minkler M. "Community Organizing Among the Elderly Poor in San Francisco's Tenderloin District."[M]. Itasca, Ill: Peacock Publishers, 2001.

[27] Ferlander S. "The Importance of Different Forms of Social Capital for Health"[J]. Acta Sociologica, 2007, 50: 115 - 128.

[28] Berkman L F, Glass T. "Social Integration, Social Networks, Social Support, and Health." In L. F. Berkman and I. Kawachi (eds.), Social Epidemiology[M]. New York: Oxford University Press, 2000.

[29] Uchino B. Social Support and Physical Health: Understanding the Health Consequences of Relationships[M]. New Haven, Conn.: Yale University Press, 2004.

[30] House J S. "Social Support and Social Structure."[J]. Sociological Forum, 1987, 2:

135 - 146.

[31] Berkman L F, Glass T. "Social Integration, Social Networks, Social Support, and Health." In L. F. Berkman and I. Kawachi (eds.), Social Epidemiology[M]. New York: Oxford University Press, 2000.

[32] Berkman L F, Glass T. "Social Integration, Social Networks, Social Support, and Health." In L. F. Berkman and I. Kawachi (eds.), Social Epidemiology[M]. New York: Oxford University Press, 2000.

[33] Thoits P A. "Stress, Coping, and Social Support Processes: Where Are We? What Next?"[J]. Journal of Health and Social Behavior, 1995, 9: 53 - 79.

[34] Krause N. "Assessing Stress-Buffering Effects: A Cautionary Note."[J]. Psychology and Aging, 1995, 10: 518 - 526.

[35] Cassel J. "The Contribution of the Social Environment to Host Resistance."[J]. American Journal of Epidemiology, 1976, 104: 107 - 123.

[36] Wang H-X, Mittleman M, Orth-Gomer K. "Influence of Social Support on Progression of Coronary Artery Disease in Women."[J]. Social Science and Medicine, 2005, 60: 599 - 607.

[37] LaVeist T A, Sellers R M, Brown K A. "Extreme Social Isolation, Use of Community-Based Senior Support Services, and Mortality Among African American Women."[J]. American Journal of Community Psychology, 1997, 25: 721 - 732.

[38] House J S, Umberson D, Landis K R. "Structures and Processes of Social Support."[J]. Annual Review of Sociology, 1988, 14: 293 - 318.

[39] Granovetter M. "The Strength of Weak Ties."[J]. Sociological Theory, 1983, 1: 201 - 233.

[40] Berkman L F, Glass T. "Social Integration, Social Networks, Social Support, and Health." In L. F. Berkman and I. Kawachi (eds.), Social Epidemiology[M]. New York: Oxford University Press, 2000.

[41] Shumaker, S. A., and Hill, D. R. "Gender Differences in Social Support and Physical Health."[J]. Health Psychology, 1991, 10: 102 - 111.

[42] 徐孝婷,杨梦晴,朱庆华.面向老年群体的智慧社区联动协作健康信息服务模式构建[J].图书馆论坛,2020,40(12):107 - 116.

[43] 卫劭杰.我国社区健康信息服务研究[D].太原:山西财经大学,2021.

[44] 徐倩,赵文龙.基于移动医疗 APP 的用户健康信息需求分析[J].现代情报,2015,35(11):79 - 82.

[45] 夏虹.全民阅读时代下医学图书馆社区健康信息资源服务策略研究[J].中国卫生产业,2015,12(22):184 - 186.

[46] 曹树金,闫欣阳.社会化问答网站用户健康信息需求的演变研究——以糖尿病为例[J].现代情报,2019,39(06):3 - 15.

[47] 赵安琪,赵海平,路培鑫.基于社会化问答社区的抑郁症健康信息需求研究[J].中华医学

图书情报杂志,2018,27(09)：38-45.

[48] 李媛.社区图书馆老年人健康信息服务研究[D].福州：福建师范大学,2021.

[49] 卫劭杰.我国社区健康信息服务研究[D].太原：山西财经大学,2021.

[50] Lett H S. "Social Support and Coronary Heart Disease：Epidemiologic Evidence and Implications for Treatment."[J]. Psychosomatic Medicine, 2005, 67：869-878.

[51] ENRICHD Investigators. "Enhancing Recovery in Coronary Heart Disease (ENRICHD) Study Intervention：Rationale and Design."[J]. Psychosomatic Medicine, 2001, 63：747-755.

[52] ENRICHD Investigators. "Effects of Treating Depression and Low Perceived Social Support on Clinical Events After Myocardial Infarction."[J]. Journal of the American Medical Association, 2003, 289：3106-3116.

[53] Burg M M. "Low Perceived Social Support and Post-Myocardial Infarction Prognosis in the Enhancing Recovery in Coronary Heart Disease Clinical Trial：The Effects of Treatment."[J]. Psychosomatic Medicine, 2005, 67：879-888.

[54] Burg M M. "Low Perceived Social Support and Post-Myocardial Infarction Prognosis in the Enhancing Recovery in Coronary Heart Disease Clinical Trial：The Effects of Treatment."[J]. Psychosomatic Medicine, 2005, 67：879-888.

[55] Institute of Medicine. Clearing the Air：Asthma and Indoor Air Exposures [M]. Washington, D.C：National Academy Press, 2000.

[56] Krieger J. "The Seattle-King County Healthy Homes Project：Implementation of a Comprehensive Approach to Improving Indoor Environmental Quality for Low Income Children with Asthma."[J]. Environmental Health Perspectives, 2002, 110：311-322.

[57] Love M B, Gardner K, Legion V. "Community Health Workers：Who They Are and What They Do."[J]. Health Education and Behavior, 1997, 24：510-522.

[58] Thoits P A. "Stress, Coping, and Social Support Processes：Where Are We? What Next?"[J]. Journal of Health and Social Behavior, 1995, 9：53-79.

[59] Love M B, Gardner K, Legion V. "Community Health Workers：Who They Are and What They Do."[J]. Health Education and Behavior, 1997, 24：510-522.

[60] Krieger J. "The Seattle-King County Healthy Homes Project：Implementation of a Comprehensive Approach to Improving Indoor Environmental Quality for Low Income Children with Asthma."[J]. Environmental Health Perspectives, 2002, 110：311-322.

[61] Krieger J. "The Seattle-King County Healthy Homes Project：Implementation of a Comprehensive Approach to Improving Indoor Environmental Quality for Low Income Children with Asthma."[J]. Environmental Health Perspectives, 2002, 110：311-322.

[62] Krieger J W, Takaro T K, Song L, et al. "The Seattle-King County Healthy Homes Project：A Randomized, Controlled Trial of a Community Health Worker Intervention to Decrease Exposure to Indoor Asthma Triggers."[J]. American Journal of Public

Health, 2005, 95: 652 - 659.

[63] Wellman B S. An electronic group is virtually a social network. In: Kiesler S, ed. Cultures of the Internet[M]. Mahwah, NJ: Lawrence Erlbaum, 1997: 179 - 205.

[64] Markets and Markets. eHealth Market Worth 132.35 Billion USD by 2023[EB/OL]. [2020 - 09 - 23]. https://www.marketsandmarkets.com/PressReleases/ehealth.asp.

[65] Etzioni A, Etzioni O. Face-to-face and computer-mediated communication, a comparative analysis. The Information Society, 1999, 15: 241 - 248.

[66] Goh, J. M.; Gao, G. G.; and Agarwal, R. The creation of social value: Can an online health community reduce rural-urban health disparities? [J]. MIS Quarterly, 2016, 40: 247 - 263.

[67] Han H R, Belcher A E. Computer-mediated support group use among parents of children with cancer-an exploratory study[J]. Computers in Nursing, 2001, 19: 27 - 33.

[68] Desai N S, Dole E J, Yeatman S T, et al. Evaluation of drug information in an Internet newsgroup [J]. Journal of the American Pharmaceutical Association, 1997, 37: 391 - 394.

[69] Eysenbach G. The impact of the Internet on cancer outcomes. CA: A Cancer Journal for Clinicians, 2003, 53: 356 - 371.

[70] Yan L, Tan Y. Feeling blue? Go online: An empirical study of social support among patients[J]. Information Systems Research, 2014, 25: 690 - 709.

[71] Greene J A, Choudhry N K, Kilabuk E, et al. Online social networking by patients with diabetes: A qualitative evaluation of communication with Facebook[J]. Journal of General Internal Medicine, 2011, 26 (3): 287 - 292.

[72] Powell J, McCarthy N, Eysenbach G. Cross-sectional survey of users of Internet depression communities[J]. BMC Psychiatry, 2003, 3: 19 - 20.

[73] Chen S, Guo X, Wu T, et al. Exploring the online doctor-patient interaction on patient satisfaction based on text mining and empirical analysis[J]. Information Processing & Management, 2020, 57(5): 102 - 153.

[74] 魏明月,崔文彬,王淑等.互联网医院风险分析与管控策略[J].中国卫生资源,2020,23 (02): 99 - 101.

[75] Kumar A, Mehra A, Kumar S. Why do stores drive online sales? Evidence of underlying mechanisms from a multichannel retailer[J]. Information Systems Research, 2019, 30(1): 319 - 338.

[76] Avery J, Steenburgh T J, Deighton J, et al. Adding bricks to clicks: Predicting the patterns of cross-channel elasticities over time[J]. Journal of marketing: A quarterly publication of the american marketing association, 2012, 76(3): 96 - 111.

[77] Huang N, Yan Z, Yin H. Effects of Online-Offline Service Integration on e-Healthcare Providers: A Quasi-Natural Experiment[J]. Production and Operations Management,

2021，30(8)：2359 - 2378.

[78] Mehra A, Kumar S, Raju J S. Competitive strategies for brick-and-mortar stores to counter "showrooming"[J]. Social Science Electronic Publishing, 2013, 64(7): 3076 - 3090.

[79] Goh J M, Gao G G, Agarwal R. The creation of social value: Can an online health community reduce rural-urban health disparities? [J]. MIS Quarterly, 2016, 40(1): 247 - 263.

[80] Xing W, Hsu P Y, Chang Y W, et al. How does online doctor-patient interaction affect online consultation and offline medical treatment? [J]. Industrial Management & Data Systems, 2020.

[81] Huang N, Yan Z, Yin H. Effects of Online-Offline Service Integration on e-Healthcare Providers: A Quasi-Natural Experiment[J]. Production and Operations Management, 2021, 30(8): 2359 - 2378.

[82] 吴丹麦,崔文彬,于广军.我国互联网医院运营策略探析[J].中国医院,2021,25(10): 79 - 80.

[83] 王露,周典,黄欣黎等.基于四维度模型的互联网医院服务模式创新策略探讨[J].中国医院管理,2019,39(10):58 - 60.

[84] 常朝娣,陈敏.互联网医院医疗服务模式及趋势分析[J].中国卫生信息管理杂志,2016, 13(06):557 - 560.

[85] 王政,王萍,曹洋.新时代"互联网＋医疗健康管理"互联网医院建设及发展探讨[J].中国医院管理,2020,40(11):90 - 92.

[86] 张梦倩,王艳翚,钱珍光等.我国互联网医院发展模式分析[J].卫生经济研究,2019,36 (05):23 - 26.

[87] 周莉,吴琴琴,廖邦华等.互联网医院运行现状与发展思路[J].中国医院管理,2019,39 (11):58 - 60.

[88] 韦海蓓.浅谈我国"互联网＋医疗"发展概况及对策[J].决策探索(下),2018(09): 22 - 23.

[89] 陈亮.我国互联网医疗对居民健康影响的现状、趋势及政策建议[J].湖北经济学院学报 (人文社会科学版),2021,18(05):74 - 78.

[90] 周莉,吴琴琴,廖邦华等.互联网医院运行现状与发展思路[J].中国医院管理,2019,39 (11):58 - 60.

第 10 章 消费者健康信息学中的伦理问题

在本章中,我们将讨论有关消费者如何使用互联网技术获取健康信息、获得药物或治疗以及社会支持的伦理问题。伦理问题在消费者健康应用的环境中是非常具有挑战性的,因为健康很重要并且事关重大,而消费者不是相关知识领域的专家,网站可以被几乎任何人迅速且低成本地创建,以及大量网站和网上资料的动态特性,使专家的监管和验证很困难。最后,技术在不断变化,产生的新的能力将进一步影响伦理。

10.1 健康信息学伦理发展

健康信息学伦理起源于第二次世界大战期间,本节追本溯源从其发展讲起进一步延伸至伦理原则和法律道德层面。

10.1.1 健康信息学伦理起源

在第二次世界大战期间,德国的国家社会党(纳粹党)控制了德国,并占领了欧洲的大部分地区。在此期间,至少有 1 100 万人(主要是犹太人、波兰人、罗姆人、东欧人和其他被纳粹视为"次等人"或"不受欢迎的人"的人[1])被杀害。许多受害者是在被称为集中营的大营地中被杀害的,现在被称为"大屠杀"。

纽伦堡是德国的一个小镇。在第二次世界大战结束时,纽伦堡和其他城市举行了一系列法律审判,以审查在德国和被德国占领的国家犯下的反人类罪行[2]。德国医疗专业人员与纳粹党合作的规模如此之大,以至于医疗专业人员和其他健康专业人员分别受到审判,而这些审判的删节抄本(称为"医疗案件")形成了 1 300 多页的证词和辅助文件[3]。

在医疗专业人员所犯的罪行中包括对精神和身体上有残疾的人(即"无用的饮食者"和过着"没有价值生活"的人)进行安乐死和绝育,还有在集中营囚犯身

223

上进行大量医学和生物实验。受害者包括男人、女人和儿童,他们中的大多数人死于极度痛苦的实验,许多幸存者后来被集中营当局杀害。这些受害者几乎从未被征求过对医学实验的许可或同意,也没有任何死刑判决。然而讽刺的是纳粹党却对在医学实验中使用的动物制定了严格的法律,许多用动物做的实验是违法的。

纽伦堡医学审判中提出了一项行为准则,后来被称为《纽伦堡法典》。《纽伦堡法典》是对医疗罪行的直接回应。该法典强调了实验对象自身同意实验的必要性,以及他们的安全保障、风险平衡和能够退出实验的权利。此外该法典还指出,实验的责任由合格的医学实验人员承担且不能轻易转移。

纽伦堡检方指出,执行这些程序的医务人员违反了"首要是不造成伤害"的基本医疗原则。该法典是对纳粹医学实验的直接回应,它注重病人和实验对象的权利,并不涉及医生一般道德的守则。

在《纽伦堡法典》出版后,若干国家相继审核了它们的医学伦理。1964 年,世界医学协会起草了《赫尔辛基宣言》的第一个版本,扩大了《纽伦堡法典》的涵盖范围,并在全球范围内适用。

虽然与《纽伦堡法典》有所不同,但《赫尔辛基宣言》与《纽伦堡法典》相似,因为它关乎人类研究对象的安全、同意、风险和退出权。新增的重要内容(从健康信息学角度来看是重大的)包括"研究对象个人信息的隐私权和保密性"(第 10 条和第 23 条)以及"关于可识别的人类信息的使用的隐私权"(第 25 条)。

10.1.2　健康信息学伦理原则

大约在《纽伦堡法典》发布的同时,Norbet Wiener 首次出版了他的书《人的使用》(*The Human Use of Human Beings*),在书中他思考了机器和人之间的关系的社会和伦理含义[6]。从 20 世纪 70 年代开始,Kostrewski、Oppenheim[7] 和 Robert Hauptman[8]等人陆续处理信息研究中的伦理问题。1986 年,Mason 将 PAPA(即隐私、准确性、财产和可访问性)作为"信息时代人们之间的社会契约"的一部分,以"提高人类的尊严"[9]。1997 年,Severson[10] 提出了信息伦理的 4 个原则:尊重知识产权、尊重隐私、公平、无恶意(或"不造成伤害")。

随着计算机的进一步发展,专业组织的道德规范也在不断演变。计算机协会的道德和职业行为准则[11]和加拿大信息处理协会的道德和职业行为准则就是其中的两个例子[12]。这些准则还提到尊重个人权利、尊重隐私和保密以及不造成伤害。

《国际健康信息管理守则》内容广泛,比《纽伦堡法典》和《赫尔辛基宣言》要更为深入,包括的内容见表 10-1。《国际健康信息管理守则》经过不断审查可作为在健康信息学领域工作的有用指南。

表 10-1　《国际健康信息管理守则》内容

第一部分:原则
A. 基本伦理原则:自治、平等和公正、善行、不渎职、不做禁止事件和诚实正直。
B. 信息伦理的大体原则:信息隐私和处置、开放性、安全、合理利用、最少的侵入性替代和可靠性。
第二部分:伦理行为规则
A. 以主体为中心的责任:关注电子记录并旨在确保电子记录主体不滥用他们的信息。
B. 关于其他健康护理专业人士的责任:关注正确的支持,让健康护理专业人士知晓相关信息,维护数据存储标准和知识产权。
C. 关于机构/雇员的责任:包括诚实正直、忠诚度、确保机构数据安全、评估系统安全、在合适的时间警示并通知机构问题、在他们的能力范围内工作。
D. 社会责任:包括正确的收集、存储和保护恰当的信息,让公众知晓,并且不参与违反人权的工作。
E. 自身责任:包括识别个人局限,维持能力和避免冲突。
F. 职业责任:包括不给职业带来不光彩、公正、在同事中支持和维护职业标准。

10.1.3　健康信息学法律道德

随着医学伦理在国际上的差异,可以预测到在健康信息学伦理上也会有差异。事实上确实有,而且几个国家都有自己的健康信息学标准。复杂的是,健康信息学所涵盖的许多活动也可能在其他领域进行,因此这些领域的工作人员可能存在不同的守则。

1) 美国医学信息协会

美国医学信息协会(American Medical Informatics Association,AMIA)为其成员制定了一套道德规范。它比国际医学信息协会守则短得多,但也关注了医生和病人(以及病人家属)、同事、机构和雇主以及整个社会之间的伦理关系。对于患者,强调信息的保密和安全,并将所有信息仅用于预期目的。在研究领域,该准则指出,"基本人权,特别是在进行研究时被阐明和规范的基本人权,必须仍然是最高的道德标准[13]",尽管没有具体提到知情同意和退出实验或试验的权利等问题。然而,美国医学信息协会文件也认识到其中的困难,并明确表示该准则并非意在规范,它依赖于成员的常识。

2) 英国相关准则

英国健康信息专业理事会(UK Council for Health Informatics Professions, UKCHIP)制定了《英国健康信息专业人员行为准则》[14],该准则"规定了在英国健康信息专业人员注册所需的行为标准"。该准则有四个简短的章节,涉及"按照专业标准工作""尊重他人的权益""保护患者和公众利益并采取行动"以及"提升专业水平和地位"。此外,英国医学总委员会(General Medical Council, GMC)在优质临床医疗指南中发布了指导方针,其中涉及患者同意和媒体记录患者的最佳做法(第 10~12 条、第 36~42 条)。

3) 欧洲议会指令

同样,欧洲议会的一些指令,例如 1995 年的 95/46/EC 和其他对欧洲联盟成员国具有约束力的指令,是用来解决数据保护,并涵盖从隐私到安全的广泛问题。De Lusignan 等人已将最相关的原则合成为[15]: ① 个人资料的处理应公平并合法;② 个人资料须因为一个或多个特定及合法的目的来取得并处理,而不得以任何与该目的不相容的方式进行;③ 个人资料须充足、相关且不超出收集目的;④ 如有需要个人资料应准确及最新;⑤ 个人资料不应保存超过必要的时间;⑥ 个人资料应依照法律规定的个人权利处理;⑦ 个人资料须有适当的安全措施;⑧ 除非数据对象的权利和自由得到充分保护,否则不得将个人数据转移到欧洲经济区以外。

虽然这是一个有用的指南,但实际法律适用的指令很难被外行人理解,并且似乎很难应用。例如,95/46/EC 指令第 8 条规定[16]:"成员国应禁止处理带有种族或民族出身、政治观点、宗教或哲学信仰、工会成员资格的个人数据,以及处理有关健康或性生活的数据。"随后就有一系列并不适用的例外,并紧接着声明"受合适安全措施提供的影响,成员国可能出于重大公共利益会免除第二段提出的通过国家法律或监管部门的决定",这意味着成员国可以制定超越该原则主要段落的法律。

不同的国际医学协会还制定了若干国际指南,处理特定健康信息学活动的使用,例如电子健康记录和医生与病人之间的电子邮件通信。这些指南涉及数据隐私和保护等伦理问题,比如美国医学协会的医患电子通信指南[17]和澳大利亚健康护理电子通信指南[18]。

最后,还有许多来自其他学科的伦理指南对健康信息学中的伦理有影响[19]。

4）相关的道德原则

在这种相当特殊的伦理、法律和文化影响的混合中,有一些原则似乎是普遍的。鉴于以上所述的复杂性,对健康信息学的学生来说,对最相关的伦理要点进行总结是有必要的。如隐私权、研究中的知情同意、伦理责任的不可转移性等原则将被讨论。鉴于在不同的情况下对这些因素的重要性会有不同看法,这些都是医学伦理和健康信息学伦理中的有用指南。在这些描述中,任何提及患者的时候都会涉及患者本人和他们的家人。

（1）隐私的权利。病人有隐私权,这意味着除非有理由相信这符合病人的最大利益,否则健康信息学专业人员不得将所获得的信息与他人分享。

（2）防止过度。应采取措施防止过度收集个人资料,只收集特别需要的数据。

（3）数据安全。隐私权和维护患者安全意味着研究者有责任尽可能保证数据的安全,以防止未经授权的访问。作为一种延伸并结合健康信息学专业人员工作机构的道德运作,如果健康信息学专业人员意识到安全问题,即使那些不是在他/她的直接控制下,也必须通知责任人。然而,对安全的强调不能太过强烈,以至于妨碍患者访问数据的权利。

（4）数据完整。这也与安全性有关。健康信息学专业人员必须确保数据保持最新和准确。此外数据不能以一种不真实的方式呈现或被设计来误导读者。

（5）知情同意。虽然患者应该知道将要发生什么,但只有在患者知情的情况下,这种意识才能实现。同样,研究者只能做被同意的事情,如果研究者希望做任何其他事情（例如将数据用于任何其他目的）,那么必须获得新的同意。知情同意的关键方面是:"① 当事人同意的权限;② 信息的披露;③ 当事人对所披露信息的理解;④ 同意的意愿或选择;⑤ 同意的授权。"[20]

（6）法律。健康信息学专业人员需要了解当法律和职业道德发生冲突时适用的法律,并将不得不做出艰难的决定。除了上面的讨论,这个问题将在本章后面进行进一步的探讨。

（7）医学伦理。健康信息学伦理是医学伦理学的一个分支。这意味着所有的问题适用于一般的医学伦理,如患者的身体和心理安全也适用于健康信息学伦理。

（8）共享数据。如果有必要与他人共享数据（例如为了进一步研究、临时或永久存储、数据传输),则健康信息学专业人员必须确保遵守了上述所有原则。

(9) 更广泛的责任。健康信息学专业人员对使用它的人和更广泛的社区负有保护数据和维护专业标准的道德责任。

(10) 不可转移性。坚持这些原则的责任和义务取决于健康信息学专业人员,不能简单地被转移。

10.2　健康信息学伦理应用

本章的开头追溯了健康信息学伦理的近代史,并展示了所涉及的各种原则。本节将介绍一些实际的例子来看这些原则是如何应用的。

10.2.1　信息伦理应用的问题

信息科技的发展将人类文明带进了信息时代,但也带来了一系列新的伦理问题,如信息隐私权、信息产权及信息资源存取权等问题。

1) 大型数据库的伦理问题:知情同意和保密

在对大型数据库(包括医院电子健康记录数据库或电子病历数据库)进行研究时,困难之一是如何获得使用患者数据的知情同意。在研究中获得知情同意的一种方法是在收集信息时获得"广泛的知情同意"。这是从大规模样本中借鉴而来的方法,被认为是研究人员最实用、最经济可行的方法。

一些数据库可能很小(比如来自诊所或医院),而另一些数据库可能很大(比如国家数据库)。许多国家在保护患者不受伤害的同时努力解决研究人员知情同意的问题。例如,冰岛建立了一个"假定同意"的国家数据库,但允许个人选择退出该计划,从而将他们的信息从数据库中删除。这种解决办法并不总是那么简单,假定同意和知情同意之间的法律关系,特别是围绕可识别遗传物质的问题,一直延续到今天[21]。

任何方法都会受到国家文化的影响,因此会因国家的不同而有所不同,也可能因数据库的性质和目的而有所不同。因为一般化或假定的同意可能会被滥用,所以研究人员确保研究与其他伦理领域不发生冲突,比如让病人承受压力或暴露任何身份信息是非常重要的。

人们还应该防止企业拥有这些数据库,因为这些组织可能遵循不同的道德准则,而且在研究和研究结果中可能存在利益冲突。在这种所有权无法避免的情况下,研究人员不应该在他们的工作中受到不道德的影响[22]。

正如在第 7 章中提到的,美国的医疗工作者需要了解《健康保险可携性与责任法案》隐私规则[23],因为这适用于所有通过电子方式传输病人数据的医生。

2) 电子公告研究:隐私与披露

互联网上遍布需要分析的信息。在线环境中用户可以在讨论列表(有时称为"列表服务")、论坛、公告板和社会媒体或社会网络站点等发表言论,如脸书和推特等。在众多网站中,有时非常私人化的医疗信息被交换。对待这些网上的言论,是否要像对待自助小组的病人那样持以同样的信任和匿名的态度? 这个问题的解决取决于应用的是人类主体模型还是文本对象模型。下面将进一步解释这些问题。

人类主体模型。简而言之,人类主体模型是对患者信息的医学观点的延伸,它默认网上言论能够反映真实情况,因此所有关于知情同意、隐私以及确保对参与者没有心理或身体伤害的伦理规则都必须适用[24,25]。这意味着在引用或参考一个网站之前,研究者必须获得知情同意。

文本对象模型。另一种相反的观点是张贴在公告板上的帖子仅仅是一段文字,并且只受法律和道德规范的约束。这可能存在剽窃和版权问题,但与患者没有任何关系。文本已经被放置在一个公众可访问的区域,正如 Walther 所说,这很像在公园里的对话并且"人们不希望被记录或观察,尽管他们知道有这样的可能性存在[26]"。如果此人没有发布个人身份信息,那么对隐私的关注就更少了。然而如果人们关心身份,他们可以创建假名和用户名使其难以识别。

最终文本对象模型得到了 20 世纪许多理论的支持[27,28],这些理论清楚地将任何对文本的讨论与对作者乃至作者意图的讨论区分开来[29,30]。

3) 文本对象模型的问题

将文本对象模型应用于医学研究有以下几个问题。

(1) 这些争论经常基于其他领域的传统(例如社会学或文学理论)。在医学相关领域(特别是健康信息学)工作时,应该更加相信该研究领域的伦理规则。

(2) 虽然一个特定的帖子可能不包含可以识别一个人的信息,但当许多这样的帖子被组合在一起时,就很容易形成一张可以用来识别这个人的图片。在医学上有一个传统是即使对象被研究,它们也不会被明确识别出来。

4) 将人类主体模型应用于电子帖子的困难和缺点

研究人员必须意识到,在对电子帖子进行研究时,应用人类主体模型存在困难。

(1) 建立知情同意即使有可能,但也是困难重重的。在一个几千人的团体中,人们不断地加入和离开,如何建立知情同意呢?

(2)一种方法是尝试确定这些是否有必要。这在很大程度上取决于登记规则和公众对名单的访问权限。如果名单受到严格控制,其中人员必须是某一特定组织的成员,且必须提供证明其身份的确凿证据,并且研究人员被建议获得完全知情同意。然而如果列表很大,注册只需要一个任意的用户名和密码(也许还有一个电子邮件地址),并且该站点被通用搜索引擎搜索和索引,那么知情同意就不那么重要了。

(3)如何保护隐私和匿名性?同样,我们可以根据组中假定的隐私程度来指导。此外,除非获得了个人的知情同意,否则研究人员应避免提及特定的帖子或个人。研究者甚至应该避免匿名引用,因为可以通过搜索引擎来识别原文。相反,研究应该使用聚合数据(例如总数、平均数等)给人一个总体印象。

10.2.2　伦理保障措施

健康伦理旨在研究与健康相关的所有伦理问题以及解决这些问题所应奉行的伦理原则和道德规范,除了工具目的之外,伦理保障措施也涉及整体性的目标。

1) 确保理解同意书和其他文件的措施

研究通常必须有一份由研究参与者签署的同意书。但如何确定参加者确实了解同意书及其他文件(例如调查表格)的内容? 在面对面的研究中,研究者可以提出问题以确保信息被理解。在线上研究中,这可能是无法实现的。(即使在面对面研究中,使用问题也会让研究对象感到尴尬并且耗时。)一种有用的方法是降低语言的复杂性,以便人们能够理解表单。

对于英语来说,有几种测试可以用来确定一篇文章中语言的复杂程度,最流行的是 Flesch 易读度测试和 Flesch 可读度测试。读者可以找到更多关于这些测试的信息,但从本质上说这些测试检查的是文档的各种特征,比如句子中的平均单词数和每个单词中的音节数。Flesch 易读度测试赋值 1～100(其中 1 是最难的,100 是最容易的)。Flesch 可读度测试赋值一个与美国学校年级相对应的数字。这意味着,一份 Flesch 测试成绩为 8 分的文件可以被 8 年级的学生理解,而 14 分则相当于大学水平了。

有几种计算机应用程序可以执行该测试。如果使用 Microsoft Office,则可以通过对设置进行更改来在 MS‐Word 中实现测试。

2）简单的数据保护

医疗设施的安全漏洞几乎每天都在发生[31]。虽然网络管理员可能会实施几种策略来帮助实现安全性，但用户也可以完成自己的那部分。如果一个人正在共享的地方使用计算机或笔记本电脑，这一点尤其重要，因为笔记本电脑被偷的风险很高。

在计算机被丢弃或送出之前，确保所有数据被正确地删除。普通的删除和从垃圾箱中删除都不够好，因为这些文件可以很容易地被恢复。用户可能希望组合使用几种方法，包括碎片整理、格式化和使用像 Eraser 这样的免费工具。

最后，人们可能希望使用虚拟私有网络（VPNs）或任何提供受保护电子邮件的邮件服务，或一个插件如 Mailvelope（免费）对电子邮件进行加密。然而，这些解决方案有时成本高昂，或在技术上有困难，而且也不能提供保证，特别是考虑到最近披露的有关加密破解的情况[32]。如果使用，它们应该仅仅被视为额外层面的安全措施。

3）社交网站的专业性

像脸书和推特这样的社交网站的总体氛围是友好、共享、欢乐的。事实上，社交网络的结构依赖于信息的自由流动[33]。然而，健康专业人员需要认识到，他们有专业性存在并且需要保持。当社交网络承诺提供安全区域和隐私设置时，他们不应该被一种虚假的安全感所欺骗，因为这些安全领域比人们认为的更不安全，隐私设置可以因一时兴起而被改变，并且终端用户协议通常允许社交网络免费获取材料。研究表明，年轻的医疗专业人员没有实施隐私限制，也没有保证不发布可能潜在造成损害的个人信息[34]。发布的材料即使被"删除"了，也能长期存在且可被搜索。重要的是要理解信息是货币和内容，如果它是完全私有的，那么社交网络将不复存在。

此外，社交网络并不是同质的，在一个网络中被认为可以接收的东西在另一个网络中不一定是可以接收的。即使在网络内部也会出现差异。例如，在红迪网（Reddit）的某个区域可以接收的帖子在另一个区域可能是不可接收的。

在使用社交媒体网站时，这些规则将有助于指导用户：

如果决定使用社交网站获取个人信息，请注意患者将能够看到这些信息，并可能做出不适当的反应。医生可能会因为专业目的而选择使用这些网站，这是经常被推荐的，但即使这样也有困难[35,36]。

健康专业人员可能会在病人最脆弱的时候与他们打交道。这种情况下的在线描述和照片不应该被发布到社交网站上，就像波特兰的一名护理助理所做的那样[37,38]。重要的是要记住，这样的帖子通常不受言论自由法的保护[39]。

如果有任何视频是为 Youtube 或类似网站制作的，请确认遵守所有的版权规则。也可以插入字幕（以便听力不好的人可以使用），或者使用 Youtube 的字幕功能，或者用像 Jubler(免费)和 Avidemux(免费)这样的软件来添加字幕。

假设所有关于病人和研究对象保密的规则都适用，还请注意其他法律，如关于诽谤和版权的法律。这也适用于一个人转发别人的推文。有关在英国使用推特的一般法律风险，请参阅 Scanion 2012[40]。其他国家也有类似的法律。

已经有几起雇主要求员工透露脸书和其他软件密码的案件。人们需要意识到在自己国家对于这类要求作回应的道德义务和相关法律。

4）从电子文件和数据库中删除可识别材料

虽然电子文件对医学和健康研究非常宝贵，但应非常小心地从这些文件和数据库中删除可识别的信息。这一直很重要，但当工作中遇到有社会污点的情况（如艾滋病毒或精神疾病）时就更重要了。要采取一些措施来匿名化数据。但匿名化的过程并不是万无一失的，通过合并来自不同数据库的各种信息片段来"去匿名化"的过程也是复杂的。

有些信息（例如病人的脸、声音）可能很明显就可以移除，但其他信息可能就不那么明显了。有很多例子表明，医生删除了信息，却发现由于缺乏技术专长或经验，在文件中留下了可识别信息的痕迹[41]。通过使用免费或便宜的软件，可以采取一些措施来降低患者和研究对象被识别的风险。包括：① 使用 Paint.Net(免费)删除或模糊部分图像；② 模糊视频帧的一部分可能更复杂，但 Avidemux(免费)可以模糊整个帧；③ 使用 Audacity(免费)来隐藏声音，并删除可能识别患者的非医学信息；④ 使用 Easy Exif Delete(免费)来删除自动嵌入在.jpg照片文件中的 Exif 元数据（例如作者、经度和纬度）；⑤ 确保文件名是匿名的。研究人员通常谨慎地确保患者无法被识别，然而为了便于分类，文件名通常包含病人名字，这些也应该匿名。

5）限制收集网站的访问者数据

如果个人或组织有网站，收集访客的资料是有用的。这可以通过创建自己的跟踪 cookie 或使用第三方跟踪工具来完成。这通常无须同意甚至通知就可以收集大量访问者数据，并轻松地将数据分发给第三方供应商，而第三方供应商不用承担责任。

尽管这种做法被广泛采用，甚至被一些备受尊敬的世界医疗组织采用[42]，但它违反了一些法律和伦理原则。如果要收集访客信息,需要获得访客的同意,确保只收集真正需要的信息,并明确规定:① 什么信息将被收集;② 它将如何被存储和保护;③ 与谁分享它;④ 被销毁前保存多久;⑤ 如果网站是由第三方运营的,应该确保这些要求都得到满足,可以使用免费的火狐插件如 Ghostery 来测试分析网站上运行的各种数据收集系统。

6) 伪装网站或电子公告板的研究

不幸的是,无论一个人多么努力地保护研究对象,总会有一些人试图发现他们的真实身份。这可能是因为他们认为这是他们的权利,或者他们不按照同样的道德模式工作,或者他们只是把这当作一场侦探游戏来玩。在医学研究中,有一种传统是故意改变信息,以防止人们利用它来识别研究对象。例如,只要不直接影响研究的性质,人们可以改变别人的名字、城市甚至经历和医疗条件。这被认为是"重度的伪装",也被一些网站的研究人员所采用。

如果研究是在一个网站的公告板上进行,并且希望对研究网站进行伪装使得不被发现,那么可能希望创建一个虚拟网站(或"Maryut 网站"),专门设计来吸引人们远离真正的网站。建立 Maryut 网站的伦理是为了保护保密信息的安全,这可能是伦理审查委员会和伦理委员会讨论的一个焦点。这种方法的一个危险是,Maryut 网站可能会无意中指向一个与研究无关的有效次要网站。

7) 确保伦理审查委员会、伦理委员会和其他行政机构了解健康信息学伦理问题

研究人员和其他健康信息学专业人员有责任将健康信息学伦理问题告知他们的伦理审查委员会。这将使伦理审查委员会更好地了解健康信息学专业人员所采取的预防行动,并了解这些行动背后的动机。

这种信息共享可以采取研讨会和报告的形式,并在申请研究和获得批准时得到实际实施的支持。

10.2.3　医学生与健康信息学伦理

医学院的学生已经是健康专业人员,只是处于职业生涯的早期阶段。医学院学生通常受其国家医学专业组织的规则约束;同样,他们也应该受到健康信息学伦理规则的约束。

1) 社交网络和其他互动网站中的在线行为

作为健康专业人士,学生们需要记住他们在网上发布的所有内容可能会在

网上停留很长时间——即使被删除了，也可能会被储存在电子档案中。考虑到这一点，学生们应该非常小心发布网上的评论以及他们自己、同事和病人的照片（这适用于所有学生，不仅仅是医学院的学生）[43]。

医学生有和尸体合影的某种传统，有时只是作为教学的插图，但通常是为了其他目的，比如幽默[44]。然而时代已经改变了，在互联网上张贴这样的照片通常不被医学院接受[45]。（见图 10-1 和图 10-2）

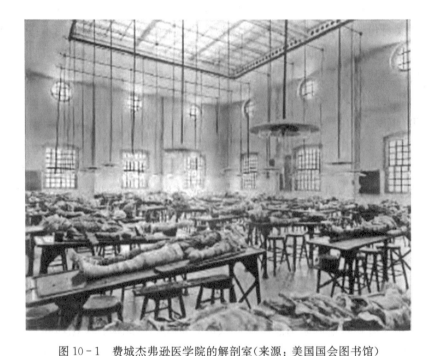

图 10-1　费城杰弗逊医学院的解剖室（来源：美国国会图书馆）

注：来自 1880—1930 年美国医学的成人仪式照片。

参考文献见：Warner JH, Edmonson JM. Dissection: photographs of a rite of passage in American medicine, 1880-1930[M]. New York: Blast Books, 2009.

2) 其他学生活动

(1) 使用带有相机的移动设备。在进行临床研究以及在患者面前时，人们可能希望在移动设备上查找医疗信息。虽然用户只是简单地使用参考软件，但要注意，如果患者看到使用带有摄像头的设备，可能会担心隐私问题。使用此类设备时，确保相机背对任何患者；如果可能的话，站成一个能让他们看到设备屏幕的角度。如果有任何疑问，请让患者知道正在访问一般疾病数据库。

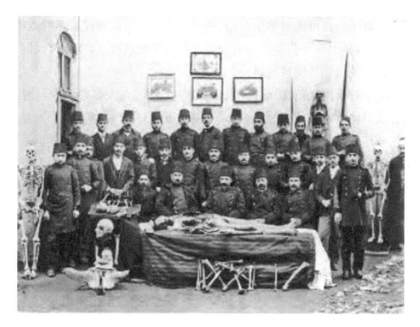

图 10-2　君士坦丁堡市民医学院的学生和老师们（来源：美国国会图书馆）

注：来自 1880—1930 年美国医学的成人仪式照片。

参考文献见：Warner JH，Edmonson JM. Dissection：photographs of a rite of passage in American medicine，1880-1930[M]. New York：Blast Books，2009.

（2）研究项目。学生可能会参与几个研究项目。其中一些可能是由一个或多个学生完成的小项目（例如对同学的调查），或者它们可能是由其他研究人员设置的较大项目的一部分。在所有情况下，重要的是要记住每个人都受到本章提出的同样的道德准则的约束。如有疑问，可向同事、上司、伦理委员会或伦理审查委员会成员提出。

（3）剽窃。同样，专业行为也延伸到剽窃。尽管剽窃并不仅限于健康信息学，但由于信息很容易复制粘贴，因此存在抄袭他人材料的诱惑。在大多数院校，学生被发现抄袭可能会被开除。

（4）Paper Mills 的使用。利用"Paper Mills"可能很诱人。Paper Mills 是允许学生提交作业细节并由其他人来写作业的网站（收费）。然而，如果学生被抓住，他们通常会立即被开除。

（5）电子文件的操作。电子文件（无论是文本、音频、视频还是图形）都很容易操作。在进行这种操作时必须确保不违反版权或其他法律。此外，必须确保成品不提供虚假信息。

（6）讲座及其他课堂活动的录音或视频。这可能是有吸引力的视频或音频录制课程或讲座。这可能对学生有用,利用这个他们可以在课后观看或听讲座。在这样做之前,必须确保获得讲师的同意。在大多数情况下,需要得到同学的许可。参考以上关于知情同意的讨论。

(7) 使用盗版、"破解版"或其他非法数字文件。在大多数国家,使用盗版、破解软件或其他数码文件(例如从"种子"网站下载)是非法的。如果被发现进行此类操作或使用此类软件,通常会被起诉或开除。通常,这样的软件也是病毒和其他不受欢迎软件的后门。

(8) 非法访问文件。通常在进行研究时,人们会发现一篇文章的摘要,继而希望阅读那篇文章。但是,有大量的信息存在于要收取订阅费的图书或期刊中(即请求者必须付费才能访问该期刊或个别文章或书籍)。在大多数情况下,大学图书馆已经支付了费用,并且能够允许合法使用这些资源。然而,在某些情况下它们没有,因此请求者不能合法地访问资源。

因为学生(和合格的医生)想要访问这些资源,他们很想使用共享这些文章的网站[46,47]。或者,他们也使用共享用户名和密码访问图书馆数据库的网站[48]。这样做的理由是,最终病人将受益于健康专业人员已获得的知识。可是这种做法通常既是非法的,也是不道德的。

10.3 消费者健康信息学伦理指导

医学伦理是用来指导行为和行动的。在思考消费者如何获得其健康信息时,许多利益相关者开始出现。除了消费者,还须考虑临床医生(医生、护士教育者、物理治疗师、营养师等)以及那些为消费者提供信息的个体和组织(如制药公司、出版商、政府团体、网络公司)。随着越来越多的人使用网络获取健康信息,考虑各利益相关方的伦理角色和责任变得至关重要。五项伦理指导原则构成了评价健康护理道德行为的基础:自主性、真实性、行善性、无恶意和公正性。

自主性是有价值的,因为是患者自己根据高质量的信息对自己的健康护理做出选择。由于医生和病人的决策辅助提供可用的治疗选择信息,所以真实性原则也很重要。尊重自主性和如实告知的义务在病人决策辅助工具和网站中是密切相关和一致的。在治疗过程中,信息工具和医生都必须是有益的和无恶意的。在共享决策和为消费者提供计算机工具的背景下,尊重、平等和公平的道德义务都在治疗建议中发挥着作用。

健康信息学结合了医学领域和信息学领域的主题。因此,我们可以预计健康信息学伦理将结合医学伦理和信息学伦理的信息。

10.3.1　健康网站和虚拟社区伦理

判断我们日常生活中接收到的信息的质量总是很困难的。我们的信息有着各种各样的来源(电视、报纸、杂志、专业期刊、书籍和互联网)。然而对消费者来说,判断网上健康资料的质量尤其具有挑战性。创建 Web 站点几乎没有金钱和技术上的障碍,而且很容易使站点看起来非常专业,并且与那些大型的、信誉良好的组织没有区别。并不是所有的网站都是由专业人士"同行评审"、发布或创建的。由于健康信息的质量对消费者至关重要,一些组织已经为消费者制定了判断网络信息质量的指南。在所有这些指南中包含的一些标准包括主题相关性、信息流通、准确性、权威性或客观性。

在能够确定的范围内,网站上健康信息的准确性是与质量有关的一个基本概念。一些专业健康网站(无论是营利性还是非营利性)都有专业的专家和评审团来确保他们材料的准确性。通常情况下,消费者被建议扩展名为.gov 或.edu 的网站比拓展名为.com 网站拥有更准确和公正的信息。当然,这种启发式方法作为第一步可能有用,但它过于简化了。除非健康网站对内容的质量开发和维护都有资金,否则信息很容易经过仔细的质量保证过程但仍然随着时间的推移而过时。对于信息的消费者来说,试图找到有质量的替代品是很困难的。以下是一些建议的标准:① 信息提供者的资质证明(是否有咨询委员会的资质);② 咨询提供者的资格(他们是否有健康护理专业的执照);③ 内容的可信性(没有盲目地承诺);④ 网站赞助商的完全披露(网站的目的);⑤ 明确归属,包括版权。

从消费者的角度来看,在评估网站的有用性和质量时,主题相关性当然很重要。网站的相关性取决于具体的环境,取决于个人消费者心中特定的问题。为了找到合适的材料,网站必须有清晰的组织和/或智能搜索功能。此外,网站上的资料相关性取决于为个人定制化的程度和适合他或她的具体需求的程度。网络上的大多数健康材料是通用的,并不是针对个人进行交互的。这基本上是复制了课本或宣传册上的内容。与个人相关的最后一个方面是,材料是否以行动为导向,并帮助消费者做出可能改变行动或健康行为的医疗护理决策。

网站本身的流通性或信息的及时性是一个重要的考虑因素。通常很难对健康材料的更新频率有一个笼统的政策。然而大多数专业网站确保至少每季度检查所有的材料。消费者可以通过查找日期戳或创建和更新日期的通知来判断网站信息的流通程度。在道德方面，值得注意的是，一些网站使用算法自动更新时间戳，即使没有改变或甚至没有审查材料，仍给人以一种信息是最新的印象。

因此，从开发人员的角度来看，为消费者创建健康信息网站存在重大的伦理问题。除了在导航上的利益冲突、欺诈和不准确之外，在网站开发和测试的时间上也存在着更模糊的决定。通过互联网提供健康信息和干预措施正在成为健康护理的一个日益重要的组成部分。确保材料公正、准确、相关和及时是提供高质量健康护理的基础。

在线虚拟社区在健康护理中的重要性与日俱增。其中许多社区侧重于特定疾病或条件，社会支持和解决问题是护理的重要组成部分。这包括发布消息的电子公告板和实时在线聊天室。有些社区是由护理专业人员协助或主持的。在其他情况下，可能会有一个有经验的病人作为教练或推动者。患者的社会支持和在线解决问题对改善健康状况有重大贡献。

然而，当新的参与者加入一个小组时，有几个伦理问题需要澄清。一些样本问题被覆盖在万维网的虚拟图书馆网站中，涵盖了网络资源的道德和礼仪。其中包括社会互动（网络礼仪）指南、版权信息以及在参与网络虚拟社区时如何保护隐私的建议。虽然健康网站可能没有正式的规定，但关于尊重和隐私的指导方针与面对面的小组支持会议的指导方针相似。许多为虚拟社区提供论坛的组织为这些团体聘请仲裁人以确保遵守伦理原则。

10.3.2 伦理和共同决策

共同决策现在被许多人认为是一种可行的选择，可以替代过去典型的以医生为中心的"家长式"护理模式。共同决策涉及信息的双向流动：从医生到病人之间关于治疗方案、积极和消极影响以及这些影响的可能性；从病人到医生会考虑个人喜好、价值观和约束等因素。共同决策还包括共同讨论或协商优先待遇和选择。因此，共同决策关系到自主伦理原则的自主决策方面。

由于意识到在许多临床情况下（通常涉及慢性疾病）并没有一种对所有患者都适用的最佳治疗方案，所以驱动产生了一种共同治疗决策模式。许多治疗的结果在个体水平上是不确定的，并且个体患者有不同的风险承受能力，这影响了他们的治疗偏好。在存在多种治疗方案的情况下，做决定通常涉及在各种属性和结果之间进行权衡。这个过程是有价值的并且是基于病人偏好的。此外，现在许多患者希望更充分地积极参与决策，更明确地了解自己的病情和治疗方案[53]。然而在共同决策的背景下,并非所有患者都愿意在决策过程中或在做出最终选择时发挥积极作用,这一事实也不容忽视。

作为共同决策和患者决策辅助基础的指导伦理原则有时会被质疑,并且当它们被纳入患者—医生决策过程时必须解决这些困境。三位临床伦理学家(一位是哲学家 Jonsen,一位是医生 Siegler,一位是律师 Winslade)提出了一种指导医学伦理决策的有用方法[54]。这个过程可以被看作是"道德检查",类似于所有医学院学生在学习如何"处理"病人的主要病症时所使用的"历史和身体"技能。虽然这种方法有很深的哲学根源,但它密切反映了临床医生实际上是如何思考困难病例的。它也适用于构建给患者的计算机工具的知识内容开发。

它是考虑以下四个主题作为组织具体案例事实的一种方法:① 医学标识(诊断和治疗选择的审查);② 患者偏好(患者如何评价潜在的健康结果);③ 生活质量(所有临床接触的目标都是解决或至少改善病人的生活质量);④ 背景特征(更广泛的背景,如不只是医生和病人,也包括家庭、法律、医院政策、保险公司等)。

这四个主题出现在每个临床问题领域。在设计供消费者使用的计算机工具时,以明确的方式将与共同决策相关的伦理概念纳入其中是很重要的。这些指南主张交互性、个性化和评估患者对潜在健康结果的偏好。

10.3.3　伦理安全问题

一项在由加州医疗保健基金会管理的网站上发布的关于消费者对健康护理态度的调查发现,88％的消费者不希望在未经他们同意的情况下分享他们的健康信息[55]。此外,加州医疗保健基金会发现许多知名医疗保健网站的隐私政策和做法缺乏对消费者健康信息的适当保护措施。

美国联邦贸易委员会(Federal Trade Commission,FTC)是管理隐私行为的政府组织。在其最近对知名网站的审查中,发现一些组织在未经其网站用户许可的情况下将其用户的信息分享给第三方(如广告商)。其中三个站点是健康网站[56]。加州医疗保健基金会还发现包括制药公司在内的许多网站没有切实充分保护消费者的隐私。他们报告的主要发现包括:① 即使访客认为自己是匿名的,但其实并不是匿名的;② 隐私政策不能真正保护消费者;③ 政策和实践之间存在不一致性;④ 安全措施不足以保护健康信息;⑤ 否认对第三方负有责任的网站很少能保证这些实体在保护访问者的健康信息。

采纳这些自愿性指南和规定的网站,一直积极回应公众对信息隐私和安全的关注。这方面的主要立法和条例是 1996 年的《健康保险可携性与责任法案》。该法案对保证患者信息的安全和隐私提出了非常严格的要求。虽然还不清楚如何适用于所有的健康网站,但大多数为患者提供网站的组织都在积极主动地严格遵守《健康保险可携性与责任法案》。

本 章 小 结

健康信息学伦理从医院伦理和信息学伦理发源,并且结合了双方面的原则。健康信息学伦理中最相关的伦理原则是:隐私权,防止过量,数据安全和完整,知情同意,数据共享,更多的责任,仁慈和无害性以及责任的不可转移性。此外还有一些原则应用在其他情况下的例子。这些应用可以作为健康信息学专业人员的指南,让健康信息学专业人员从学生时起即开始学习了解。

本章讨论的伦理指导原则被认为是必不可少的,因为它们是互联网提供健康信息和健康干预措施的所有各方伦理行为守则的准则和规章的道德基础。我们从病人、临床医生、网站开发者和网站赞助商的角度研究了伦理问题,网络环境和技术发展的动态性为该领域的伦理学家和利益相关者提供了持续不断的新挑战。我们所面临的伦理挑战并不总是明确的,但自主性、真实性、行善性、无恶意和公正性这五项伦理指导原则已成为促进健康护理强大的新组成部分——消费者健康信息学的有用框架。

本章参考文献

［1］ Nuernberg Military Tribunals. Trials of war criminals before the Nuernberg Military Tribunals under Control Council Law No. 10，Volume IV:"The Einsatzgruppen Case" and "The Rusha Case"［M］. Washington：US Government Printing Office，1949.

［2］ The Library of Congress. Nuremberg Trials［EB/OL］.［2021 - 01 - 30］. http://www. loc.gov/rr/frd/Military_Law/Nuremberg_trials.html.

［3］ Nuernberg Military Tribunals. Trials of war criminals before the Nuernberg Military Tribunals under Control Council Law No. 10，Volume I:"The Medical Case"［M］. Washington：US Government Printing Office，1949.

［4］ Hohendorf G，Rotzoll M，Richter P，et al. Die Opfer der nationalsozialistichen "Euthanasie-Aktion T4"［J］. Der Nervenarzt，2002，73：1065 - 1074.

［5］ Mostert M P. Useless Eaters：Disability as genocidal marker in Nazi Germany［J］. Journal of Special Education 2002，36(3)：155 - 168.

［6］ Wiener N. The Human Use of Human Beings：Cybernetics and Society［M］.

Cambridge, Massachusetts: Da Capo Press, 1988.

[7] Kostrewski B, Oppenheim. Ethics in information science[J]. Journal of Information Science 1979, 1(5): 277 - 283.

[8] Hauptman R. Ethical challenges in librarianship [M]. Phoenix, Arizona: Oryx Press, 1988.

[9] Mason RO. Four Ethical Issues of the Information Age[J]. Management Information Systems Quarterly, 1986, 10(1): 5 - 12.

[10] Severson R. The Principles of Information Ethics[M]. New York: M.E. Sharp, 1997.

[11] Association for Computing Machinery. Code of Ethics and Professional Conduct[EB/OL].[2021 - 10 - 27]. http://www.acm.org/about/code-of-ethics.

[12] Canadian Information Processing Society. Code of Ethics and Professional Conduct[EB/OL].[2007 - 12 - 20]. http://www.cips.ca/?q=system/files/CIPS_COE_final_2007.pdf.

[13] American Medical Informatics Association (AMIA). AMIA Code of Ethics[EB/OL].[2020 - 03 - 10]. http://www.amia.org/about-amia/ethics.

[14] UK Council for Health Informatics Professions. UKCHIP Code of Conduct[EB/OL].[2021 - 08 - 25]. http://www.ukchip.org/? q=page/UKCHIP-Code-Conduct.

[15] De Lusignan S, Chan T, Theaom A, et al. The roles of policy and professionalism in the protection of processed clinical data: A literature review[J]. International Journal of Medical Informatics, 2007, 76: 261 - 268.

[16] European Parliament. Directive 95/46/EC of the European Parliament and of the Council of 24 October 1995 on the protection of individuals with regard to the processing of personal data and on the free movement of such data[J]. Luxembourg, 1995.

[17] AMA. Guidelines for Physician-Patient Electronic Communications[EB/OL].[2020 - 11 -20]. http://www.ama-assn.org/ama/pub/category/2386.html.

[18] Standards Australia. Guide to Australian electronic communication in health care[M]. Sydney, Australia: Standards Australia, 2007.

[19] European Commission. Research ethics and social sciences[EB/OL].[2020 - 08 - 21]. http://ec. europa. eu/research/science-society/index. cfm? fuseaction = public. topic&id=1433

[20] Waltz CF, Strickland OL, Lenz ER. Measurement in Nursing and Health Research (4th ed.)[M]. New York: Springer, 2010.

[21] Gertz R. An analysis of the Icelandic Supreme Court judgement on the Health Sector Database Act[J]. SCRIPT-ed 2004, 1(2): 241 - 258.

[22] Bernard G R, Artigas A, Brigham K L, et al. The American-European Consensus Conference on ARDS. Definitions, mechanisms, relevant outcomes, and clinical trial coordination[J]. American Journal of Respiratory and Critical Care Medicine, 1994, 149: 818 - 824.

［23］ United States Department of Health and Human Services. OCR Privacy Brief: Summary of the HIPAA Privacy Rule［R］. Washington, DC: Office for Civil Rights, 2003.

［24］ Eysenbach G, Till JE. Ethical issues in qualitative research on internet communities［J］. BMJ 2001, 323: 1103 - 1105.

［25］ Masters K. Non-disclosure in Internet-based research: The risks explored through a case study［J］. Internet Journal of Medical Informatics 2010, 5(2): 33 - 40.

［26］ Walther J B. Research ethics in Internet-enabled research: Human subjects issues and methodological myopia［J］. Ethics and Information Technology 2002, 4: 205 - 216.

［27］ Wimsatt W, Beardsley M. The Intentional Fallacy. In: The Verbal Icon: Studies in the Meaning of Poetry［M］. Lexington: University of Kentucky Press, 1954.

［28］ Barthes R. Image Music Text［M］. New York: Hill and Wang, 1977.

［29］ Bruckman A. Studying the amateur artist: A perspective on disguising data collected in human subjects research on the Internet［J］. Ethics and Information Technology 2002, 4: 217 - 231.

［30］ Bassett E H, O'Riordan K. Ethics of Internet research: Contesting the human subjects research model［J］. Ethics and Information Technology, 2002, 4: 233 - 247.

［31］ DataBreaches. Databreaches.Net: Office of Inadequate Security［EB/OL］.［2020 - 02 - 20］. http://www.databreaches.net/? cat＝22.

［32］ Ball J, Borger J, Greenwald G. Revealed: How US and UK spy agencies defeat internet privacy and security［N］. The Guardian 2013: http://www.theguardian.com/world/2013/sep/05/nsa-gchq-encryptioncodes-security.

［33］ Papacharissi Z, Gibson P L. Fifteen Minutes of Privacy: Privacy, Sociality, and Publicity on Social Network Sites. In: Reinecke L, Tepte S, editors. Privacy Online: Theoretical Approaches and Research Perspectives on the Role of Privacy in the Social Web［M］. New York: Springer, 2011, 3: 75 - 89.

［34］ MacDonald J, Sohn S, Ellis P. Privacy, professionalism and Facebook: A dilemma for young doctors［J］. Medical Education, 2010, 44: 805 - 813.

［35］ Farnan J M, Sulmasy LS, Worster BK, et al. Online Medical Professionalism: Patient and Public Relationships: Policy Statement from the American College of Physicians and the Federation of State Medical Boards［J］. Annals of Internal Medicine, 2013, 158(8): 620 - 627.

［36］ DeCamp M, Koenig T, Chisolm MS. SocialMedia and Physicians' Online Identity Crisis. ［J］. JAMA, 2013, 310(6): 581 - 582.

［37］ Boroff D. Portland nursing assistant sent to jail after posting dying patient's buttocks on Facebook［N］. New York Daily News 2012: http://www.nydailynews.com/news/national/portland-nursing-assistantjail-posting-dying-patient-buttocks-facebook-article-1.1035207.

［38］ King R. Female nursing assistant is jailed and banned from using websites for posting dying patient's buttocks on Facebook［EB/OL］.［2020－8－20］. http://www.dailymail. co.uk/news/article-2111935/Nursingassistant-patients-buttocks-Facebook-jailed.html.

［39］ Opinion Number: 09－6008. In: Nina Yoder v. University of Louisville. U.S. Court of Appeals for the Sixth Circuit: Western District of Kentucky at Louisville.［EB/OL］. ［2020－08－21］. http://www.ca6.uscourts.gov/opinions.pdf/11a0221n-06.pdf.

［40］ Scanion L. Twitter and the law: 10 legal risks［N］. The Guardian 2012: http://www. theguardian.com/law/2012/aug/10/twitter-legal-risks? CMP＝twt_gu.

［41］ Patrick R, St. Louis-area women sue surgeon after she puts photos of their breasts on the Web. St［N］. Louis Post-Dispatch 2012: http://www.stltoday.com/news/local/ metro/women-sue-surgeon-over-web-pictures/article_c99bccdf-1df9-5d26-8b8c-efae5fdefa11. html.

［42］ Masters K. The Gathering Of User Data By National Medical Association Websites［J］. The Internet Journal of Medical Informatics，2012，6(2): 28－34.

［43］ Krebs B. Court Rules Against Teacher in MySpace "Drunken Pirate" Case［N］. Washington Post，2008. http://voices.washingtonpost.com/securityfix/2008/12/court_ rules_against_teacher_in.html

［44］ Warner JH, Edmonson JM. Dissection: photographs of a rite of passage in American medicine，1880－1930［M］. New York: Blast Books，2009.

［45］ Einiger J. Cadaver photo comes back to haunt resident［D］. ABC News，2010. http:// abclocal.go.com/wabc/story? section＝news/local&id＝7253275.

［46］ Masters K. Opening the non-open access medical journals: Internetbased sharing of journal articles on a medical web site［J］. Internet Journal of Medical Informatics 2009，5 (1): 53－56.

［47］ Masters K. Articles shared on a medical web site-an international survey of non-open access journal editors［J］. Internet Journal of Medical Informatics 2010，5(2): 70－72.

［48］ Masters K. Opening the closed-access medical journals: Internet-based sharing of institutions' access codes on a medical web site［J］. Internet Journal of Medical Informatics 2010，5(2): 40－42.

［49］ Eysenbach G, Köhler C. Does the internet harm health? Database of adverse events related to the internet has been set up［J］. British Medical Journal，2002，324: 239.

［50］ Eysenbach G. Towards ethical guidelines for e-health［J］. Journal of Medical Internet Research，2000，2: e7－e8.

［51］ Goodman K W, Miller R A. Ethics and health informatics: users, standards, and outcomes. In: Shortliffe EH, Perreault LE, eds. Medical Informatics: Computer Applications in Health Care and Biomedicine［M］. New York: Springer-Verlag，2000.

［52］ Internet Healthcare Coalition. Tips for health consumers: finding quality health

information on the Internet[EB/OL].[2020 - 01 - 20]. http://www. ihealthcoalition.
org/content/tips.html.

[53] Sculpher M, Gafni A, Watt I. Shared treatment decision making in a collectively funded
healthcare system: possible conflicts and some potential solutions[J]. Social Science
Medicine 2002, 54: 1369 - 1377.

[54] Jonsen A R, Siegler M, Winslade WJ. Clinical Ethics: A Practical Approach to Ethical
Decisions in Clinical Medicine, Fourth Edition[M]. New York: McGraw-Hill, 1998.

[55] California HealthCare Foundation. Ethics Survey of Consumer Attitudes about Health
Web Sites. Conducted by Cyber Dialogue and the Institute for the Future[EB/OL].
[2020 - 11 - 30]. http://www.chcf.org/documents/consumer/surveyreport.pdf.

[56] PriceWaterhouseCoopers. Protecting online privacy[EB/OL].[2020 - 09 - 06]. http://
www. pwcglobal.com/extweb/manissue.nsf/DocID/16F59A741FF1198C85256A64004B9D36.

第 11 章 消费者健康信息学教育

随着我国居民生活水平的提高，公众的健康意识越来越强，越发关注个人健康问题。2019 年 7 月，健康中国行动推进委员会印发《健康中国行动（2019—2030 年）》，指出要"根据不同人群特点有针对性地加强健康教育与促进，让健康知识、行为和技能成为全民普遍具备的素质和能力，实现健康素养人人有[1]"。信息技术的发展，带动健康信息数量激增，但质量却参差不齐，这在新型冠状病毒感染暴发初期体现得淋漓尽致。互联网上关于疫情的信息暴增，孰对孰错，公众难以辨别正确的防控信息，曾引发了一阵公众恐慌。因此，检索、获取、接受、利用和评价健康信息，以解决日常生活或疾病情境下的医疗决策问题，逐渐成为公众的重要需求，健康信息教育应运而生。

为了进一步探索消费者健康信息学教育，本章从健康教育的基础研究入手，先后探讨了其定义、设置与受众以及演变过程，以深入了解健康教育的特征。接着切入到培养健康人才不可或缺的学校教育。此外图书馆也是健康教育的重要阵地，它肩负社会教育的使命，同时又与健康信息素养有千丝万缕的关系，因此图书馆开展健康信息素养教育亦是消费者健康学教育的重要领域。本书通过对比国内外图书馆开展健康信息素养的情况，以进一步了解这一领域的现状。

11.1 健康教育概况

明确健康教育的定义、范畴和演变是探究消费者健康信息学教育的第一步。就本质而言，健康教育是一种行为干预，通过传播健康信息，让公众能够在健康问题上做出相对正确的选择，消除或减轻影响健康的危险因素，提高生活质量，促进健康[2]。本节围绕健康教育，依次讨论其定义、设置和受众及演变，使读者能对健康教育有初步认识。

11.1.1　健康教育的定义

Griffiths[3]的观点是，"健康教育试图缩小已知的最佳健康做法与实际做法之间的差距"。Simonds[4]将健康教育定义为旨在"将个体和群体的行为从认知中的有害行为转变为有利于当前和未来健康的行为"。后续学者给出的定义注重自愿的、知情的行为改变。1980年，Green等学者[5]将健康教育定义为"旨在促进自愿适应健康行为的任何学习经验组合"。较为常用的定义还有"协助个人或集体行动，就影响其自身健康和他人健康的事项做出明智决定的过程"[6]。

健康教育不仅包括改变个人健康行为的教学活动和其他策略，还包括组织努力、政策指示、经济支持、环境活动、大众媒体和社区一级的方案。从生态学的角度来看，以下两个关键观点有助于确定个人和环境干预对健康促进和健康教育的杠杆点[7]。首先，行为会受到多层次影响，对健康相关行为和条件的影响有五个层次：一是内在的，或个体的因素；二是人际因素；三是制度或组织因素；四是社区因素；五是公共政策因素。第二个观点涉及个人和其环境之间因果关系的可能性，即行为影响社会环境，也受社会环境的影响。

健康教育涵盖从疾病预防、促进健康、发现疾病到治疗、康复和长期护理整个过程，包括传染病和慢性病，以及对环境问题的关注。几乎在每一个可以想象到的环境——学校、医院、药房、杂货店和购物中心、娱乐场所、社区组织、志愿卫生机构、建筑工地、教堂、监狱、卫生组织、移民劳工营，都可以提供健康教育，并通过大众媒体、互联网、家庭和各级政府的卫生部门传播。本章稍后将讨论这些情况。

探讨健康教育，就不得不提"健康促进"。这两个术语联系密切，健康促进一词的起源比健康教育更晚。Green[8]将健康促进定义为"健康教育与行为相关的组织、经济和环境支持的结合，有利于个人、团体或社区的健康"。O'Donnell[9]提出了一个稍微不同的定义："健康促进是帮助人们改变生活方式以达到最佳健康状态的科学和艺术。通过增强意识和行为改变的结合来促进改变生活方式。"欧洲和加拿大对健康促进定义的侧重点又有不同[10,11]。《渥太华健康促进宪章》将健康促进定义为"使人们能够加强对健康的控制和改善其健康的过程，即致力于应对减少不平等、扩大预防范围等挑战，帮助人们应对环境的变化，创造有利于健康的环境，使人们能够更好地照顾自己[12]"。

健康促进和健康教育拥有共同的历史和哲学基础，并且经常结合使用。在美国，这两个术语经常互换使用。在一些国家，如澳大利亚，健康教育的范围要比健康促进狭窄得多。通过明确区分健康教育和健康促进可以使术语更加精确，但这样做会忽视健康教育的长期目标及其广泛的社会使命。此外，在大多数情况下，我们认为这两个术语联系太紧密，无法区分它们。在本章中采用健康教育一词，具有广义含义，是一系列影响个人及其社会环境以改善健康行为和提高生活质量的战略。

1974 年 Simonds SK 提出要将健康教育作为一项社会政策，他首次提出了健康素养，随之健康素养逐步成为健康教育的重要内容，而健康信息素养又是健康素养和信息素养两个概念的渗透和融合。互联网的普及推动了健康信息传播的范围和效率，拓宽了人们获取健康信息的途径，但也存在健康信息质量参差不齐、信息过载等问题。在此背景下，健康信息素养重要性不言而喻，是维护与增进健康的必要因素[13]，由此推进健康信息素养教育变得格外重要。美国医学图书馆学会在健康信息素养教育方面发挥重要作用，呼吁所有类型图书馆馆员帮助消费者获取和了解健康信息[14]，于 2008 年开展"健康信息素养课程：将信息放进健康素养中"研究计划，旨在通过一系列培训课程提升公民的健康信息素养，以更好地做出健康决策。而我国健康信息素养教育方面实践仍不足，亟须各界人士努力大力推进健康信息素养教育，提高人们尤其是弱势群体的健康信息素养，使人们能够明确自身的健康信息需求，拓宽健康信息获取途径，甄别健康信息质量，充分利用健康信息，以达到改善健康状况的目的。

11.1.2　健康教育的设置和受众

1) 提供健康教育的环境

时至今日，健康教育几乎随处可见。七种环境与当代健康教育特别相关：学校、社区、工作场所、医疗保健环境、家庭、消费者市场和通信环境。

（1）学校。学校的健康教育包括课堂教学、教师培训以及支持健康行为的学校环境变化[15,16]。为了支持长期的健康促进计划，学校可以采用组织变革的理论，坚持全面的控烟计划；Paulussen 等学者运用创新扩散理论和理性行动理论分析荷兰学校实施艾滋病预防课程的相关因素[17]。

（2）社区。基于社区的健康教育利用社会关系和组织，通过媒体和人际关系策略，能吸引大量人群。教堂、俱乐部、娱乐中心和其他的社区实施健康干预，鼓励人们摄入健康的营养物质，降低心血管疾病的风险以及利用同辈的影响来促进少数族裔妇女的乳腺癌检测。

（3）工作场所。自 20 世纪 70 年代中期以来，工作场所的健康促进得到了一定发展,并为健康教育者提供了新的工具。由于人们在工作上花费大量时间,因此工作场所既是压力的源泉,也是社会支持的来源[18]。有效的工作场所健康促进方案可以利用社会支持来缓解压力,其目的是改善工人的健康状况和健康习惯。许多企业尤其是大型企业,都为员工提供健康促进计划。在降低癌症[19,20]和心血管疾病风险[21]的计划中,都采用了高风险和人群策略。此外,将健康促进与工人安全和职业健康相结合可能会提高效果[22]。

(4)医疗保健环境。对高危人群、患者及其家人和周围社区的健康教育,以及对卫生保健提供者的在职培训,都是当今卫生保健工作的一部分。健康服务供给性质的变化促使医生办公室、健康维护组织、公共卫生诊所和医院更加重视健康教育和以提供者为中心的质量改进战略[23]。尤其是初级保健机构有着接触大量人群的机会[24,25]。在这些环境中,健康教育的重点是预防和发现疾病,帮助人们做出有关基因检测的决定,以及管理急性和慢性疾病。

(5)家庭。通过传统的公共卫生手段(如家访)以及各种通信渠道和媒体(如互联网、电话和邮件),在家中向人们提供改变健康行为的干预措施[26]。使用诸如邮寄定制信息[27]和通过电话进行动机访谈[28]等策略,可以更容易接触到更大的高风险群体,从而减少他们接受动机性信息的障碍。

(6)消费者市场。家庭健康和自我护理产品的出现,以及使用"健康"噱头销售消费品,为健康教育创造了新的机会,但也可能误导消费者[29]。社会营销源于消费者行为理论,健康教育者越来越多地利用该理论增强健康信息的显著性并提高其说服力。消费者信息处理理论(CIP)研究人们为什么会关注、理解和利用消费者健康信息,如包装食品上的营养标签[30]。

(7)通信环境。如前所述,新通信技术的可用性和使用已经发生了惊人的变化,从大众媒体的变化(例如在线版本的报纸、广播节目的博客)到个性化交互式媒体(例如笔记本电脑、交互式电话和互联网交换),以及家庭、企业和社区中的许多无线工具[31]。这些途径本身不是"环境",但可以在前面介绍的任何环境中使用。但它们是独特的,并且越来越专业化,为干预提供了机会;人们还要求评估其对健康行为的影响[32]。

2)健康教育对象

为了使健康教育发挥最大效用,就必须了解目标受众的健康和社会特征、信仰、态度、价值观、技能和过去的行为。这些受众包括个人、团体、组织、社区或社会政治实体,或通过这些组合接触到的人。他们可能是健康专家、客户、有患病风险的人或患者。本节讨论了潜在受众特征的三个维度,分别是社会人口特征和民族/种族背景、生命周期阶段、疾病或危险状态。

（1）社会人口特征和民族/种族背景。社会经济状况与健康状况和健康行为联系紧密,不太富裕的人持续出现较高的发病率和死亡率[33]。不同社会经济群体和种族群体在疾病和死亡率方面存在一定差异,因此人们为减少或消除健康差异付出了更多的努力[34]。例如,人们早就知道非裔的死亡年龄比白人要早,非裔美国男性的预期寿命比白人男性少将近七年,非裔美国女性的预期寿命比白人妇女少将近五年,后者差距缩小一些,但仍存在惊人的差异。在过去的30年中,这种差距在不断扩大,对于那些教育和收入水平较低的人来说,差距甚至更大[35,36]。

健康教育受众具有多种社会人口特征,如性别、年龄、种族、婚姻状况、居住地和就业。美国经历了新移民的快速涌入,特别是来自非洲和欧洲的新移民,非白人少数族裔居民的比例继续攀升。这些因素虽然在健康教育项目的范围内通常是不可改变的,但在指导策略和教育材料的目标定位以及确定接触消费者的渠道方面非常重要。此外,健康教育材料还要适合特定目标受众的教育和阅读水平,并应与他们的种族和文化背景相匹配[37]。

（2）生命周期阶段。健康教育是为人们在生活的各个阶段提供的从尚未出生的分娩教育到老年人的自我照顾教育和康复。发展观点有助于指导干预措施和研究方法的选择。儿童可能对健康和疾病有误解。例如,他们可能认为疾病是对不良行为的惩罚[38]。对儿童认知能力发展的了解有助于为理解这些信念以及应对这些信念的方式提供一个框架。青少年可能觉得自己不会受到事故和慢性病的伤害。健康信念模型是一个有用的框架,用于了解可能使青年人倾向于从事不安全性行为的因素。老年人及其健康提供者可能将癌症症状归因于不可避免的衰老过程,而不是疾病本身。在设计、实施和评估健康教育计划时应考虑这些信念[39,40]。美国联邦健康保护目标强调接触到生活中各个阶段的人们,特别关注影响不同生命周期阶段的人的脆弱性（http://www.cdc.gov/osi/goals/people.html）。

（3）疾病或危险状态。被诊断出患有特定疾病的人通常不仅会出现症状,还会遭受与预后相关的困扰,并不得不做出医疗决定。因此,他们可以会从健康教育中受益,但疾病可能会损害他们在关键时刻获得新信息的能力。因此,时间、渠道和受众对于病人的教育应该慎重考虑。成功的患者教育取决于对患者世界观的正确理解[41]。对于因家族病史或已确定的风险因素而处于高风险的个体,将健康行为改变干预措施与降低个人风险的策略联系起来效果可能会更加显著。即使这样，用于使行为最初发生改变（例如戒烟）的策略在这些人中，也可能不足以长期维持行为改变。健康行为的模型和理论可以为高危人群提供预防复发和加强推荐行为维持的策略建议。

11.1.3 健康教育的演变

在健康教育和健康行为领域，20 世纪 70 年代和 80 年代强调个人行为是健康状况的决定因素，而忽视了更广泛的社会健康决定因素。健康专业人士提出要通过系统层面的变革，更新健康教育和健康促进的视野[42]。这些将健康教育转变为社会行动的呼吁标志的是一种对整体方法的新热情，而不是一种新的世界观，它们完全符合健康教育长期以来关注社会、经济和政治力量对健康影响的传统。只关注健康状况不佳的下游（个人）原因，而不注重上游原因，可能会失去改善健康状况的重要机会[43]。

在过去的 40 年里，健康教育的领导者一再强调政治、经济和社会因素作为健康决定因素的重要性。梅休·德里贝里（Mayhew Derryberry，1960）[44] 指出："健康教育需要认真考虑目前的知识、态度、目标、观念、社会地位、权力结构、文化传统以及其他任何需要解决的公共问题。"1966 年，多萝西·尼斯旺德（Dorothy Nyswander）[45] 谈及维护社会公正以及个人的控制感和自决权的重要性。后来，当 William Griffiths[46] 强调"健康教育不仅与个人及其家庭有关，而且与阻碍或促进个人实现最佳健康的制度和社会条件有关"时，还重申了前面的观点。Green 和 Kreuter 的 PRECEDE/PROCEED 模型（2005 年）于 25 年前首次被广泛采用，它研究了影响健康的多种因素。总而言之，个人健康不是凭空存在的[47]。

在过去十年中，健康教育作为社会变革工具的观点得到了更新和加强。政策、宣传和组织变革已被采纳为公共卫生和健康教育的核心活动。最近，专家们明确建议，对与健康有关的社会和行为因素的干预应将多个层面的影响联系起来，包括个人、人际、机构、社区和政策层面[48]。健康教育除了涉及个人层面的理论外，还包括社区和社会对健康行为的影响，以及影响社区和社会政策变化的策略。

11.2　健康信息学学位教育及课程

目前国内外尚未就健康信息学的定义和研究范围达成一致，有学者认定它是医学信息学的分支,也有学者认为健康信息学是与医学信息学、生物信息学并列同等地位的存在[49]。William Hersh 学者则从更广泛视角看待健康信息学,将信息学应用于健康领域可能产生的生物信息学、医学信息学和健康信息学,合成一个大的健康信息学科,称为生物医学和健康信息学(BMHI)[50]。此外,健康信息学还与生物医学信息学联系密接。鉴于健康信息学学科界限较为模糊,因此各国在组织健康信息学教育时使用的名词或有不同。Kulikowski[51]等学者总结了截至 2009 年为生物医学和健康信息学相关专业开发的能力和课程的非正式清单(见表 11-1),一定程度上可体现健康信息学教育的发展。

表 11-1　为生物医学和健康信息学相关专业开发的
能力和课程的非正式清单

组织机构	时间	目标	标　　题
ACM(计算机协会)	1978	计算机科学	① 健康计算:新兴职业的课程——ACM 课程委员会关于健康计算教育的报告 ② ACM 78:1978 年年会论文集 http://dl.acm.org
AAMC(美国医学院协会)	1998	医学生	医学院目标项目:医学信息学 http://www.aamc.org
IMIA(国际医学信息学协会)	2000	通用	IMIA 关于健康和医学信息学教育的建议 http://www.imia.org
ANA(美国护理协会)	2001	护理	Results of a Delphi study to determine informatics competencies for nurses at four levels of practice. J Nurs Educ 2001;40;303-316.
滑铁卢(Waterloo,加拿大安大略省)	2001	通用	指南:健康信息学的能力和课程 http://www.nihi.ca/hi/
AMIA 教育委员会	2003	通用	信息学能力
澳大利亚	2004	通用	澳大利亚健康信息学教育框架 http://www.achi.org.au/
STFM(家庭医学教师协会)	2004	家庭医学	信息学学习目标和目的 http://fammed.musc.edu/fmc/data/Informatics.htm

续　表

组织机构	时间	目标	标　　题
ACMI（美国医学信息学院）	2004	生物信息学	Training the Next Generation of Informaticians: The Impact of "BISTI" and Bioinformatics——A Report from the American College of Medical Informatics. J Am Med Inform Assoc 2004;11: 167 - 172.
AMIA 10×10	2005 年至今	通用	10×10 课程和能力 http://www. amia. org/education/10x10-courses
AMIA 牙科信息学工作组	2006	牙科	关于信息学能力的背景材料 http://www.amia. org/programs/working-groups/dental-informatics
MLA（医学图书馆协会）	2006	医学图书馆员	健康信息科学知识和技能 http://www.mlanet. org/education/platform/skills.html
公共卫生信息学（PHI）能力工作组（CDC 资助）	2007	公共卫生	公共卫生信息学能力 http://www. cdc. gov/InformaticsCompetencies/
COACH（加拿大健康信息学协会）	2007	健康信息学专业人士	http://www.coachorg.com/
阿米亚	2008	临床信息学	Core Content for the Subspecialty of Clinical Informatics. AMIA Board of Directors. J Am Med Inform Assoc 2009; 16: 153 - 157.
CAHIIM（健康信息学和信息管理认证委员会）	2009	健康信息学	http://www.cahiim.org/applyaccred_HI_grad.html
TIGER（科技信息学指导教育改革）	2009	护理信息学	http://tigercompetencies. pbworks. com/f/TICC_Final.pdf

　　健康信息学的社会化和发展亟须专业教育，而学校教育是培养健康信息领域专业人士最重要的途径，有助于提升健康信息素养和相应服务质量。20 世纪 90 年代初，面对健康信息革命，美国高校反应迅速，逐步建立起健康信息教育体

系,师资力量雄厚,至今仍屹立于世界顶峰。而我国健康信息学教育相对落后,没有严格意义上的健康信息学,相关专业教学在医学类高校和医学类研究所开展,可以分为两类:一是医学信息学,二是医学信息管理(或卫生信息管理HIM)。目前我国已有约 52 所医学类院校开设了此类专业,但专业方向差异较大,有的侧重于图书情报,有的侧重于医院信息管理,有的侧重于软件和信息技术[52]。

张衍等[53]调研北美地区 iSchool 院校健康信息学教育现状,结果显示,北美地区 iSchool 院校形成了涵盖本硕博的多层次学位教育体系。本节从学位维度切入讨论健康信息学不同层次的学位教育及几所典型高校的课程设置情况。

11.2.1 本科教育

印第安纳大学-普渡大学印第安纳波利斯联合分校(Indiana University-Purdue University Indianapolis,简称 IUPUI)的信息与计算机学院开设了生物医学信息学和健康信息管理两个本科专业,与健康信息学密切相关。

生物医学信息学专业下有生物信息学、健康信息学、医学预科生物信息学 3 个专攻方向。其中,健康信息学方向旨在培养学生利用信息学的理论和方法解决实际运用中的计算生物学问题的能力,同时掌握获取和应用健康信息的技能,以改善人们获得医疗保健的方式。而健康信息管理专业致力于培养学生管理医疗或健康记录中健康数据和信息的能力,它与健康信息学方向教育名称相似,存在一定交叉点,如课程有重叠部分,但二者在培养重点和内容等方面存在显著差异。

肯塔基大学交流与信息学院开设健康交流本科专业,主要开设信息系统与设计类、健康信息资源管理类课程,培养学生掌握如何管理、交付和评估健康服务,将学生培养成为健康信息导航员,为国家健康战略的发展提供人力资源支持。

11.2.2 硕士教育

相较本科教育,健康信息学的硕士教育更为普遍,北美地区共有 6 所 iSchool 学校开设健康信息学硕士专业,其申请要求、培养目标和教育方式详见表 11 - 2。

表 11‑2　北美地区 iSchool 信息院校健康信息学硕士学位设置现状[54]

学　　校	申请要求	培养目标	方　式
德雷赛尔大学计算机与信息学院健康信息学理学硕士 MS in Health Informatics	不限学术或专业背景	培养学生使用信息技术解决不同环境下的医疗问题,改善健康服务	在校或在线
肯特州立大学信息学院健康信息学理学硕士 MS in Health Informatics	—	培养学生利用现代技术,为生物医学科学、公共卫生和患者护理等领域的现有问题找到新的解决方案	在线
北卡罗来纳大学教堂山分校信息与图书馆学院生物医学与健康信息学专业科学硕士 Master of Professional Science in Biomedical and Health Informatics	对该专业感兴趣	培养下一代健康信息学领导者,开发、管理、评估健康信息项目或系统,分析管理健康数据,改善临床实践、生物医学研究和公共卫生服务	—
密歇根大学信息学院健康信息学硕士 Master of Health Informatics	不限学术或专业背景;建议取得相关分析学科知识,具备统计或编程能力	培养学生建立医疗保健系统的知识,掌握健康信息学专业知识,掌握系统开发、分析、规划和实施等技能,为成为健康信息领域领导者做好准备	在校
北得克萨斯大学信息学院健康信息学理学硕士 MS-IS in Health Informatics	—	侧重培养学生掌握健康信息管理中的基本概念和活动,包括电子健康系统、临床决策支持、健康信息法律、伦理等问题	—
印第安纳大学-普渡大学印第安纳波利斯联合分校(IUPUI)信息与计算机学院健康信息学理学硕士 Health Informatics Master of Science	拥有技术技能的本科学位;必须具备计算机科学、工程学、生物学、生物化学、护理学、数学、统计学、物理学、健康信息管理或其他健康相关学科背景	融合医疗保健、健康信息技术、信息学等诸多领域,培养学生具备分析和保护患者数据的能力,从而提高医疗质量和效率	在校或在线

　　英国的谢菲尔德大学信息学院是较早开设健康信息学专业的院校之一,它在硕士阶段提供健康信息学理学硕士的正规教育和研究生证书学程(PG

Certificate Programme)、研究生文凭学程(PG Diploma Programme)以及理学硕士学程(MSC Programme)的非正规教育。其中健康信息学理学硕士,是针对医疗保健领域专业人士深造的计划,以在线教育的形式教学,年限为 2—3 年,旨在培养相关领域专业人员及从业人员的素质[55]。英国的谢菲尔德大学面向硕士层级的健康信息学教育有三种类型,分别是健康信息学研究生证书教育、健康信息学研究生文凭教育以及健康信息学理学硕士教育。采用模块化教育,其课程设置采用"核心模块＋选修模块＋学位论文"的模块化设计,是一种阶梯式教育。核心模块由核心模块 1 和核心模块 2 组成,共有 6 门课程。核心模块 1 课程有互联网、网络与 E-Health、健康信息学概论、健康信息分析,核心模块 2 课程有信息与知识管理、健康信息系统、循证实践与医疗信息。在选修模块方面,共有 3 门课程:公共卫生信息学、领导战略与变革、信息治理与伦理。

北卡罗来纳大学教堂山分校的健康信息学硕士教育有两种,一种是生物医学与健康信息学硕士,另一种是临床信息学硕士证书。表 11-3 和表 11-4 分别展示两种硕士课程,其中整体课程结构有部分相似,皆由信息类课程、专业课程和实习组成。但也存在很多差异:生物医学与健康信息学硕士属于正规教育,课程数量和难度相对较大;而临床信息学硕士证书属于非正规教育,课程要求相对较低。

表 11-3　生物医学与健康信息学硕士课程表[56]

课程分类	课 程 性 质	
	必　修	选　修
信息学核心课程	数据库系统Ⅰ;数据库简介、系统分析与设计	信息可视化、信息编程、Web 开发、移动 Web 开发、数据库系统Ⅱ:中间数据库、可视化分析、用户界面设计、Web 数据库
专业技能课程	/	专业沟通:协作、专业交流:呈现、工作领导力 应用项目管理:框架、原则和技术、财务会计简介、专业硕士研讨会系列
生物医学与健康信息学基础课程	电子健康记录、健康公共政策与管理简介或者美国医疗健康(二选一)	/

续　表

课程分类		课程性质	
		必　修	选　修
专业方向课程	临床信息学	医疗保健信息学或者临床信息学的基础：数据、信息和知识（二选一）、健康信息学研讨会（二次）	消费者健康信息学、提高医疗保健系统的质量、安全性和成果
	健康信息学	健康信息学实施计划、健康信息学简介、健康信息学研讨会	公共卫生评估、医疗健康质量与健康信息、健康信息学研究中的数据使用、统计计算与数据简介
实习课程		专业实习（信息学项目作为行业实习的一部分完成，随后进行报告和演示）	

表 11－4　临床信息学硕士证书课程

课程性质	课　程　名　称	学分要求
信息学核心课程	系统分析、数据库系统Ⅰ：数据库概念和应用简介	2门,6个学分
专业核心课程	健康信息学、电子健康记录、公共健康政策与管理统计等	1门,3个学分
选修类课程	系统设计中的人为因素、社交媒体中的健康信息共享、人机交互、信息检索、自然语言处理的应用、消费者健康信息、信息组织、数据库概念和应用简介、信息可视化、信息编程、Web开发Ⅰ、研究方法概述、人口健康与流行病学、询证医学等	1～2门,3个学分
专业实习	临床数据分析研究实习	1门,3个学分

　　粗略对比,北卡罗来纳大学教堂山分校的健康信息学硕士教育相对而言更为严格,留给学生选择的空间也更大,更加注重技术技能的学习;而谢菲尔德大学的课程则相对笼统,是在健康信息学基础上进行的有限扩展,内容不够饱满。

11.2.3　博士教育

　　北美仅有两所 iSchool 院校开设健康信息学博士学位教育,分别是印第安纳大学-普渡大学印第安纳波利斯联合分校的健康与生物医学信息学专业和北卡罗来纳大学教堂山分校开设的健康信息学专业。由表 11－5 可知,通过申请要求、培养目标和教育方式对比,可以发现印第安纳大学-普渡大学印第安纳波利斯联合分校的健康信息学博士教育相对严格,倾向于研究型教育,要求在校教学,培养学生研究健康数据和解决相关领域问题的能力;北卡罗来纳大学教堂山分校开设的健康信息学博士教育对专业背景无严格要求[57]。

表 11-5　北美地区 iSchool 信息院校健康信息学博士学位设置现状

学　校	申 请 要 求	培 养 目 标	教育方式
印第安纳大学-普渡大学印第安纳波利斯联合分校的健康与生物医学信息学专业	必须具备计算机科学、工程学、生物学、生物化学、护理学、数学、统计学、物理学、健康信息管理或其他健康相关学科的背景	培养学生在研究健康数据方面的能力,并能以开拓性的思维和方法解决相关领域的问题	在校或在线
北卡罗来纳大学教堂山分校的健康信息学专业	—	培养学生成为生物医学与健康信息技术领域中的高素质领导人	—

　　北卡罗来纳教堂山分校的健康信息学博士课程分为 5 个板块,分别是核心与前沿类课程、数据利用与技术类课程、研究方法类课程、管理类课程、实施科学与研究转化类课程。详见表 11-6,可知其博士课程注重培养学生对健康数据的处理、分析和应用能力,在保证核心内容的基础,主张拓宽学生的研究视野,紧跟研究前沿。

表 11-6　北卡罗来纳教堂山分校的健康信息学博士课程模块

课程性质	课 程 内 容	课 程 名 称	学分要求
核心与前沿类课程	涉及信息学的基本概念与研究热点趋势,内容主要涵盖高级数据建模、数据管理和仓储、数据集成和网络、数据表示和可视化原理、数据治理和数据伦理等方面	统计计算和数据管理简介、数据挖掘、数据库系统Ⅰ、信息可视化、数据库系统Ⅱ、用户界面设计、电子健康记录、Web 数据库、临床信息学基础:数据、信息和知识等	2 门,6 个学分
数据利用和技术类课程	培养学生使用新技术与方法,实现对健康数据的挖掘,掌握各种医疗健康环境中处理各类数据的能力	计算生物学中的机器学习、医疗数据库研究简介、系统分析、文本挖掘、可视化分析、电子健康记录等	2 门,6 个学分

课程性质	课 程 内 容	课 程 名 称	学分要求
研究方法类课程	建立集中于健康信息学中收集研究数据、研究数据分析、从研究数据中得出结论、根据研究数据中存在的差距确定限制等方面	临床研究中的定量方法、研究方法概述、信息科学的研究方法、研究方法论研讨会	1门,3个学分
管理类课程	培养学生项目管理的能力和领导力	应用项目管理：框架、原则和技术、实施健康信息学计划、智能健康系统多级智能的诊断和设计、健康信息学的领导者、健康领导力的战略管理	1门,3个学分
实施科学与转化类课程	强调开发研究项目,着眼于关键结果的转换。课程内容涵盖：相关知识产权、与政府、营利和非营利组织等利益相关方合作、传播研究、研究结果/实施方案的持续性问题	转化研究的实践考虑、医疗保健咨询、健康领导者的健康政策分析和宣传、医疗保健组织的领导和高级实践角色	1门,3个学分

谢菲尔德大学未设专门的健康信息学博士学位,但其信息科学博士下设有健康信息学研究主题,是以专题研究小组形式进行的研究型教育,关于健康信息学的研究重点集中于：医疗保健相关的信息需求和信息行为;使用统计模型和数据挖掘方法分析健康数据;患者和公众使用的网络健康信息;支持老年人健康和福祉的信息;健康图书馆员和健康信息服务管理;医疗保健信息系统评价。

11.3　图书馆健康信息素养教育

除了学校教育外,社会教育亦非常重要,而图书馆是承担着社会教育使命的机构,加之图书馆的信息素养教育又与健康信息教育有着千丝万缕的关系,目前有许多学者关于图书馆的信息素养教育研究中都出现了健康相关的词语,反映了图书馆界已经开始关注健康信息素养教育。本节主要基于周谦豪、姚占雷和许鑫[58]学者对国内外图书馆健康信息素养教育的调研结果展开。他们发现目前健康信息素养教育主要面向社会公众和专业人员开设,教育者主要是图书馆员和少数外请专家,开展健康信息素养教育的形式主要有四种,分别是图文指南、线上教学或讲座、线下教学或讲座、健康资源导航四类,详见表11-7。

表 11-7 图书馆健康信息素养教育的形式一览

形 式	描 述	作 用
图文指南	图书馆利用印刷品、网页等载体,提供包含健康信息素养教育的图文内容给读者阅读	使读者熟悉可用的健康信息源;掌握检索健康信息的方法;学会评估健康信息
线上教学或讲座	图书馆以直播或录播音视频等方式,由学科馆员或外请专家通过互联网,对读者进行远程的健康信息素养教育	使读者掌握检索健康信息的方法;能够选择合适的信息;学会评估健康信息
线下教学或讲座	图书馆开辟场地,由学科馆员或外请专家对读者进行面对面的健康信息素养教育	
健康资源导航	图书馆提供与健康有关的资源的导航,如指向医学数据库、健康网站或健康信息的链接	使读者熟悉可用的健康信息源
其 他	图书馆为开展健康信息素养教育所采取的不同于上述类型的形式	使读者熟悉可用的健康信息源;掌握检索健康信息的方法等

此外,还对比了中外图书馆健康信息素养教育的案例。国外图书馆,尤其是美国图书馆,提供健康信息服务的时间比较长,因此供给的服务更多样化,更能满足用户的需求,见表 11-8。国内图书馆的健康信息素养教育起步较晚,因此开设数量较少,服务相对不够丰富,见表 11-9。通过二者对比,不难发现我国图书馆健康信息素养发展较国外仍有一定的差距,任重而道远。首先,在公共图书馆健康信息素养的教育形式方面,国外公共图书馆的形式更加多元化,而我国公共图书馆以健康信息资源导航为主流,其他形式仍较少,不够成熟,这与我国健康信息学发展不成熟和公共图书馆缺乏健康领域的专业馆员密不可分。其次,在医学图书馆健康信息素养的教育对象方面,国外医学图书馆教育的对象主要面向医学界人士和学科馆员等专业人士,但也向非专业的社会大众提供服务,而国内社会公众基本不会成为医学图书馆的目标群体。最后,在对特殊群体的关注方面,一些种族多元化的国家,其图书馆在开展健康信息素养教育时,会考虑少数族裔的语言习惯,而我国显然在这方面考量不周到,鲜少为少数民族群众接受健康信息教育提供便利。此外,国外图书馆还为其他特殊群体提供诸如青少年健康导航、残疾人无障碍设施等服务,国内图书馆健康信息教育在该方面还欠缺较多。

表 11-8　国外图书馆健康信息素养教育案例一览

图书馆名称	主体	客体	形　式	特　　点
美国国家医学图书馆	学科馆员	社会公众专业人员	图文指南线上教学或讲座线下教学或讲座健康资源导航	该馆设立了面向公众的健康百科网站 MedlinePlus，其中有健康信息素养相关的内容。内容提供西班牙语版本，保障少数族裔的使用权利该馆也为其他图书馆馆员提供培训
英国医学会图书馆	学科馆员	专业人员	线下教学或讲座健康资源导航	该馆称可提供一对一个性化定制的 Medline 培训课程，但仅限于其用户或相关组织的成员
马萨诸塞州 Treadwell 图书馆	学科馆员	社会公众专业人员	图文指南线上教学或讲座线下教学或讲座健康资源导航	该馆称个人或团体可以向其申请提供健康信息检索与管理的面对面教学服务，并提供了各种在线学习的资源。该馆也设置了消费者健康信息专题，为社会公众服务注：该馆是马萨诸塞州综合医院的医学图书馆
卡迪夫大学健康图书馆	学科馆员	专业人员	线下教学或讲座健康资源导航	该馆称向生物医学和生命科学领域的工作者和学生提供图书馆使用技能培训
京都大学医学图书馆	学科馆员	专业人员	图文指南线上教学或讲座线下教学或讲座健康资源导航	该馆编纂的常见问题解答（FAQ）指导医学生从馆内查找书刊和利用常用的健康数据库检索信息
美国国会图书馆	学科馆员	社会公众专业人员	图文指南健康资源导航	该馆编纂的科学参考指南包含健康和医学信息查找指南（Locating Health and Medical Information），既是文字指南，也是各类健康信息资源的导航。该馆还提供经筛选的在线健康信息源
纽约公共图书馆	馆员外请专家	社会公众专业人员	图文指南线下教学或讲座健康资源导航	该馆开办有面向成年公众的在线健康信息教学活动该馆在细节上比较注重面向特殊群体的服务

图书馆名称	主体	客体	形　式	特　　点
波士顿公共图书馆	学科馆员	社会公众专业人员	图文指南线上教学或讲座线下教学或讲座健康资源导航	该馆的健康研究指南提供关于成瘾治疗、健康信息、药物信息、育儿指导的查找指南,以及鉴别健康信息的方法和预防欺诈的提示;面向青少年开设的专题中,也包含相应的健康资源导航 该馆还开办有寻找可靠消费者健康信息的专题讲座

表 11 - 9　国内图书馆健康信息素养教育案例一览

图书馆名称	主体	客体	形　式	特　　点
上海医学会图书馆	学科馆员	专业人员	图文指南线下教学或讲座健康资源导航	该馆的服务内容之一是为医院临床医师提供医学文献检索与利用培训
南京鼓楼医院图书馆	学科馆员	专业人员	图文指南线下教学或讲座健康资源导航	该馆开设了线下培训讲座,并在网站上提供"读者培训"专栏,向读者开放文献检索、综述写作等方面的指南
北京大学医学图书馆	学科馆员	专业人员	图文指南线下教学或讲座健康资源导航	作为高校的医学图书馆,该馆不仅开设了一系列医学生信息素养教育课程,且为新生准备了入馆教育,使之具备基本的信息素养。历次授课、培训的资料,均可在该馆网站获取
解放军医学图书馆	学科馆员外请专家	专业人员全军官兵	图文指南线上教学或讲座线下教学或讲座健康资源导航其他	该馆建设了一个信息素养教育平台;MOOC 中也开设了由学科馆员和外请专家主讲的信息素养教育类课程 该馆还定期举办主题读书活动,军事医学资源推介、珍贵医学文献展览等环节提高官兵的健康信息素养

续　表

图书馆名称	主体	客体	形　式	特　　点
医学信息研究所图书馆	学科馆员	专业人员	图文指南 线上教学或讲座 线下教学或讲座 健康资源导航	该馆称可根据单位需要,针对性地开展医学信息素养教育、学科信息获取与综合利用技能等专题培训。该馆的用户培训包含:书面培训材料、线上或线下讲座及相关课件
中国国家图书馆	馆员	社会公众 专业人员	健康资源导航 其他	该馆除了设有医学资源导航外,还基于国图公开课资源,建设了健康养生课程的导航 每逢艾滋病日、世界健康日等与健康相关的主题日,该馆会利用官方微博推荐相关数据库 注:由于该馆的课程、讲座中本身暂无与健康信息素养教育直接相关的内容,因此不将其线上教学或讲座、线下教学或讲座列入表中,其他图书馆同
上海图书馆	馆员	社会公众 专业人员	健康资源导航	该馆资源导航中虽然提供了指向 PubMed 等健康专题数据库的链接,但是未见建设有专题性导航
青岛市图书馆	馆员	社会公众 专业人员	健康资源导航	该馆发布过医学健康类专题书目推荐 该馆还特别向老年读者推荐相关的健康资料
西藏图书馆	馆员	社会公众	健康资源导航	该馆建设了一套健康教育视频导航 作为少数民族地区的图书馆,该馆虽设计了藏文版界面,但在内容上缺少少数民族文字版本或相应的翻译支持

11.4　健康教育过程与结果评估

前面已经详细回顾了健康教育的定义、设置和受众以及演变,讨论了健康教育的教育形式,然而尚缺少从教育本身角度来探究健康教育,本节将从教育过程和结果评估两个视角来探究消费者健康教育。

11.4.1　开展消费者健康教育的过程

消费者健康教育及相关信息的传递是一个过程,而非结果。该过程的重点是为消费者提供他们需要的知识,以做出最佳的医疗选择,其中涉及消费者健康信息、医疗教育理论和信息技术的有效结合。有效的在线教育环境应能使医疗保健消费者经历从信息发现到信息转化为知识的过程。且在线健康教育的学习资料最好由多学科的专家团队完成,每个专家贡献他们的专业知识,内容专家注重学习资料具体内容和背景的知识,教育专家制定学习内容框架并设计评估策略,教学设计师使用多媒体设计学习资料。开发团队的每个成员都应该积极参与学习材料的设计、开发、交付和评估的所有阶段,从医疗保健消费者那里获得持续的反馈也很重要。

魏来等学者[59]调研国内外健康信息素养教育网站,包括公共图书馆、大学图书馆、健康专业网站、政府卫生机构、在线课程教育网站五类平台。结果显示,线上教育是健康信息素养教育的重要途径,形式包括文本、图片、课程和网上咨询。此外,国内外的线上健康信息教育也存在差异:一是国外平台在提供健康资源的同时,还以链接的形式向用户分享其他权威网站的健康资料;二是国外的网站更具有包容性,提供一些辅助性工具,如文本阅读和放大文字等,方便更多用户获取健康信息;三是健康信息素养教育内容也有较大不同,国外健康信息素养教育的内容体系相较国内更完整,不仅提供知识教育,还提供相应技能教程,辨别健康信息网站的质量,国内网站仅提供健康知识资源。

了解目标受众的学习偏好、学习需求和学习目标对于开发有效的面向消费者的医疗保健教育过程至关重要。在线消费者健康教育资源的设计应以代表目标人群的焦点群体的反馈为基础,焦点小组的反馈给教育设计师提供了一个了解消费者群体认知能力(包括阅读能力)的机会。消费者群体的文化价值观、社会经济地位和对健康问题的信念对教育材料的开发过程也很重要。大多数慢性疾病非常普遍,很少有医疗保健消费者在得到诊断时没有先入为主的观念,大多数人都有与患有相同疾病的家庭成员或亲人接触的亲身经历。

11.4.2　健康教育项目成果评估

教育项目效果的评估包括多种策略,如测试后表现、观察、技能表现和学员验证面谈,也可以使用生理参数,如 Hgb A_{1c}、血压或胆固醇值来评估在线消费者健康教育项目的临床成功率。无论选择哪种策略,最重要的是确保正在评估初始学习目标中描述的预期学习结果,评估会反馈结果是预期的还是出乎意料的。如果是出乎意料,那么就需要进行后续评估,或许还需要设定新的目标。在提供消费者健康教育时,要注意常见的错误,包括未能达成目标、一次提供过多的信息或使用不适当的教育资料。仔细的规划和对设计细节的关注可以显著减少项目失败。让目标人群和内容专家参与到健康教育项目设计和开发的每个阶段,能够有效提高项目的成功率。

11.5 对我国开展健康信息教育的启示

健康问题关乎国家安全、经济发展和民生福祉,周晓英提出要从战略高度认识健康素养,高水平健康素养的国家才能拥有更健康的国民,具有高水平健康素养的人口能够具备一定的健康知识和技能,能够积极维护自己的健康,保持健康的身体和心理[60]。2008 年,卫生部先后发布《中国公民健康素养——基本知识与技能(试行)》,出版《健康 66 条:中国公民健康素养读本》,组织编写《中国公民健康素养促进行动工作方案(2008—2010)》。2016 年,中共中央、国务院印发《“健康中国 2030”规划纲要》,提出强化健康素养教育、提升全民健康素养相关战略目标。为实现战略目标,公共卫生与健康部门开展一系列健康素养科普类工作。国家城乡居民健康素养水平监测显示,2021 年我国居民健康素养水平达到 25.4%,较 2012 年的 8.8%[61]有很大提升,但总体而言,我国居民健康素养仍普遍较低,有待增强。

本节将结合健康信息教育现状和本章前文所述内容,提出一些我国开展健康信息教育的建议。

1) 构建多元化主体协同健康信息教育体系

前文曾着重阐述目前提供健康教育的主体几乎随处可见,有学校、社区、企业等工作场所、医院等医疗保健场所、家庭、消费者市场、通信环境等,这离不开广泛社会力量的参与。不同的机构所提供的健康信息不同,教育方式不同,更能满足多样化的公民需求。郜鹏燕指出目前我国提供健康信息的主体仍是以企业为主的一系列产品推广带来的健康信息传播,其余机构主体的健康信息教育仍没有得到充分发挥,因此公民健康素养教育亟须多元化主体协同健康教育体系才能取得更大成效。

政府部门要发挥政策引导作用,鼓励政府、社区、学校、医院、企业等机构主体开展健康信息教育,并给予相应的支持;社区作为居民管理的重要单位,亦应承担对居民进行健康信息教育的职责,可通过公告栏张贴健康知识等方式加大对健康信息的宣传,以定期在社区举办健康信息的科普讲座等方式开展健康教育培训,种种途径开展社区健康信息教育。企业等重要工作场所,一方面,可以参考社区做法,加强健康信息的宣传和培训工作;另一方面,要落实关注每一位员工的身体健康状况,定期体检,掌握企业员工的常见病症,邀请专业人士开展相应健康讲座,还可进一步进行相应的理疗治疗等。在医院等医疗保健机构,医学专业人士应主动介入健康信息教育。以医院为例,医护人员可以在患者问诊和候诊时积极宣传常见病症和健康生活等健康信息,同时医院也可主动深入到社区、学校、企业等机构开展健康培训等。

综上,要站在国家层面整体布局,构建多元化主体协同健康信息教育体系,充分发挥不同机构的作用,为大众提供知识更全面、方式更多样的健康信息教育。

2) 根据受众特征开展个性化健康信息教育

在开展健康信息教育时,应将用户的特征和需求作为重要考虑因素,要有针对性地提供教育。为了使健康教育能发挥最大效用,要充分了解用户,可以参考前文所提及的三个维度描述受众特征,即社会人口特征和民族/种族背景、生命周期阶段、疾病或危险状态等,由此提供个性化的健康信息教育。随着移动互联网发展,在线健康信息教育不失为一种普及途径,且在个性化服务方面有着许多优势,通过用户的基本信息、兴趣事项和检索及观看记录,可为用户构建人物画像,为其定制和推荐个性化教育内容和教育方式等。

3) 以信息管理学院为阵地,构建本硕博学位教育体系

从上述研究不难发现,国外图书情报学院是开设健康信息学教育的重要阵地,不少健康信息专业和学位皆设在图书情报学院下面。结合健康信息学的学科特征、国外的建设经验,以及健康信息学在我国发展的情况,信息管理学院将是我国开展健康信息教育的重要阵地。对于诸如武汉大学、南京大学和中国人民大学这类学科建设成熟的图情院系,可以开始尝试开设健康信息学专业,以硕士教育为起点,立足本院校的教学特色,构建人才培养体系,逐步完善培养方案。针对发展基础不够雄厚的图情院系[62],一方面可以作为健康信息学的联合培养机构,提供信息类课程和相关技能培训;另一方面可以开设针对院系学生的健康信息学选修课,中山大学信息管理学院就开设了面向高年级学生的专业选

修课——"健康信息导论"课程,也可以开设面向全校师生的通识选修课[63]。

在学位教育体系方面,我国信息管理学院可以根据院校的教学资源,开展健康信息学教育。对于拥有博士、硕士一级学位授予点的院校,一方面,有能力的可以自设健康信息学硕士专业,开展"名正言顺"的硕士教育;另一方面,暂未达到开设健康信息学硕士专业的院校,可以在现有的专业中设置健康信息学的研究方向[64]。当健康信息学硕士教育逐步稳定、成熟后,信息管理学院可以考虑将其扩展至本科教育和博士教育。博士教育与硕士教育的建设路线相似,因而不赘述;本科教育相对复杂一些,因健康信息学的学科交叉性和应用性较强,对于理论知识尚不扎实且实践经验尚少的本科生来说,接受难度比较高,因此面向本科生的健康信息学教育会以选修通识课、健康信息素养教育课程存在,或是作为信息管理与信息系统专业下的一个研究方向,如 IUPUI 大学的本科设有生物医学信息学专业,健康信息学是下一个专攻方向。

4) 加强学科机构合作,建设模块化课程体系

健康信息学是交叉性很强的学科,涉及信息科学、计算机科学、医学及其分支学科和管理学等。不同学科之间的差异性还很大,这对院校的师资结构、教学设备等教学资源提出更高的要求,单一学院难以支撑健康信息学专业的教学工作。如北卡罗来纳州健康信息学项目的教职人员涉及 9 个学院部门,包括信息学和图书馆学学院、医学院、Gillings 全球公共健康学院、健康科学图书馆、计算机科学部、Eshelman 药学院、Lineberger 综合癌症中心、北卡翻译与临床科学协会、北卡罗来纳健康信息学中心等。因此,我国开展健康信息学教育时应采取多学科机构合作模式,以信息管理学院为主导,加强与医学院、计算机学院、生物学院和管理学院的合作。合作机构可以不限于校内学院,可以尝试性与校外医学研究所、医院和其他医学院校合作,夯实"健康"基础。

综合上述关于健康信息学课程设置的讨论,不难发现国外许多高校开展健康信息学教育多是采取模块化学习,这种方式可以使学生根据自身学科背景和未来发展的需求选择相应的模块。参照已有研究,本书认为高校的健康信息学课程体系可以由理论学习模块、实践应用板块和论文三大板块构成。其中理论学习板块按学科类别又可分为健康信息学核心知识模块、信息类知识模块、医学基础知识模块、管理类课程。实践应用板块由两部分组成,一是围绕数据处理、分析和应用的一系列基础技能实践,二是实习实践。论文板块亦由两部分构成,一是为获取健康信息学的学位而撰写的论文,二是面向科研问题而撰写的论文。

5）发挥图书馆的优势，推进健康信息素养教育

近年，健康信息素养一直是图书馆界的重要探究主题。国外图书馆亦在着手开展健康信息素养教育，是健康信息素养教育的重要参与者。而国内图书馆的健康信息素养教育起步较晚，内容和形式都不够丰富，相较国外是任重而道远。周宁学者曾指出图书馆在参与全民健康素养教育方面具有得天独厚的优势，一是图书馆能够为人们提供较为权威的健康信息；二是图书馆能够提供安全舒适的空间供人们查询、使用健康信息，参与健康活动，接受健康教育；三是图书馆在长期实践中发展了与社会多个部门的良好伙伴关系，有助于协同开展健康信息素养教育[65]。

首先，政府可以在政策、资金和人员等方面支持图书馆开展健康信息教育，重视图书馆在健康信息教育中的重要性，鼓励更多图书馆开展健康信息教育。其次，我国图书馆可以借鉴国外图书馆的经验，增加教育形式，提升教育内容的广度和深度，拓宽受众人群，并进行本土化创新。一是进行健康类馆藏建设，图书馆可以结合公众健康信息需求类型，配套建立健康信息馆藏资源；二是提升馆员的素质，尤其是健康信息素养，积极推荐馆员去进修或接受健康信息方面的培训；三是结合自身优势，和社区、企业和医院等机构合作，推进健康培训和健康咨询。

本 章 小 结

健康教育几乎随处可见，所有地方都可以提供健康教育，所有人都可以成为健康教育的对象，它已经潜移默化在我们的生活中。健康教育不仅包括改变个人健康行为的教学活动和其他策略，还包括组织努力、政策指示、经济支持、环境活动、大众媒体和社区一级的方案，涵盖从疾病预防、促进健康、发现疾病到治疗、康复和长期护理整个过程。

健康信息学教育大约可以追溯到 1978 年。历经多年发展，国外尤其是北美地区高校的健康信息学教育发展较好，已有多所高校开设了健康信息学专业，建立起涵盖本硕博的多层次学位教育体系、板块化的跨学科课程体系，拥有雄厚的师资力量、多样的教学方式，值得我国借鉴。

从目前情况来看，我国健康信息教育事业任重道远。一方面是面向大众化的健康信息素养教育缺乏协同化的教育体系，且缺乏优质教育力量和充分的支持。以图书馆为例，其承担着社会教育的重任，奈何缺乏优质馆员，支持力度不

足,因而图书馆开设健康信息素养教育不仅数量少,服务还不够丰富。另一方面是面向专业化的健康信息学学校教育,我国尚无真正意义上的健康信息学专业,借鉴国外尤其是美国健康信息学的学位教育和课程设置会受益匪浅。针对目前我国健康信息教育存在的问题,本章提出相应的建议。

本章参考文献

[1] 健康中国行动推进委员会.健康中国行动(2019—2030 年)[EB/OL].[2020 - 04 - 20]. http://www. nhc. gov. cn/guihuaxxs/s3585u/201907/e9275fb95d5b4295be8308415d4cd1b2. shtml.

[2] 梁博.我国健康教育与促进政策存在问题与应对措施研究[D].兰州大学,2014.

[3] Griffifiths W. "Health Education Defifinitions, Problems, and Philosophies"[J]. Health Education Monographs, 1972, 31: 12 - 14.

[4] Simonds S. "Health Education in the Mid-1970s: State of the Art." In Preventive Medicine USA[M]. New York: Prodist, 1976.

[5] Green L W, Kreuter M W, Deeds S, et al. Health Education Planning: A Diagnostic Approach[M]. Mountain View, Calif.: Mayfifield, 1980.

[6] National Task Force on the Preparation and Practice of Health Educators, Inc. A Framework for the Development of Competency-Based Curricula [M]. New York: National Task Force, Inc., 1985.

[7] Glanz K, Rimer B K. Theory at a Glance: A Guide to Health Promotion Practice[M]. Bethesda, Md: National Cancer Institute, 1995.

[8] Green L W, Kreuter M W. Health Promotion Planning: An Educational and Ecological Approach. (4th Edition)[M]. New York: McGraw-Hill, 2005.

[9] O'Donnell M P. "Defifinition of Health Promotion: Part III: Expanding the Defifinition" [J]. American Journal of Health Promotion, 1989, 3: 5 - 6.

[10] Kolbe L J. "The Application of Health Behavior Research: Health Education and Health Promotion." In D. S. Gochman (ed.), Health Behavior: Emerging Research Perspectives[M]. New York: Plenum Press, 1988.

[11] Hawe P, Degeling D, Hall J. Evaluating Health Promotion: A Health Worker's Guide [M]. Sydney, Australia: MacLennan and Petty, 1990.

[12] Epp L. Achieving Health For All: A Framework for Health Promotion in Canada[M]. Toronto: Health and Welfare, Canada, 1986.

[13] 赵爱平,贾塈.E 时代公民健康信息素养教育和服务研究[J].图书情报工作,2012,56 (07): 68 - 71+43.

[14] Kars M, Baker L M, Wilson F L. The Medical Library AssociationGuide to Health Literacy[M]. New York: Neal-Schuman Publishers, 2008.

［15］ Luepker R V. "Outcomes of a Trial to Improve Children's Dietary Patterns and Physical Activity: The Child and Adolescent Trial for Cardiovascular Health (CATCH)."［J］. Journal of the American Medical Association, 1996, 275: 768 - 776.

［16］ Franks A L, Kelder S H, Dino G A, et al. "School-Based Programs: Lessons Learned from CATCH, Planet Health, and Not-On Tobacco"［J］. Preventing Chronic Disease, 2007, 4(2): A33 - A34.

［17］ Paulussen T G, Kok G, Schaalma H P, et al. "Diffusion of AIDS Curricula Among Dutch Secondary School Teachers"［J］. Health Education Quarterly, 1995, 22: 227 - 243.

［18］ Israel B, Schurman S. "Social Support, Control, and the Stress Process." In K. Glanz, F. M. Lewis, and B. K. Rimer (eds.), Health Behavior and Health Education: Theory, Research, and Practice［M］. San Francisco: Jossey-Bass, 1990.

［19］ Tilley B C, Glanz K, Kristal A R, et al. "Nutrition Intervention for High-Risk Auto Workers: Results of the Next Step Trial"［J］. Preventive Medicine, 1999, 28: 284 - 292.

［20］ Tilley B C, Vernon S W, Myers R, et al. "The Next Step Trial: Impact of a Worksite Colorectal Cancer Screening Promotion Program"［J］. Preventive Medicine, 1999, 28: 276 - 283.

［21］ Glasgow R. "Take Heart: Results from the Initial Phase of a Work-Site Wellness Program"［J］. American Journal of Public Health, 1995, 85(2): 209 - 216.

［22］ Sorensen G, Barbeau E M. "Integrating Occupational Health, Safety and Worksite Health Promotion: Opportunities for Research and Practice"［J］. Medicina Del Lavoro, 2006, 97(2): 240 - 257.

［23］ Grol R. "Planning and Studying Improvement in Patient Care: The Use of Theoretical Perspectives."［J］. The Milbank Quarterly, 2007, 85(1): 93 - 138.

［24］ Campbell M. "The Impact of Message Tailoring on Dietary Behavior Change for Disease Prevention in Primary Care Settings"［J］. American Journal of Public Health, 1993, 84 (5): 783 - 787.

［25］ Glanz K. "Patient Reactions to Nutrition Education for Cholesterol Reduction"［J］. American Journal of Preventive Medicine, 1990, 60(6): 311 - 317.

［26］ McBride C M, Rimer B K. "Using the Telephone to Improve Health Behavior and Health Service Delivery"［J］. Patient Education and Counseling, 1999, 37: 3 - 18.

［27］ Skinner C S. "How Effective is Tailored Print Communication?"［J］. Annals of Behavioral Medicine, 1999, 21: 290 - 298.

［28］ Emmons K M, Rollnick S. "Motivational Interviewing in Health Care Settings: Opportunities and Limitations"［J］. American Journal of Preventive Medicine, 2001, 20: 68 - 74.

［29］ Glanz K. "Environmental and Policy Approaches to Cardiovascular Disease Prevention

Through Nutrition: Opportunities for State and Local Action."[J]. Health Education Quarterly, 1995, 22(4): 512 - 527.

[30] Rudd J, Glanz K. "How Individuals Use Information for Health Action: Consumer Information Processing." In K. Glanz, F. M. Lewis, and B. K. Rimer (eds.), Health Behavior and Health Education: Theory, Research, and Practice[M]. San Francisco: Jossey-Bass, 1990.

[31] Viswanath K. "The Communications Revolution and Cancer Control"[J]. Nature Reviews: Cancer, 2005, 5: 828 - 835.

[32] Ahern D K, Phalen J M, Le L X, et al. Childhood Obesity Prevention and Reduction: Role of eHealth[M]. Boston: Health e-Technologies Initiative, 2007.

[33] Berkman L F, Kawachi I. Social Epidemiology[M]. New York: Oxford University Press, 2000.

[34] Smedley B D, Stith A Y, Nelson A R. "Committee on Understanding and Eliminating Racial and Ethnic Disparities in Health Care." In Unequal Treatment: Confronting Racial and Ethnic Disparities in Health Care[M]. Washington, D.C: National Academy Press, 2003.

[35] Crimmins E M, Saito Y. "Trends in Healthy Life Expectancy in the United States, 1970 - 1990: Gender, Racial, and Educational Differences"[J]. Social Science & Medicine, 2001, 52(11): 1629 - 1641.

[36] Franks P, Muennig P, Lubetkin E, et al. "The Burden of Disease Associated with Being African-American in the United States and the Contribution of Socioeconomic Status"[J]. Social Science & Medicine, 2006, 62(10): 2469 - 2478.

[37] Resnicow K K, Braithwaite R L, DiIorio C, et al. "Applying Theory to Culturally Diverse and Unique Populations." In K. Glanz, B. K. Rimer, and F. M. Lewis (eds.), Health Behavior and Health Education: Theory, Research, and Practice. (3rd ed.)[M]. San Francisco: Jossey-Bass, 2002.

[38] Armsden G, Lewis F. "The Child's Adaptation to Parental Medical Illness: Theory and Clinical Implications"[J]. Patient Education and Counseling, 1993, 22: 153 - 165.

[39] Rimer B, Jones, Wilson, et al. "Planning a Cancer Control Program for Older Citizens"[J]. Gerontologist, 1983, 23: 384 - 389.

[40] Keintz M, Rimer B, Fleisher L, et al. "Educating Older Adults About Their Increased Cancer Risk"[J]. Gerontologist, 1988, 28: 487 - 490.

[41] Glanz K, Oldenburg B. "Utilizing Theories and Constructs Across Models of Behavior Change." In R. Patterson (ed.), Changing Patient Behavior: Improving Outcomes in Health and Disease Management[M]. San Francisco: Jossey-Bass, 2001.

[42] Minkler M. "Health Education, Health Promotion, and the Open Society: A Historical Perspective"[J]. Health Education Quarterly, 1989, 16: 17 - 30.

［43］ McKinlay J B, Marceau L D. "Upstream Healthy Public Policy：Lessons from the Battle of Tobacco"［J］. International Journal of Health Services，2000，30(1)：49－69.

［44］ Derryberry, M. "Health Education：Its Objectives and Methods"［J］. Health Education Monographs，1960，8：5－11.

［45］ Nyswander D. "The Open Society：Its Implications for Health Educators"［J］. Health Education Monographs，1966，1：3－13.

［46］ Griffifiths W. "Health Education Defifinitions, Problems, and Philosophies"［J］. Health Education Monographs，1972，31：12－14.

［47］ Green L W, Kreuter M W. Health Promotion Planning：An Educational and Ecological Approach. (4th Edition).［M］. New York：McGraw-Hill，2005.

［48］ Smedley B D, Syme S L. Promoting Health：Intervention Strategies from Social and Behavioral Research［M］. Washington，D.C：National Academy Press，2000.

［49］ 周晓英,裴俊良.健康信息学的学科范畴与中国健康信息学的发展——兼述健康信息学学科建设与发展学术研讨会［J］.中国图书馆学报,2022,48(02)：76－93.

［50］ Hersh W. A stimulus to define informatics and health information technology［J］. BMC Medical Informatics and Decision Making，2009，9(1)：1－6.

［51］ Kulikowski C A, Shortliffe E H, Currie L M, et al. AMIA Board white paper：definition of biomedical informatics and specification of core competencies for graduate education in the discipline［J］. Journal of the American Medical Informatics Association，2012，19(6)：931－938.

［52］ 周晓英,张璐.图书情报学院健康信息学教育发展与教学改革研究［J］.中国图书馆学报,2018,44(06)：105－119.

［53］ 张衍,姜碧玉,贾诗威.北美 iSchool 院校健康信息学教育现状调查研究［J］.图书馆学研究,2019(18)：17－22＋81.

［54］ 张衍,姜碧玉,贾诗威.北美 iSchool 院校健康信息学教育现状调查研究［J］.图书馆学研究,2019(18)：17－22＋81.

［55］ 张衍,贾诗威,姜碧玉.英国谢菲尔德大学的健康信息学教育设置［J］.图书馆论坛,2019,39(09)：148－155.

［56］ 伍丹.北卡罗来纳大学教堂山分校健康信息学教育发展及启示［J］.图书馆学研究,2019(14)：7－13.

［57］ 张衍,姜碧玉,贾诗威.北美 iSchool 院校健康信息学教育现状调查研究［J］.图书馆学研究,2019(18)：17－22＋81.

［58］ 周谦豪,姚占雷,许鑫.图书馆健康信息素养教育的调研与分析［J］.图书馆学研究,2020(10)：77－86.

［59］ 魏来,姬玉.面向社会公众的健康信息素养教育内容框架构建［J］.数字图书馆论坛,2020(05)：23－29.

［60］ 周晓英,宋丹,张秀梅.健康素养与健康信息传播利用的国家战略研究［J］.图书报,2015

(04)：2 - 10.

[61] 新华社.国家卫健委：2021 年我国居民健康素养水平提高到 25.4％[EB/OL].[2022 - 07 - 15].https：//baijiahao.baidu.com/s?id＝1738323350655394244&wfr＝spider&for＝pc.

[62] 伍丹.北卡罗莱纳大学教堂山分校健康信息学教育发展及启示 J.图书馆学研究,2019(14)：7 - 13.DOI：10.15941/j.cnki.issn1001 - 0424.2019.14.002.

[63] 李晶,赵雪君,方润菁.美国健康信息学教育认证制度：课程建设的特色与启示[J].图书馆建设,2021(05)：142 - 151.

[64] 张衍,贾诗威,姜碧玉.英国谢菲尔德大学的健康信息学教育设置[J].图书馆论坛,2019,39(09)：148 - 155.

[65] 周宁.国外图书馆健康素养教育实践及启示[J].图书馆界,2020(01)：45 - 48.

第 12 章　社会信息学视角下的消费者健康

当代消费者对健康信息学的主流认识是人们搜索健康信息是供个人使用，连美国医学信息协会和国际医学信息协会等团队在组织与消费者健康信息相关的活动时，亦是侧重于如何协助用户决策个人健康问题。这种个人主义观点为开发和部署技术复杂的系统提供了方向，但存在两方面问题：一方面，此观点忽视了消费者健康参与的社会性本质；另一方面，它过度强调以专家为中心的医疗保健。还有一种与个人主义相异的观点是，将健康信息行为嵌入在社会关系网络中，置于一定的空间和时间背景下。健康信息行为不仅是个人健康行为，还包括帮助他人搜索健康信息。皮尤互联网和美国生活项目的报告指出，妇女和受过良好教育的人士搜索健康信息资源主要是为了帮助他人[1]。但这方面的研究仍不够成熟。

为了弥补这方面研究的不足，本章将介绍社会信息学的概念和相关发现，并关注信息通信技术之间的关系以及这些通信技术所处的社会环境，帮助读者重新理解消费者在医疗健康方面的信息搜索行为，并阐述信息技术和信息系统如何支持这种信息搜索行为。

此处申明一下本章的信息通信技术包括诸如医疗记录系统之类的正式信息系统，以及人们用来查找和共享信息且通常高度个性化的非正式设备（例如电话、手机、电脑等）。关注信息通信技术的社会环境，能够更好地理解它的用途，这一观点将社会与技术联系起来，在本章的其他部分中，我们将这种相互依存的关系称为社会—技术关系。

12.1　社会信息学及其研究基础

各国学界对社会信息学的认识存在一定的差异。美国学界关于社会信息学主要研究计算机等技术在实践应用中所引起的人文问题，包括经济、法律和道德伦理等。而日本的社会信息学是在本国新闻传播学研究基础上发展而来,因此传播学的研究基础根基扎实,此外也关注信息与行为、信息与社会方面的问题[2,3]。苏联及俄罗斯是从国家战略利益出发研究社会信息学,因此受国家意志影响较大,重点关注社会信息学的理论构建,及与自然的信息学之间的区别[4]。其中对我国影响最大且传播最广的莫过于由美国学者 Kling 学者提出的社会信息学概念,亦是本章采纳的定义及研究基础。下文会详述社会信息学的内涵以及对现有研究进行总结,便于读者增加对社会信息学的理解。

12.1.1　社会信息学的内涵

"社会信息学(Social Informatics)"这一术语真正诞生于 1996 年,是由一群对计算机化的社会方面问题感兴趣的来自不同领域的学者提出,而这些讨论主要是由已故的 Rob Kling 领导。1996 年,他发表了社会信息学的经典作品《社会信息学是什么及其为什么重要?》,其中介绍了社会信息学的基本概念、研究背景、研究内容等方面内容。关于社会信息学是什么的问题,Kling 的回答是社会信息学是从信息技术与组织机构和文化环境相互作用的角度,对信息技术的设计、使用和效果开展的跨学科研究。此外,曹文振[5]回顾多年社会信息学研究,发现学者对社会信息学在整体层面虽有大致相同的看法,但对具体内容的界定和看法不尽相同。接下来,本节从三个方面出发界定社会信息学的含义。

1) 社会信息学首先是信息学

社会信息学的含义部分取决于信息学的定义,信息学是指关于信息内容、表示形式、技术及其使用方法和策略的研究(见[6])。

2) 社会信息学是交叉学科

社会信息学的研究涉及许多学科,包括信息科学、通信、社会学、人类学、信息系统、管理科学、教育学和图书馆学等,其文献跨越并联系来自不同领域的研究。也许"社会信息学"一词相对陌生,但社会信息学的研究并非新兴事物,几十年来,各个领域的研究人员皆有进行信息通信技术的社会性和组织方面的研究[7]。这项工作有不同的术语表达,包括(但不限于)"计算化或技术的社会分析""计算化或技术的社会影响""信息政策""计算机、技术与社会"以及"计算机介导的通信"[8]。相关领域数量之多以及术语使用范围之广,意味着学者们很难获得相关研究的全部成果。然而,也正是因为这种分散性,学者们才有可能在不知情的情况下对社会信息学研究做出贡献。

3）社会信息学的一些特征

结合社会信息学的发展和应用过程以及前人研究，总结社会信息学的一些特征如下。

一是规范性。"规范性"导向指的是为设计、实施、使用或制定信息通信技术政策的专业人士推荐替代方案的研究。此类研究的目标是通过提供人们在各种组织和社会环境中使用信息通信技术所产生的各种结果的实证证据以影响实践。例如，许多参与式设计研究都专注于识别用户理解和使用信息系统的细微差别。

二是分析性。"分析性"导向是指在制度和文化环境下进行信息通信技术的理论研究，或有助于理论化的实证研究。这种类型的研究旨在深化如何将特定环境下信息通信技术的使用扩展到其他信息通信技术和其他环境。详情可参考 Kling[9]对组织中使用信息通信技术观点的描述。

三是批判性。Agre 提出社会信息学具有批判性，此观点比较新颖[10]。"批判性"导向鼓励学者从多个角度研究信息通信技术，例如使用、设计、实施或维护角度；还主张审查可能的"故障模式"和服务损失。批判视角为设计信息通信技术提供了独特见解。

四是实证性。社会信息学工作是建立在实证基础上，目的是帮助人们理解使用计算机在工作和生活时所面临的棘手问题。同时，社会信息学工作始终是在一定社会环境中进行的，例如工作组、社区、文化单位、社会或组织。

此外，社会信息学还具有问题导向性。社会信息学文献关注的是由计算机引起的社会环境与信息通信技术开发、实施和使用之间的双向关系。还有学者提出社会信息学研究的特点是运用多种社会理论。通过引用各种各样的社会理论观点，试图代表、定义和预测人类如何制定和维护社会秩序、社会结构和社会互动[11]。

此处强调社会信息学的几个要点。一是社会信息学尚未形成一种理论。社会信息学者多是综合多种理论探究相关问题，还没有学者构建相关理论。二是社会信息学还没有专属的研究方法。社会信息学研究的一大特点是研究方法多元化，采用通用研究方法或其他学科研究方法进行社会信息学研究，还没有主要由社会信息学方法定义的领域。三是社会信息学的未来主义不具有权威性。社会信息学更常以未来主义的形式出现：在没有支持的情况下，构想信息通信技术对未来社会的影响（例[12]），但这些预测很少会得到实证研究的证实，它们往往过于简单或具有一定误导性。此外，社会信息学也不同于其他非学术性的关于信息通信技术和社会的报道。

上述的界定是在通用背景下进行。探究社会因素和健康结果之间关系的研究越来越多,且越多证据证明健康的社会决定因素(social determinants of health,SDOH)比医疗保健更能影响健康结果[13,14]。SDOH 是影响患者健康结果的非临床因素,例如社会经济条件和社区资源等。世界卫生组织定义 SDOH 为"人们出生、成长、工作和衰老的条件,以及塑造日常生活条件更为广泛的力量和系统",使得 SDOH 变得前所未有得重要。因此有学者认为社会信息学是健康信息学的一个新的子领域,研究如何应用信息技术来获取和利用社会数据以及健康数据,以改善临床护理并促进个人和群体健康。社会信息学使用诸如 EHR(电子健康记录)、索赔数据和 mHealth 等 SDOH 相关数据,为相关研究提供信息,有助于加强患者护理,并促进 SDOH 和医疗保健交叉领域快速增长的活动[15]。

此外,社会信息学对健康信息学现有子领域发展还具有补充作用。虽然转化生物信息学、临床研究信息学、临床信息学、消费者健康信息学和公共卫生信息学这些子领域与社会信息学有交叉,但仅这些交叉不足以解决与推进社会和医疗保健整合相关的问题。而将社会信息学分离出来,更聚焦用社会数据来改善健康,既可以探索在不同制度和文化环境下使用信息和通信技术的研究,也可以涵盖更具体的策略案例,以捕捉和应用社会数据[16]。

12.1.2 社会信息学研究基础

本节主要从社会环境的作用、社会数据的特征、社会信息学的社会—技术视角三个角度展开对社会信息学研究基础的讨论。

1) 社会环境的作用

信息通信技术与社会环境之间的相互依存构成了社会信息学研究的背景。我们所说的社会环境是指社会分析层次中的整体视角、有助于定义分析层次的特定特征、在不同分析层次上起作用的特征以及提供背景和视角的特征,从这些背景和视角出发有助于理解公众感兴趣的问题。社会环境的具体特征与公众感兴趣的问题密切相关,即二者有一方变化,另一方也会随之发生变化。研究人员必须通过先验描述或事后描述来设计分析方案和变量,需要注意的是所有社会信息学研究都离不开社会环境。因此,在分析技术的实际应用中,不仅要关注技术因素,还要对技术应用的社会环境进行重点分析,技术的研究、开发和使用都与社会环境紧密相连。

将较大的社会环境简化为一个或两个变量,如环境中的不确定性水平或其他替代因素,通常不被认为是社会信息学。但是,基于因素的研究可以提供更丰富的背景信息,有助于社会信息学研究。

如前所述,社会信息学研究人员提出信息通信技术是在社会技术系统中经历构思、开发、配置或使用等过程而形成的[17]。因此,信息通信技术与环境是相互塑造的关系[18,19]。例如,信息通信技术的嵌入式特性会影响人们开发、配置和使用信息通信技术的方式。

最后,阐述一下社会信息学文献中的环境及分析层次。我们在本章前面指出,社会信息学学者将环境概念化为社会技术网络,他们认识到该网络存在于克莱因等人(Klein)[20]所说的不同理论层次或"研究人员旨在描述和解释的目标层次"中。在社会信息学工作中,通常包括正式和非正式的团队、社会单位等等,例如社区或专业协会、组织或行业团体,甚至整个"社会"。因此,一种理解环境的方法是关注社会信息学学者在其研究中所描绘的理论和分析水平。

2) 社会数据的特征

社会数据是社会信息学的关键成分,不仅在临床接触期间可以获取有关社会条件的数据,社会数据还可以来自非临床的资源,例如政府数据库。若将这些社会条件数据纳入医疗保健系统,将会推进执行美国国家科学院、工程院和医学院(NASEM)报告的建议,即提高卫生部门对患者和人群社会风险的重视(表 12 - 1)[21]。随着社会数据可用性的提高,将会出现新的机遇将这些数据整合到 EHR 中,并实施社会关怀干预措施。

表 12 - 1　2019 年美国国家科学院、工程院和医学院关于
改善社会和医疗保健整合的报告

活 动	定　义	社会信息学如何支持这些活动的临床应用的示例
意识	识别特定患者和人群的社会风险和资产的活动。	优化 SDOH 信息的收集、链接、存储和检索(无论是在临床环境中收集还是从社区来源导入),以便为医疗保健实践提供信息。自动将社会风险因素通知给医疗机构内的团队成员。
调整	专注于改变临床护理以适应已确定的社会障碍的活动。	增强 EHR 中的临床和人口健康工具,将 SDOH 信息纳入护理活动。改进 EHR 功能,以根据社会风险提示采取护理行动。
协助	通过提供帮助将患者与相关社会护理资源联系起来以降低社会风险的活动。	设计工作流程以解决 EHR 中的 SDOH。提高记录为患者提供帮助的效率。自动将援助转介到基于医疗保健环境(例如,案例经理)和基于社区(例如,住房安置组织)的组织,以满足社会需求。

活动	定　义	社会信息学如何支持这些活动的临床应用的示例
结盟	医疗保健系统为了解社区中现有的社会护理资产、组织它们以促进协同效应、投资和部署它们以对健康结果产生积极影响而开展的活动。	促进卫生系统和社区组织之间的电子联系。
倡导	医疗保健组织与合作伙伴社会护理组织合作的活动,以促进资产或资源的创建和重新部署来解决健康和社会需求的政策。	检索人口 SDOH 数据和相关的护理活动,为政策决策提供信息。

　　社会数据的获取和应用还涉及与卫生系统以外的组织机构进行信息传递。其中便面临数据的互操作性问题。衍生这些数据的信息系统的异构性需要新的互操作性解决方案,例如为了促进医疗保健系统与社区组织之间以信息系统为途径的健康信息交流,需要实现高度监管的医疗保健系统安全标准的解决方案,并且可以执行跨部门访问。

　　3) 社会信息学的社会—技术视角

　　社会信息学的学者将环境概念化为多层次且相互依存的社会技术网络[22]。斯特鲁姆(Strum)和拉图尔(Latour)[23]强调,社会—技术的关系具有社会性,因为人类会通过符号和物质联系、信息通信等技术来构建或强化他们对现实的看法。现有文献常使用不同的术语来描述这种社会—技术关系,但无论术语是什么,社会信息学研究的前提是,即使是常见的技术组件也不能脱离其运行的社会和组织环境。简而言之,不能孤立地思考问题,而必须始终在特定的社会环境下研究信息通信技术。

　　从社会—技术的角度出发,人类是社会行为者。也就是说,人类的个人自主权、代理权和行为会受到社会规范、组织力量以及(社会和自然)结构的影响[24],这些结构可以像办公室布局一样简单,也可以十分复杂,包含计算机系统和交互的内在组织结构以及基于权力和知识的结构。将人类视为社会行为者的观点,表明即使没有明确规定,人类的行为还是会受到很多约束。

　　社会—技术视角也强调了计算化的整体观点[25]。在这种观点下,计算化元素的探究需结合制度结构和个人社会角色,不可孤立看待。因此这种对信息通信技术的制度评估使得人们很难从一个例子抽象出"最佳实践",并将其应用或推广到另一个例子。

社会—技术交互网络是该视角的重要产物,旨在为社会信息学及其他研究人员提供一种既不偏袒社会也不偏袒技术的方式理解社会技术系统,映射人、人与技术以及技术之间的关系。

12.1.3　社会信息学研究主要观点

综合社会信息学的研究基础和历程,社会信息学的实证研究有三个常见观点,分别是:信息通信技术的使用会产生多重甚至是自相矛盾的影响;信息通信技术形成的思想和行动对某些群体的好处大于对其他群体的好处,这种有差异的影响容易产生伦理道德方面的后果;信息通信技术的开发、实施和使用与其环境之间存在相关性。

1) 信息通信技术的使用会产生多重甚至是自相矛盾的影响

社会信息学研究从两个方面强调了信息通信技术使用的复杂结果。首先,它们表明,一种信息通信技术的影响很少局限于某一特定领域,而是通过形成社会—技术关系向更广泛的受众传播。其次,这些研究通常会出现不可预见和意想不到的结果,在许多情况下,这些结果可能与信息通信技术的最初意图相反。总之,这些例子说明了社会信息学研究的第一个共同发现:信息通信技术的使用会产生深远和意想不到的结果。这意味着,任何一种信息通信技术都有可能通过社会—技术关系来塑造与其不直接相邻的要素。此外,我们不能总是期望信息通信技术会产生我们所期望的(正面或负面)效果。

2) 信息通信技术以对某些群体更有利的方式塑造思想和行动

信息通信技术的使用作为社会认知结构,塑造着思想和行动。这是第二个共同发现和观点的基础。根据里策(Ritzer)[26]的研究结果,结构包括塑造相互作用的大规模社会结构和参与人类个体相互作用的微观结构。社会信息学学者发现,这些结构正以有利于某些群体的方式塑造思想和行动,这种结构性偏袒往往会导致道德或伦理后果。

3) 信息通信技术的设计、实施和使用与其社会环境之间存在相关性

从当代社会信息学文献中得出的第三个共同发现是,在信息通信技术及其社会环境之间存在一种相互(双向的)塑造。也就是说,社会信息学研究经常导致讨论环境如何塑造信息通信技术或对信息通信技术使用的影响,以及这些信息通信技术与使用如何影响其环境。

12.2　针对消费者的健康信息支持

我们将使用社会信息学的原理重构消费者健康信息学中亟待解决的问题和机会。在这一领域似乎不乏问题和机遇，我们借鉴了艾森巴赫（Eysenbach）[27]的研究，他指出循证医学正在朝着新的方向发展，人们使用信息通信技术获取健康信息和提供保健服务，并且人们越来越意识到需要平衡健康专业人士和非专业人士之间的关系，这与削减医疗成本息息相关。因此，艾森巴赫（Eysenbach）[28]指出了消费者健康信息学者感兴趣的四个领域：为消费者提供医疗知识；使患者能够访问电子健康记录；开发决策辅助工具协助消费者选择；构建互联网健康信息的质量控制机制。

1）为消费者提供医疗知识

社会信息学研究指出，把消费者嵌入到家庭、工作场所和社区等制度性环境中，有助于他们获取健康信息[29]。近年，信息通信技术运用于医疗保健领域，人们越来越多地从互联网上通过搜索引擎、在线问诊和在线健康社区互动等方式获取医疗信息。与此同时，互联网上的健康信息网站数量也在不断增加。

社会行为观点进一步表明，这种知识的传递必须与更大的话语联系在一起，必须是多渠道传播的，并且很少与正规的医疗系统或知识来源联系在一起。这也说明相关应用程序开发必须包含消费者使用的语言和习惯用语，拓宽传播渠道（例如电话、互联网链接，甚至可能是电视），设计一个以消费者为中心的对话互动视图，而不是一个以医生为中心的问答互动视图[30]。

2）实现患者访问电子健康记录

学者经常讨论以下两个有关健康记录的问题。一是如何让人们的病历更加透明的问题，仍是从消费者个体的角度出发；二是如何获取健康记录的问题，增强消费者对健康问题的理解。社会信息学建议将健康记录定义为家庭或社区财产[31]，承认人们经常为他人着想，在家庭和其他社会单位内分享并共同了解信息的观点。此外，社会信息学的观点还强调，健康记录的获取行为会受到应用背景的制约：那些在紧急情况下参与医疗行动的人的行为与那些从事某些特定疾病的长期护理和管理的人的行为有很大的不同。因此，应用程序开发者应该重视私有访问和公共访问（如库）的平衡问题。

3）开发决策辅助工具协助消费者选择

开发辅助消费者进行健康抉择的决策框架似乎是当前消费者健康信息

学思维的核心。相比人们与健康信息交互并做出决策的数据,该决策框架相形见绌[32]。决策工具是医疗系统的产物,但就实践来看仍存在很多缺陷。Bonnie Kaplan 等学者[33]通过深度访谈的方式调查人们对使用电话联系护理(telephone-linked care,TLC)系统的看法。TLC 是一种基于计算机的电信系统,提供健康信息、疾病预防建议、健康教育和慢病管理等方式,能够作为问诊医生的补充措施,有效改善人们健康状况。结果显示,人们能与这项技术建立个人关系,有受访者从中感到爱,有受访者则感到愧疚,还有部分用户对 TLC 系统的情感处于模棱两可的矛盾状态,既认为它是人,又认为它是机器。这存在一定伦理争议。还有许多学者担忧,随着智能化医疗决策支持系统(medical decision support system,MDSS)在医疗决策中被越来越多地采用,不仅会削弱医生的权威,还会侵蚀患者的自主选择权[34]。从社会信息学的角度来看,开发决策辅助工具协助消费者选择健康方案是不可行的。

4)构建互联网健康信息的质量控制机制

互联网上拥有丰富的健康信息资源,但质量参差不齐,有必要将消费者引导到高质量的信息中去,并教他们如何评估信息的质量。在传统的以及由互联网驱动的消费者健康信息学中,其研究框架都强调家庭、朋友和邻居的强大力量。因此社会信息学的观点表明,应集中精力促进和实现健康信息质量控制本地化的讨论和分享[35]。

12.3　对健康信息工作者的建议

消费者健康信息学与社会信息学息息相关,从社会信息学视角出发研究消费者健康信息学有助于更好地认识和开展消费者健康信息学的工作。基于社会信息学研究的基础对开展消费者健康信息学的研究有借鉴意义。故本节从以下三方面展开对健康信息工作者的建议。

1)深入探究社会信息学理论和模型

社会信息学目前进入了发展瓶颈期,难以取得较大突破的成果,这源于两方面原因:一是社会信息学发展缓慢,开展相关研究水平不够高;二是在大数据、物联网等信息技术迅速发展的背景下,许多相关主题的讨论不够深入[36]。因此近年社会信息学文献的一种新兴趋势是理论和模型的发展,这些理论和模型借鉴或扩展了社会理论以更充分地说明信息通信技术的影响。消费者健康信息学者有机会为实现这一远大目标做出贡献,同时也在探索更具社会性和包容性的消费者健康信息行为理论。

2）利用社会信息学的观点研究健康信息学

临床试验的专业知识为健康信息学学者提供了一种观察进化的方法，并为开发医疗信息系统提供了借鉴。想象两个系统的试验：一个基于知识渊博的个人前提，这是当前医疗信息系统的基础；另一个基于用户的社会参与者视角。在前者中，其内容和建议重点突出。在后者中，医疗信息系统的开发更侧重于信息共享和互动。简言之，对于同一问题，当前消费者健康信息学的观点和社会信息学的观点之间的差异是一个概念性和实证性的问题，这是科学可以帮助解决的类型问题。

3）关注社会信息学涉及的伦理道德问题

前面有提及社会信息学研究及实践中的社会数据特征，其中难免会涉及如何处理社会数据获取、使用和交换中的道德问题，以及如何在建立、存储和应用社会数据中防止意外情况[37,38]。此外，还有我们要如何确保风险预防工具没有种族偏见，并且不会加剧健康保健方面的种族不平等。在社会信息学视角下，这些问题亟须健康信息工作者着手缓解或解决。

综上所述，社会信息学研究的语境依赖性、方法多元化、问题导向性和跨学科性对当代消费者健康信息学研究具有一定的借鉴意义。从社会信息学的角度出发，倡导大规模的、基于环境的研究项目，在这些项目中，人们被定性为社会行动者，信息通信技术的角色被设定在制度性环境中。此外，社会信息学的视角侧重于我们对信息通信技术影响的理解，并为我们提供了参与这些影响的方式，由此，社会信息学研究拓宽了消费者健康信息学的研究范围。

本 章 小 结

首先，介绍社会信息学的概念、特征及研究基础。结合健康信息学的背景，说明社会信息学聚焦信息技术与社会组织和文化的相互作用，研究如何应用信息技术来获取和利用社会数据以及健康数据，促进个人和群体健康，同时还展示了社会信息学研究的三个主要观点。其次，探讨社会信息学在消费者健康信息学领域的作用：一是把消费者嵌入一定社会环境中，有助于他们获取健康信息；二是社会信息学视健康记录为家庭或社区财产，应实现患者访问电子健康记录；三是从社会信息学的角度来看，开发决策辅助工具协助消费者选择健康方案是不可行的；四是互联网健康信息质量参差不齐，有必要构建互联网健康信息的质量控制机制。最后,基于上述讨论,从社会信息学角度提出三条对消费者健康信息工作者的建议:一是深入探究社会信息学理论和模型,二是利用社会信息学的观点研究健康信息学,三是关注社会信息学中涉及的伦理道德问题。

本章参考文献

[1] Pew Internet & American Life Project. Health topics searched online[EB/OL].[2020 - 10 - 06]. http://www.pewinternet.org/.

[2] 李健,柯平.我国社会信息学研究[J].情报杂志,2010,29(10):59 - 63.

[3] 何敏华,张英杰,张端明.西方社会信息学与东方社会信息科学鸟瞰[J].华中科技大学学报(社会科学版),2009,23(05):82 - 87.

[4] 刘凡.美国社会信息学的发展及其对我国教育技术学研究的启示[D].昆明:云南师范大学,2013.

[5] 曹文振.社会信息学研究:回顾、评述与展望[J].图书馆,2016(04):1 - 5 + 12.

[6] Brookes B. Informatics as the fundamental social science. In: Taylor PJ, ed. Proceedings of the 39th FID Congress: FID Publication 566. New Trends in Documentation and Information[M]. London: ASLIB, 1980.

[7] Kling R. Social analysis of computing: theoretical perspectives in recent empirical research[J]. ACM Computing Surveys, 1980, 12: 61 - 110.

[8] Kling R. What is social informatics, and why does it matter? [EB/OL].[2021 - 11 - 06]. http://www.dlib.org:80/dlib/january99/kling/01kling.html.

[9] Kling R. Social analysis of computing: theoretical perspectives in recent empirical research[J].ACM Computing Surveys, 1980, 12: 61 - 110.

[10] Agre P, Schuler D. Reinventing Technology, Rediscovering Community: Critical Explorations of Computing as a Social Practice[M]. New York: Ablex, 1997.

[11] Sica A. What Is Social Theory? The Philosophical Debates [M]. Malden, MA: Blackwell, 1998.

[12] Tofflfler A. The Third Wave[M]. New York: Bantam Books, 1991.

[13] Danaei G, Ding EL, Mozaffarian D, et al. The preventable causes of death in the United States: comparative risk assessment of dietary, lifestyle, and metabolic risk factors[J]. PLoS Med. 2009, 6(4): e1000058.

[14] Soto K, Petit S, Hadler JL. Changing disparities in invasive pneumococcal disease by socioeconomic status and race/ethnicity in Connecticut, 1998 - 2008[J]. Public Health Reports, 2011, 126(Suppl 3): 81 - 88.

[15] Pantell M S, Adler-Milstein J, Wang M D, et al. A call for social informatics[J]. Journal of the American Medical Informatics Association, 2020, 11(27): 1798 - 1801. https://doi.org/10.1093/jamia/ocaa175.

［16］ Matthew S Pantell, Julia Adler-Milstein, Michael D Wang, et al. A reply to Shachak ［J］. Journal of the American Medical Informatics Association, Volume 28, Issue 6, 2021, 6: 1358 - 1359. https://doi.org/10.1093/jamia/ocab022.

［17］ Lamb R, Kling R. Reconceptualizing users as social actors in information systems Rresearch［J］. MIS Quarterly 2003, 27: 197 - 235.

［18］ Orlikowski W, Baroudi JJ. Studying information technology in organizations ［J］. Information Systems Research, 1991, 2: 1 - 28.

［19］ Bijker W E. Of Bicycles, Bakelites, and Bulbs: Toward a Theory of Sociotechnical Change［M］. Cambridge, MA: The MIT Press, 1995.

［20］ Klein K, Dansereau F, Hall R J. Level issues in theory development, data collection, and analysis［J］. Academy of Management, 1994, 19: 195 - 229.

［21］ National Academies of Sciences, Engineering, and Medicine. Integrating Social Care into the Delivery of Health Care: Moving Upstream to Improve the Nation's Health［M］. Washington, DC: The National Academies Press; 2019.

［22］ MacKenzie D, Wajcman J. The Social Shaping of Technology, Second Edition［M］. Philadelphia: Open University Press, 1999.

［23］ Strum S, Latour B. Redefifining the social link: from baboons to humans. In: MacKenzie D, Wajcman J, eds. The Social Shaping of Technology［M］. Philadelphia: Open University Press, 1999.

［24］ Lamb R, Kling R. Reconceptualizing users as social actors in information systems Rresearch［J］. MIS Quarterly, 2003, 27: 197 - 235.

［25］ Orlikowski W, Iacono S. Desperately seeking the "IT" in IT research — a call to theorizing the IT Artifact［J］. Information Systems Research, 2001, 12: 112 - 124.

［26］ Ritzer G. Modern Sociological Theory, Fourth Edition［M］. New York: McGraw-Hill, 1996.

［27］ Eysenbach G. Consumer health informatics［J］. British Medical Journal, 2000; 320: 1713 - 1716.

［28］ Eysenbach G. Consumer health informatics［J］. British Medical Journal, 2000; 320: 1713 - 1716.

［29］ Kuhlthau C C. Inside the search process: information seeking from the user's perspective［J］. Journal American Society for Information Science, 1991, 42: 361 - 367.

［30］ Timmermans S, Berg M. The practice of medical technology［J］. Sociology of Health & Illness, 2010, 25(3): 97 - 114.

［31］ Borgman C. From Gutenberg to the Global Information Infrastructure: Access to Information in the Networked World［M］. Cambridge, MA: The MIT Press, 2000.

［32］ Pew Internet & American Life Project. Health topics searched online［EB/OL］. ［2020 - 10 - 06］. http://www.pewinternet.org/.

［33］Kaplan B，Farzanfar R，Friedman R H. Personal relationships with an intelligent interactive telephone health behavior advisor system：a multimethod study using surveys and ethnographic interviews［J］. International Journal of Medical Informatics，2003，71：333 - 341.

［34］孙保学.人工智能辅助医疗决策并未挑战尊重自主原则［J］.伦理学研究,2019(06)：81 - 86.

［35］Hampton K. Grieving for a lost network：collective action in a wired suburb［J］. Information Society，2003，19：1 - 13.

［36］曹文振.社会信息学研究：回顾、评述与展望［J］.图书馆,2016(04)：1 - 5＋12.

［37］Gottlieb L M，Alderwick H A. Integrating social and medical care：could it worsen health and increase inequity？［J］. Annals Family Medicine，2019，17(1)：77 - 81.

［38］Char D S，Shah N H，Magnus D. Implementing machine learning in health care-addressing ethical challenges［J］. New England Journal of Medicine，2018，378 (11)：981 - 983.